HUICHUNGONG

DAS VERJÜNGUNGS-QIGONG

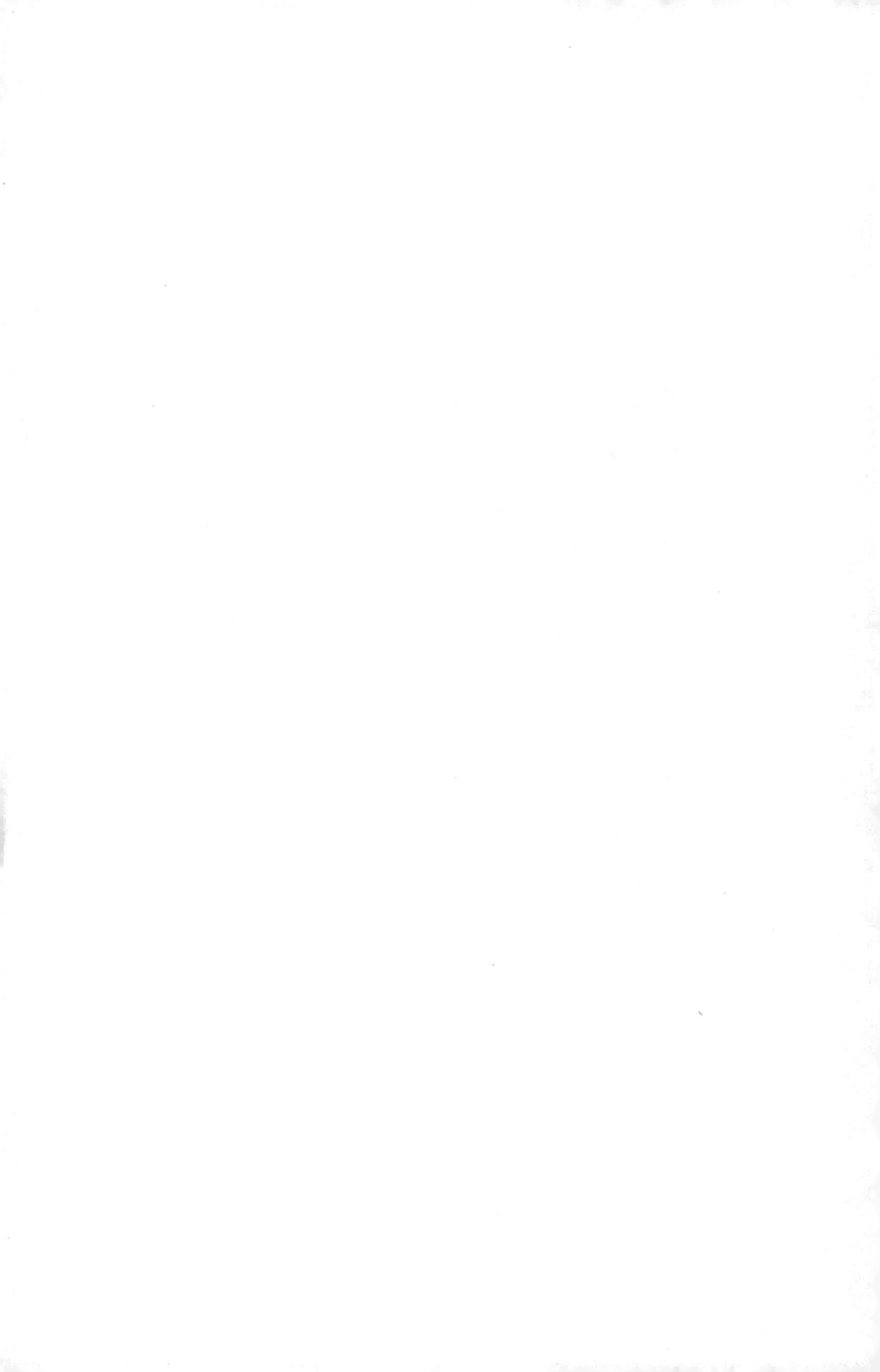

Mok Chong Meng und Shen Xin Yan

HUICHUNGONG

DAS VERJÜNGUNGS-QIGONG

Die zweite Stufe
der Stehenden Methode

Übersetzung aus dem Chinesischen
von Frau Bing Luo-Eichhorn

Bearbeitet und herausgegeben
von Uwe Eichhorn

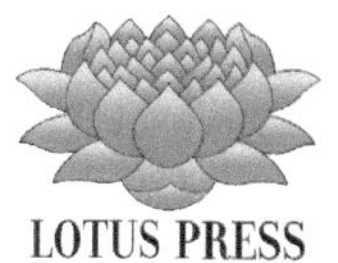

LOTUS PRESS

Das vorliegende Buch ist sorgfältig erarbeitet worden. Dennoch erfolgen alle Angaben ohne Gewähr. Weder Autoren noch Verlag können für eventuelle Nachteile oder Schäden, die aus den im Buch gemachten praktischen oder theoretischen Hinweisen resultieren, Haftung übernehmen.

Mok Chong Meng und Shen Xin Yan
Huichungong – Das Verjüngungs-Qigong:
Die zweite Stufe der Stehenden Methode

Zerhusener Str. 31a
49393 Lohne
Germany

www.lotus-press.com

ISBN-13: 978-3-945430-82-8

Inhalt

Vorwort von Frau Mok Chong Meng

Kunst und Wissenschaft kennen keine Staatsgrenzen. Die schönen und wertvollen Wissensschätze dienen allen Menschen auf der Welt. Davon bin ich überzeugt. Beim Thema Heimat neigen die Menschen dazu, emotional zu werden und sich leicht von ihren Gefühlen mitreißen zu lassen. Geboren in Südostasien, lebe ich jetzt in Singapur. Als Überseechinesin habe ich eine emotionale Beziehung zu China und zum *Qigong*. Von anfänglicher Vorliebe bis hin zum späteren Sichwidmen ist *Qigong* für mich nicht nur eine Überzeugung, sondern auch ein Stück Heimat.

Ein bekanntes Gedicht aus der Tang-Dynastie beschreibt es so:

Mondlicht sah ich vor meinem Lager,
mich wundernd, ob nicht Reif am Boden sei.
Ich hob mein Haupt, sah draußen den Bergmond;
Ich senkt mein Haupt, gedenk meiner fernen Heimat.

(Nachtstille,
Übertragung ins Deutsche
von Hans Schiebelhuth,
1895-1944)

Wenn ich von Reif und Heimat lese, male ich mir verschiedene Bilder im Kopf aus, und viele Fragen tauchen auf. Meine Eltern kamen ursprünglich aus China. Von ihnen habe ich vieles über China erfahren. Wenn ich an Heimat denke, werden vor meinem inneren Auge Bilder mit Bergen, Flüssen und Menschen lebendig. Die chinesischen Sitten und Gebräuche übten seit meiner Kindheit Einfluss auf mich aus und prägten sich mir ein. Alles, was China betraf, interessierte mich sehr, ich spürte die Sehnsucht, meine Heimat besser kennenzulernen. Aus diesem Grund hatte ich mich entschlossen, Geschichte an der *Nanyang* Universität in Singapur zu studieren. Während des vierjährigen Studiums habe ich mehr über die chinesische Kultur und Tradition erfahren können.

Ich war immer ein lebhaftes Kind und trieb gerne Sport. Basketball, Tischtennis, Schwimmen und Tanzen gehörten zu meinen Lieblingssportarten. Nach dem Studium habe ich meine Vorliebe für *Qigong* und *Taijiquan* entdeckt. Im Lauf der Zeit habe ich dann das *Huichungong* aus „Schule der vollständigen Wahrheit *Huashan*" kennen und lieben gelernt. Ich hatte das große Glück, Herrn *Shen Xin Yan* (20. Generation), einen Meisterschüler von Herrn *Bian Zhi Zhong* (19. Generation), als Mentor zu haben. Herr *Shen* hat mir die Methode persönlich beigebracht und im Jahr 1993 ernannte er mich zur Nachfolgerin in der 21. Generation.

Vielleicht bin ich unter den vielen *Huichungong*-Schülern besonders mit Glück gesegnet worden. Ich habe nämlich nicht nur Herrn *Bian Zhi Zhong*, sondern auch den Abt *Min Zhi Ting* persönlich kennengelernt. Eine Zeitlang pendelte ich zwischen Singapur und *Beijing*, um privaten Unterricht bei ihm zu nehmen. Herr *Min* hat mir viele wertvolle Hinweise und Vorschläge mit auf den Weg gegeben, sowohl bei bewegten Formen, als auch bei stillen Formen. Dies alles hat mir sehr geholfen, *Huichungong* besser zu verstehen und mich ein Stück weiterzuentwickeln.

In jeder Hinsicht bin ich den *Huichungong*-Vorfahren sehr dankbar.

Für seine Unterstützung in vielen Bereichen möchte ich mich bei meinem Gatten Prof. Dr. *Chong Kee Chew* bedanken. Außerdem geht mein herzlicher Dank auch an alle, die mich auf diesem Weg begleitet haben.

Vorwort des Herausgebers

Liebe Leser,

im vorliegenden Band zur 2. Stufe der Stehenden Methode des *Huichungong* haben wir bewusst auf die Einführung in Form der Themen „Schreibweise chinesischer Begriffe in diesem Buch“, „Geschichte und Besonderheiten des *Huichungong*“, „Theorie zum *Huichungong*“, „Eigenschaften des *Huichungong*“ und „Lernmethoden des *Huichungong*“ verzichtet, da diese bereits ausführlich im Buch zur 1. Stufe der Stehenden Methode des *Huichungong* behandelt wurden.

Obgleich die 1. bis 3. Stufe der Stehenden Methode auch einzeln und in der Reihenfolge unabhängig erlernt und geübt werden können, empfehlen wir Ihnen, mit der 1. Stufe zu beginnen.

Die 2. Stufe der Stehenden Methode besteht aus den 3 Regulationsübungen, 6 Kernübungen und den 3 Abschlussübungen.

Die drei Regulationsübungen (Regulation des Körpers, Regulation des Geistes, Regulation der Atmung) sowie die drei Abschlussübungen (Übung der Essenz, Übung des *Qi*, Übung des Geistes) entsprechen den Übungen der 1. Stufe der Stehenden Methode.

Bei den 4 Kernübungen in der 1. Stufe handelt es sich um Basis-Übungen in Form von Atemübungen (Das verbrauchte *Qi* ausstoßen und das frische Qi aufnehmen), einfachen Tierimitationsübungen

(Der Sagenvogel schwebt in großer Höhe) sowie Übungen zum Leiten und Führen von Qi.

In der 2. Stufe der Stehenden Methode steigt das Niveau der Bewegungsanforderungen und die Komplexität der Übungen. Alle 6 Kernübungen der 2. Stufe sind Tierimitationsübungen, welche nach Ansicht der Daoisten die Langlebigkeit fördern.

Die zwölf Übungen der zweiten Stufe der Stehenden Methode des Huichungong

Vorbereitungsübung

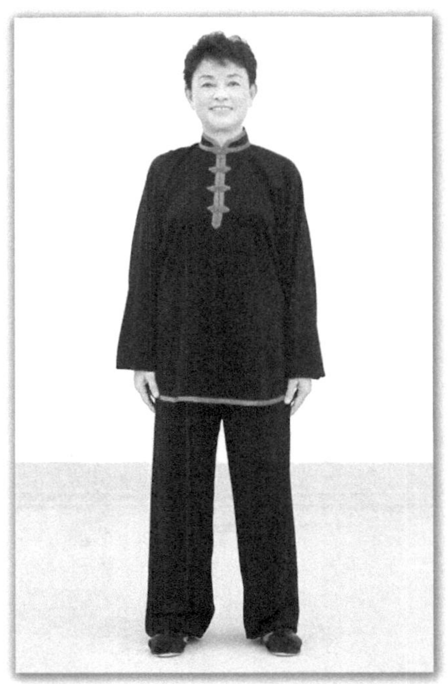

Stehen Sie in schulterbreiter Fußhaltung mit dem Gesicht Richtung Süden und legen Sie beide Hände seitlich an die Oberschenkel. Dabei berühren Sie sanft mit den Mittelfingern (*Zhongchong*-Punkte; Herzbeutel-Leitbahn 9) die *Fengshi*-Punkte (Gallenblasen-Leitbahn 31) seitlich an den Oberschenkeln.

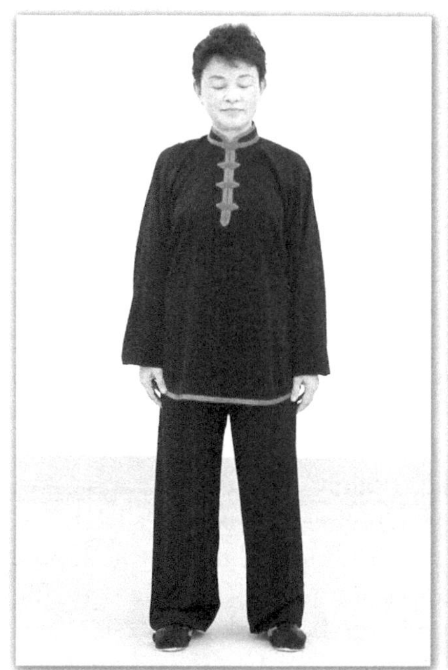
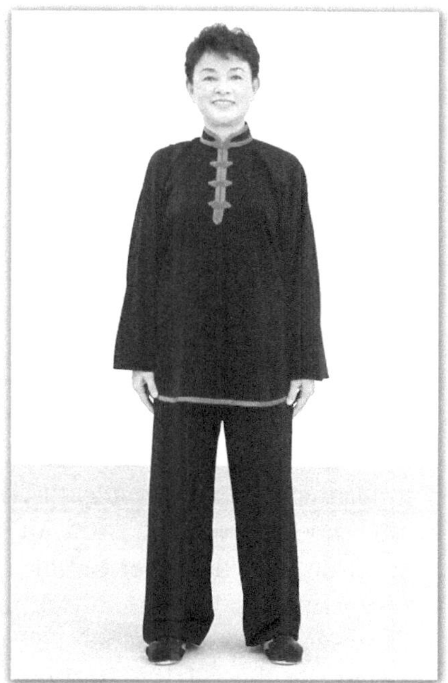

Nehmen Sie eine lockere und optimal entspannte Körperhaltung ein, wobei der Kopf und die Wirbelsäule aufgerichtet sind. Schließen Sie sanft den Mund und ziehen Sie das Kinn ein wenig zurück. Dabei richten Sie Ihren Blick nach innen.

Atmen Sie 3-mal ein und aus, dabei denken Sie beim Einatmen an Ruhe und beim Ausatmen an Entspannung.

Theorie und Wirkung

Die wichtigsten Anforderungen bei der Ausübung von *Qigong* sind Entspannung, Ruhe und Natürlichkeit. Die Vorbereitungsübung dient dazu, Körper und Atmung zu regulieren und den Geist zu entspannen.

Stehen Sie in schulterbreiter Fußhaltung mit dem Gesicht Richtung Süden. Das Körpergewicht ist gleichmäßig auf beide Beine verteilt, die Füße sind mit der Erde verwurzelt. Dies wirkt positiv auf die Balance des Körpers.

Legen Sie beide Hände seitlich an die Oberschenkel, so dass die Mittelfinger (*Zhongchong*-Punkte, Herzbeutel-Leitbahn 9) die Oberschenkel an der Hosennaht (*Fengshi*-Punkte, Gallenblasen-Leitbahn 31) sanft berühren. Diese Haltung stärkt die Verbindung der Gallenblasen- und Leber-Leitbahn, die Harmonisierung von *Yin* und *Yang* und die Entspannung des gesamten Körpers.

Kopf und Wirbelsäule sind aufgerichtet. Sie ziehen das Kinn ein wenig zurück, so dass der Scheitelpunkt (*Baihui*-Punkt, *Du*-Leitbahn 20) zum Himmel gerichtet ist und das Himmels-*Qi* besser mit dem *Chongmai* (Sonder-Leitbahn) verbunden ist.

Richten Sie Ihren Blick und Ihre Aufmerksamkeit nach innen.

Atmen Sie 3-mal ein und aus. Sie sind entspannt, ruhig und fühlen sich wohl.

Merkmale und was es zu beachten gilt

- **Fußhaltung:** Die Fußspitzen sollten weder zu sehr nach außen noch nach innen zeigen. Öffnen Sie die Fußspitzen um ca. 15 Grad nach außen. Verteilen Sie Ihr Körpergewicht gleichmäßig auf beide Füße. Die Zehen sind ausgestreckt und entspannt.

- **Kopfhaltung:** Richten Sie Ihren Kopf auf und ziehen Sie dabei das Kinn ein wenig zurück, so dass sich Himmel, Scheitelpunkt (*Baihui*-Punkt, *Du*-Leitbahn 20) und der *Huiyin*-Punkt

(*Ren*-Leitbahn 1) im Dammbereich auf einer senkrechten Linie befinden.

- **Armhaltung:** Lassen Sie beide Arme seitlich am Körper hängen, so dass die Mittelfinger (*Zhongchong*-Punkte, Herzbeutel-Leitbahn 9) die Oberschenkel an der Hosennaht (*Fengshi*-Punkte, Gallenblasen-Leitbahn 31) sanft berühren. Achten Sie darauf, dass der Nackenbereich (*Dazhui-Punkt, Du*-Leitbahn 14) entspannt bleibt. Nur wenn der *Dazhui*-Punkt locker ist, können Schultern und beide Arme ebenfalls entspannt bleiben.

- **Atmung:** „In Entspannung und Ruhe ein- und ausatmen" zählt zu den Basisübungen der gesundheitspflegenden Methoden. Daher sollten Sie diese Übung nicht vernachlässigen.

„In Entspannung und Ruhe ein- und ausatmen" zieht sich durch die gesamte *Huichungong*-Methode. Achten Sie darauf, beim Einatmen in Gedanken das Wort „*Jing*" (auf Deutsch: Ruhe) so lange auszusprechen wie Sie einatmen. Beim Ausatmen sprechen Sie in Gedanken das Wort „*Song*" (auf Deutsch: Entspannung) aus, während Sie sich von oben nach unten und von innen nach außen entspannen. Sie atmen mit der Nase ein und aus und verwenden die normale Bauchatmung. Das heißt: Beim Einatmen wölbt sich der Bauch leicht nach vorne, beim Ausatmen kehrt der Bauch zurück und entspannt sich.

Um diese Übung leichter zu erlernen, teilen Sie sie in vier Lernschritte auf:

<u>Der erste Schritt:</u> Teilen Sie den gesamten Körper in neun Bereiche, die Sie nacheinander entspannen.

1. Richten Sie die Aufmerksamkeit auf den Kopf. Beim Einatmen denken Sie an „*Jing*" (Ruhe), beim Ausatmen sprechen Sie lautlos „*Song*" (Entspannung) und entspannen dabei den Kopf. Diese Übung wiederholen Sie 3-mal.

2. Richten Sie die Aufmerksamkeit auf das Gesicht. Beim Einatmen denken Sie an „*Jing*“ (Ruhe), beim Ausatmen sprechen Sie lautlos „*Song*“ (Entspannung) und entspannen dabei das Gesicht. Diese Übung wiederholen Sie 3-mal.

3. Richten Sie die Aufmerksamkeit auf den Nacken- und Halsbereich. Beim Einatmen denken Sie an „*Jin*g“ (Ruhe), beim Ausatmen sprechen Sie lautlos „*Song*“ (Entspannung) und entspannen dabei den Nacken- und Halsbereich. Diese Übung wiederholen Sie 3-mal.

4. Richten Sie die Aufmerksamkeit auf Schultern, Arme und Hände. Beim Einatmen denken Sie an „*Jing*“ (Ruhe), beim Ausatmen sprechen Sie lautlos „*Song*“ (Entspannung) und entspannen dabei Schultern, Arme und Hände. Diese Übung wiederholen Sie 3-mal.

5. Richten Sie die Aufmerksamkeit auf Brust- und Rückenbereich. Beim Einatmen denken Sie an „*Jing*“ (Ruhe), beim Ausatmen sprechen Sie lautlos „*Song*“ (Entspannung) und entspannen dabei Brust- und Rückenbereich. Diese Übung wiederholen Sie 3-mal.

6. Richten Sie die Aufmerksamkeit auf den Bauch- und Lendenbereich. Beim Einatmen denken Sie an „*Jing*“ (Ruhe), beim Ausatmen sprechen Sie lautlos „*Song*“ (Entspannung) und entspannen dabei den Bauch- und Lendenbereich. Diese Übung wiederholen Sie 3-mal.

7. Richten Sie die Aufmerksamkeit auf Hüftgelenke und Oberschenkel. Beim Einatmen denken Sie an „*Jing*“ (Ruhe), beim Ausatmen sprechen Sie lautlos „*Song*“ (Entspannung) und entspannen dabei Hüftgelenke und Oberschenkel. Diese Übung wiederholen Sie 3-mal.

8. Richten Sie die Aufmerksamkeit auf die Kniegelenke und Unterschenkel. Beim Einatmen denken Sie an „*Jing*“ (Ruhe) beim Ausatmen sprechen Sie lautlos „*Song*“ (Entspannung)

und entspannen dabei Kniegelenke und Unterschenkel. Diese Übung wiederholen Sie 3-mal.

9. Richten Sie die Aufmerksamkeit auf die Sprunggelenke und Füße. Beim Einatmen denken Sie an „*Jing*“ (Ruhe), beim Ausatmen sprechen Sie lautlos „*Song*“ (Entspannung) und entspannen dabei Sprunggelenke und Füße. Diese Übung wiederholen Sie 3-mal.

Der zweite Schritt: Teilen Sie den gesamten Körper in drei Bereiche, die Sie nacheinander entspannen.

1. Richten Sie die Aufmerksamkeit auf den Bereich vom Scheitelpunkt (*Baihui*-Punkt, Du-Leitbahn 20) bis zum Hals- und Nackenbereich. Beim Einatmen denken Sie an „*Jing*“ (Ruhe), beim Ausatmen sprechen Sie lautlos „*Song*“ (Entspannung) und entspannen dabei den Körper vom Scheitelpunkt bis zum Hals- und Nackenbereich. Diese Übung wiederholen Sie 3-mal.

2. Richten Sie die Aufmerksamkeit auf den gesamten Oberkörper einschließlich der Arme. Beim Einatmen denken Sie an „*Jing*“ (Ruhe), beim Ausatmen sprechen Sie lautlos „*Song*“ (Entspannung) und entspannen dabei den gesamten Oberkörper einschließlich der Arme. Diese Übung wiederholen Sie 3-mal.

3. Richten Sie die Aufmerksamkeit auf den Bereich von den Hüftgelenken bis zu den Füßen. Beim Einatmen denken Sie an „*Jing*“ (Ruhe), beim Ausatmen sprechen Sie lautlos „*Song*“ (Entspannung) und entspannen dabei den Körper von den Hüftgelenken bis zu den Füßen. Diese Übung wiederholen Sie 3-mal.

Der dritte Schritt: Teilen Sie den gesamten Körper in zwei Bereiche, die Sie nacheinander entspannen:

1. Richten Sie die Aufmerksamkeit auf den Bereich vom Kopf bis zur Bauch- und Lendengegend sowie zu den Armen. Beim

Einatmen denken Sie an „*Jing*“ (Ruhe), beim Ausatmen sprechen Sie lautlos „*Song*“ (Entspannung) und entspannen dabei den Körper vom Kopf bis zum Hüftbereich. Diese Übung wiederholen Sie 3-mal.

2. Richten Sie die Aufmerksamkeit auf den Bereich von Bauch- und Lendengegend bis zu den Füßen. Beim Einatmen denken Sie an „*Jing*“ (Ruhe), beim Ausatmen sprechen Sie lautlos „*Song*“ (Entspannung) und entspannen dabei den Körper vom Lendenbereich bis zu den Füßen. Diese Übung wiederholen Sie 3-mal.

Der vierte Schritt:

1. Im vierten Schritt entspannen Sie den gesamten Körper. Stellen Sie sich vor, den Körper vom Scheitelpunkt (*Baihui*-Punkt, *Du*-Leitbahn 20) abwärts bis zu den Fußsohlen (*Yongquan*-Punkte, Nieren-Leitbahn 1) durchgehend zu entspannen. Mit dem Ein- und Ausatmen sprechen Sie in Gedanken jeweils „*Jing*“ und „*Song*“ aus. Diese Übung wiederholen Sie ebenfalls 3-mal.

Führen Sie diese Übung Schritt für Schritt aus. Erst wenn Sie mit der Übungsfolge im 1. Schritt vertraut sind, wechseln Sie zu den Übungen von Schritt 2. Üben Sie regelmäßig und kontinuierlich, bis Sie den 4. Schritt erreicht haben. Wenn Sie diese Reihenfolge beachten, kann die Übung Ihnen helfen, Stress abzubauen und Müdigkeit zu beseitigen.

Übung I: Die Mitte in sechs Richtungen finden (Regulation des Körpers)

Die Mitte des Körpers befindet sich im Bauchraum auf der Verbindungslinie zwischen einem Punkt, der drei fingerbreit unterhalb des Bauchnabels liegt (*Shenque*-Punkt, *Ren*-Leitbahn 8) und dem *Mingmen*-Punkt (*Du*-Leitbahn 4), der sich im Rückenbereich zwischen dem 2. und 3. Lendenwirbel befindet. Durch das Pendeln des Körpers in sechs Richtungen bringen Sie Ihre Körpermitte in eine für die folgenden Übungen optimale Position.

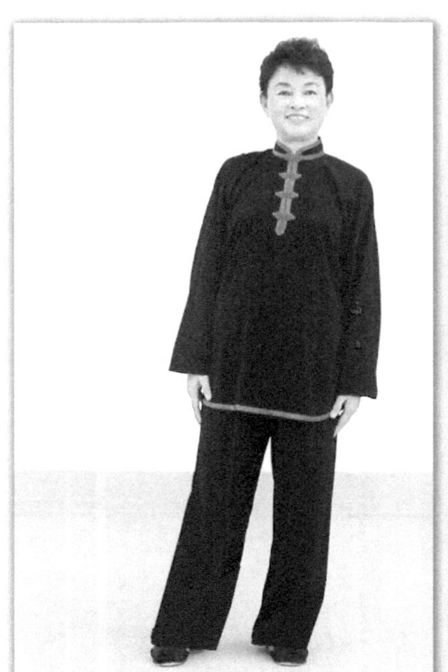
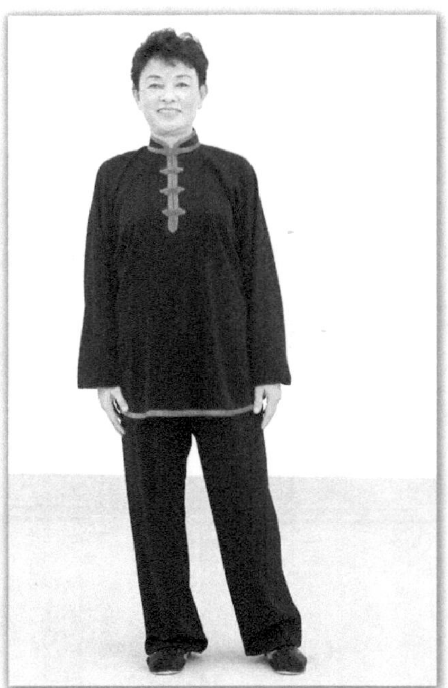

Aus der Vorbereitungsposition (s.o.) pendeln Sie durch verlagern Ihres Körpergewichts aus der Mittelposition langsam zuerst nach links und dann nach rechts. Wiederholen Sie diese Bewegung insgesamt 3-mal. Danach kehren Sie wieder zurück zur Mittelposition. Ihr Körper sollte während der Übung locker und entspannt bleiben.

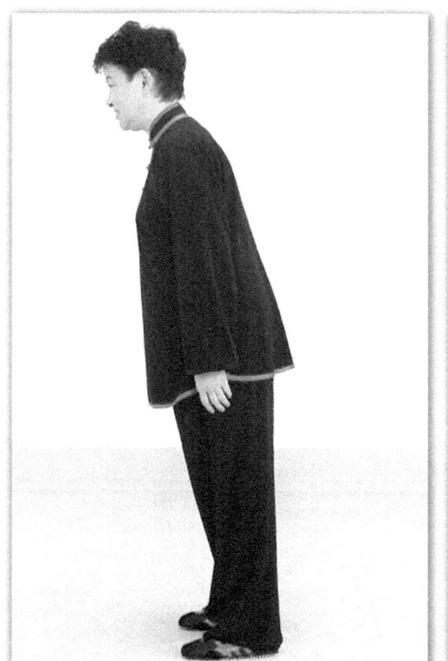

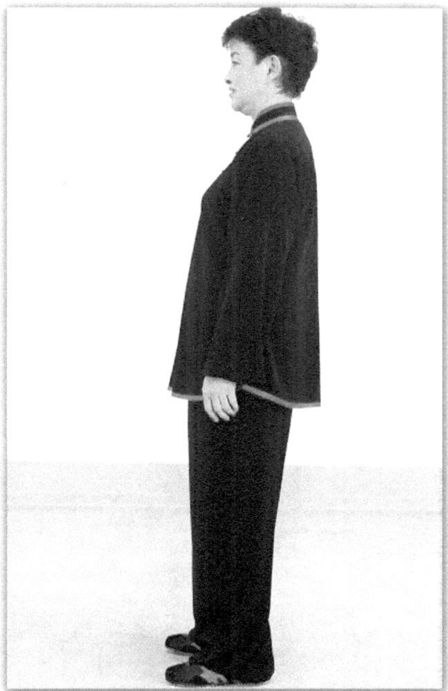

Aus der Mittelposition pendeln Sie mit dem Körper langsam vorwärts und rückwärts.
Wiederholen Sie auch diese Übung insgesamt 3-mal.
Danach kehren Sie wieder zurück zur Mitte. Ihr Körper sollte während der Übung locker und entspannt bleiben.

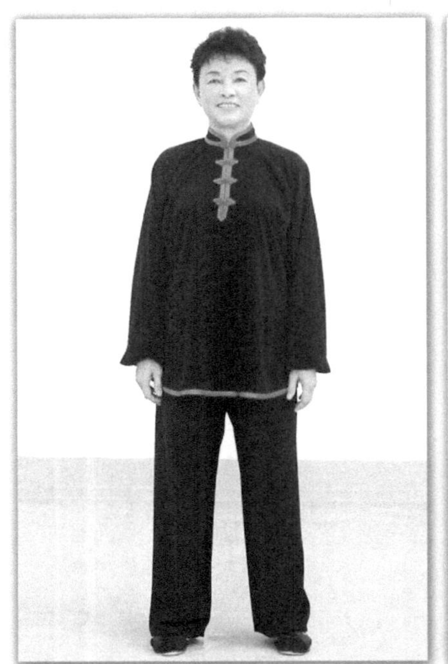
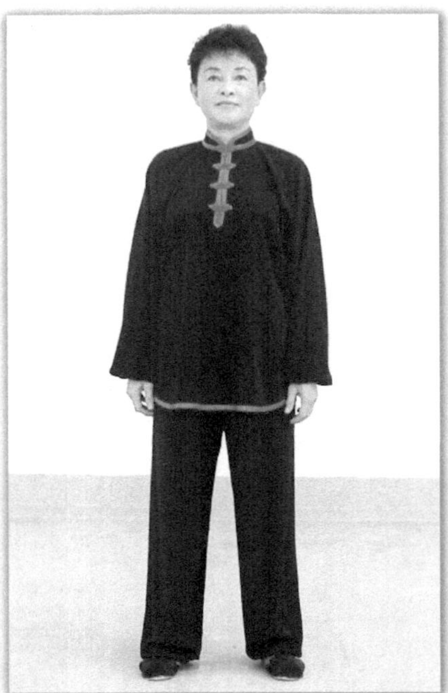

Anschließend strecken Sie in Ihrer Vorstellung den Körper nach oben und unten. Beim Einatmen strecken Sie den Körper etwas nach oben, beim Ausatmen entspannen Sie sich. Wiederholen Sie diese Übung insgesamt 3-mal. Die Aufmerksamkeit richtet sich auf ihre Körpermitte zwischen dem *Shenque*-Punkt und dem *Mingmen*-Punkt. Ihr Körperschwerpunkt befindet sich nun in einer optimalen Position.

Theorie und Wirkung

Jede *Qigong*-Methode enthält drei wichtige Aspekte, nämlich die Regulierung des Körpers, die Regulierung des Geistes und die Regulierung der Atmung. Die Regulierung des Körpers zieht sich beim *Huichungong* durch das gesamte Übungssystem. Die Ausführung von stehenden Bewegungen im *Huichungong* erfordert eine optimale Entspannung des Körpers. Dies verlangt wiederum, dass der Körperschwerpunkt in der Mitte zwischen dem *Shenque*-Punkt (*Ren*-Leitbahn 8) und dem *Mingmen*-Punkt (*Du*-Leitbahn 4) liegt. Diese Position ermöglicht eine optimal entspannte Körperhaltung und eine bequeme Atmung. Ebenfalls werden dadurch die Durchlässigkeit der Leitbahnen, sowie die Harmonisierung von *Qi* und Blut begünstigt. All dies sind die Voraussetzungen für die sanften, geschmeidigen Bewegungen des *Huichungong*.

Merkmale und was es zu beachten gilt

- Das Pendeln in sechs Richtungen sollten Sie dezent ausführen. Gelenke, Knochen, Bänder und Muskeln sollen sich optimal entspannen, so dass leichter eine *Qi* - Empfindung entstehen kann.

- Bei den seitlichen Körpergewichtsverlagerungen sollten Sie das Gefühl entwickeln, dass der *Huiyin*-Punkt (*Ren*-Leitbahn 1) im Dammbereich hin und her pendelt. Wenn Sie das Gewicht nach vorne und hinten verlagern, pendelt *Huiyin* vorwärts und rückwärts.

- Beim Dehnen und Strecken nach oben und unten stellen Sie sich vor, dass der *Baihui*-Punkt (*Du*-Leitbahn 20) an einem unsichtbaren Faden befestigt ist. Sie fühlen sich leicht und schwebend, bleiben dabei jedoch verwurzelt.

- Beim Üben sollten Sie sich entspannt, ruhig und wohl fühlen. Im Bereich zwischen den Akupunkturpunkten *Shenque* (*Ren*-

Leitbahn 8) und *Mingmen* (*Du*-Leitbahn 4) sollte ein warmes und angenehmes Gefühl entstehen.

- Die Übungen sollten entspannt und sanft ausgeführt werden.

Übung 2: Erinnerung an die Jugend (Regulation des Geistes)

Bevor Sie mit den *Huichungong*-Übungen beginnen, versetzen Sie sich in einen angenehmen Gemütszustand. Die schönen Bilder aus der eigenen Jugend tauchen etwas verschwommen in Ihrem Kopf auf. Sie fühlen sich wohl und behaglich. Ein Lächeln strahlt über Ihr Gesicht.

Die Menschen in mittlerem und hohem Alter sollten an die Zeit ihrer Jugend zurückdenken, als der Körper noch voller Vitalität, das strahlende Gesicht noch ohne Falten war und die Energiereserven sich noch in einem optimalen Zustand befanden. Die Bilder aus der Jugend werden in Ihrem Kopf lebendig: Sie sind jung, gesund und voller Energie.

Jüngere Menschen können sich vorstellen: Sie sind vital und genießen einen guten Gesundheitszustand. Sie sind glücklich mit sich selbst. Was die Umgebung angeht, kann man sich folgendes vorstellen: Sie stehen mitten im Hochgebirge. Ein Bach plätschert sanft dahin. Üppig wachsen die mächtigen Bäume. Hunderte von farbenprächtigen Blumen blühen und deren Duft schmeichelt Ihrer Nase. Eine ruhige, friedliche und reizvolle Natur umgibt Sie. Inspiriert von solch schöner Natur fühlen Sie sich wohl und behaglich. Ein Lächeln im Gesicht ist der Ausdruck von innerer Zufriedenheit.

Bei dieser Übung nutzen Sie die natürliche Atmung. Jeder Atemzug sollte langsamer, tiefer und gleichmäßiger sein als Ihre gewöhnlichen Atemzüge.

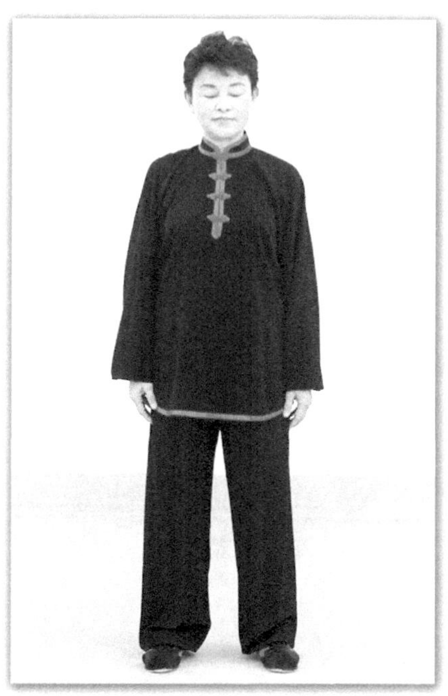

Stehen Sie in schulterbreiter Fußhaltung mit dem Gesicht Richtung Süden. Legen Sie beide Hände seitlich an die Oberschenkel, so dass die *Zhongchong*-Punkte (Herzbeutel-Leitbahn 9) auf den Mittelfingern dabei sanft die *Fengshi*-Punkte (Gallenblase-Leitbahn 31) an den Oberschenkeln berühren. Der gesamte Körper ist locker und optimal entspannt. Kopf und Wirbelsäule sind aufgerichtet. Schließen Sie sanft den Mund und ziehen Sie das Kinn ein wenig ein, dabei richten Sie Ihren Blick nach innen.

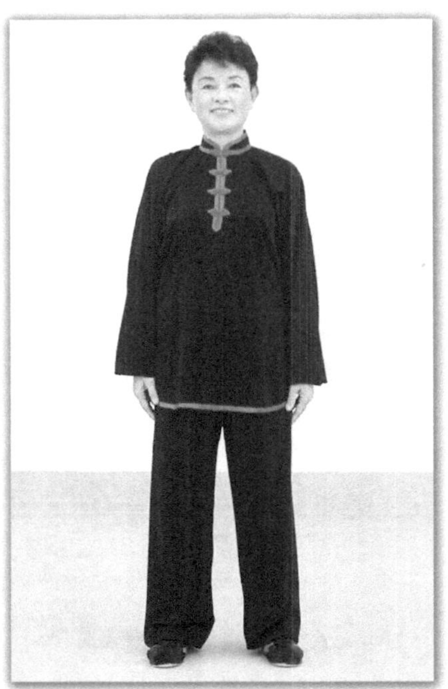

Nach ungefähr 1 Minute öffnen Sie dann langsam die Augen.

Theorie und Wirkung

Die Übung "Erinnerung an die Jugend" ist ein wichtiger Bestandteil der stillen Form der *Quanzhen* (deutsch: Vollständige Wahrheit) *Huashan-Schule*. Diese ist die Fortsetzung und Weiterentwicklung der traditionellen daoistischen *Qigong*-Methode *Chunsifa* (z.B. Methode der Visualisierung der inneren Organe oder verschiedener Gottheiten). Die Mönche vom Berg *Huashan* vertreten folgende Auffassung: Um das Altwerden zu verzögern, muss man die Essenz wiedergewinnen und das Gehirn nähren. Um die Essenz wiedergewinnen zu können, muss man sie aber zuerst pflegen. Das Kultivieren der Essenz setzt aber das Pflegen des Herzens voraus. In der Praxis versetzen sich die Mönche zuerst mental in die eigene Jugend, bevor sie beginnen *Huichungong* zu üben. In ihrer Vorstellung versetzen sie ihren Körper in den Zustand der Jugend. So, wie auch in der Natur der Frühling wieder zurückkehrt. So entsteht die harmonische Einheit von Himmel, Erde und Menschen. Körper und Geist vereinen sich. Die schönen, fröhlichen Vorstellungen und das positive Denken können die Sekretion der inneren Drüsen anregen und die Funktion der inneren Organe stärken. Die Übung „Die Erinnerung an die Jugend" soll der geistigen Degeneration bei älteren Menschen vorbeugen.

Merkmale und was es zu beachten gilt

- Im ruhigen emotionalen Zustand schließen Sie die Augen. Sie erinnern sich an die eigene Jugend. Am besten suchen Sie sich vor der Übung ein Lieblingsbild aus der Jugendzeit aus und platzieren es an einer Stelle, wo Sie es oft zu sehen bekommen. Das soll helfen, sich an die Vitalität, Schönheit und Gesundheit des eigenen jüngeren Körpers zu erinnern. Die Vorstellungslenkung darf jedoch nicht zu intensiv sein. Die Vorstellungsbilder sollen eher verschwommen und unklar bleiben.

- Behalten Sie ein Lächeln im Gesicht. Die Behaglichkeit und das Wohlbefinden sollen wirklich von innen kommen. Die innere Freude spiegelt sich im Gesicht wieder.

- Die schöne Erinnerung an die Jugend und ein Lächeln im Gesicht sollen Sie während der gesamten Übung begleiten.

- Die Körperhaltung ist natürlich und entspannt. Eine gedachte Linie zwischen dem *Baihui*-Punkt (*Du*-Leitbahn 20) und *Huiyin*-Punkt (*Ren*-Leitbahn 1) sollte senkrecht zum Boden verlaufen, so dass das *Qi* im Körper durchgängig zirkulieren kann und das gesamte endokrine System, bestehend aus Hirnanhangsdrüse (Hypothalamus), Schilddrüse, Nebenschilddrüse, Brustdrüse (Thymusdrüse), Nebenniere, Bauchspeicheldrüse und den Geschlechtsdrüsen, sich in einem harmonischen Zustand befindet. Dies wirkt regulierend auf das endokrine System.

Übung 3: Qi führen und harmonisieren (Regulation der Atmung)

Als daoistische Methode zur Gesundheitspflege legt das *Huichun-gong* großen Wert auf die Aktivierung und Harmonisierung des inneren *Qi* durch Atemregulation. Die gleichmäßige und sanfte Atmung während der Übung trägt zur Entspannung des Körpers und des Geistes bei und ermöglicht die Vereinigung von *Jing* (Essenz), *Qi* und *Shen* (Geist).

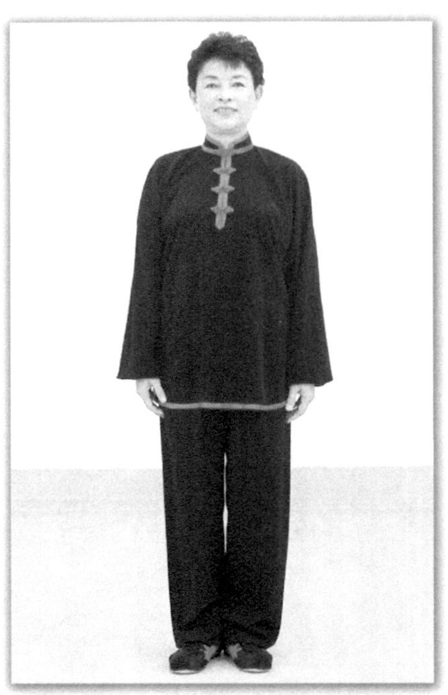

Aus der Position der vorigen Übung verlagern Sie das Gewicht auf das rechte Bein und nehmen den linken Fuß an den rechten heran, so dass sich die Fersen berühren und die Fußspitzen leicht nach außen weisen. Die Arme hängen locker seitlich am Körper. Die Mittelfinger (*Zhongchong*-Punkte, Herzbeutel-Leitbahn 9) berühren sanft die Oberschenkel (*Fengshi*-Punkte, Gallenblasen-Leitbahn 31). Die Körperhaltung ist locker und entspannt, Kopf und Wirbelsäule sind aufgerichtet. Der Mund ist leicht geschlossen, das Kinn etwas zurückgezogen. Richten Sie Ihren Blick nach innen.

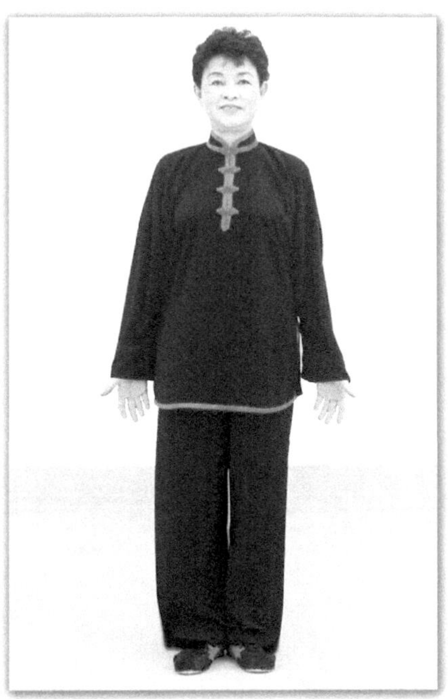

Mit dem Einatmen drehen Sie die Handflächen nach vorne und heben beide Arme seitlich nach oben an.

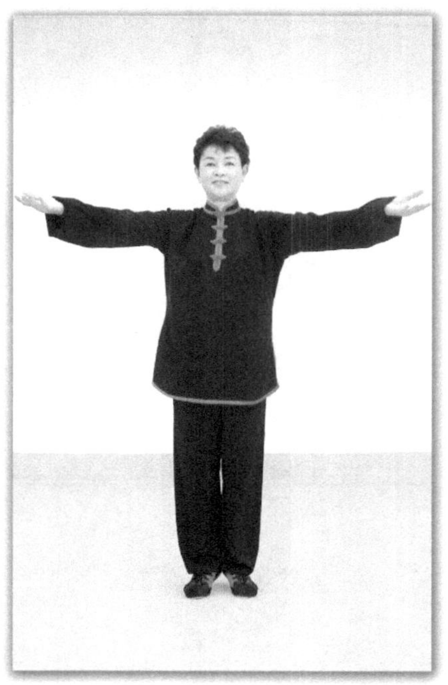

Heben Sie beide Arme nach oben, wobei diese nach vorne weisen und zueinander einen rechten Winkel bilden.

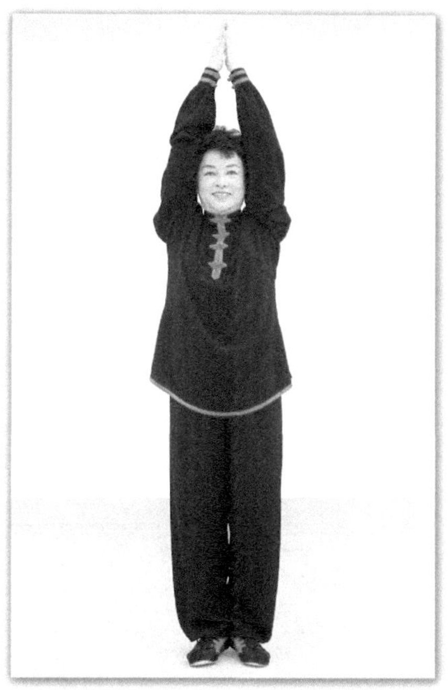

Wenn die Hände die Schulterhöhe erreicht haben, lösen Sie die Fersen langsam vom Boden. Führen Sie die Arme weiter nach oben über den Kopf und legen Sie dann die beiden Handflächen aneinander.

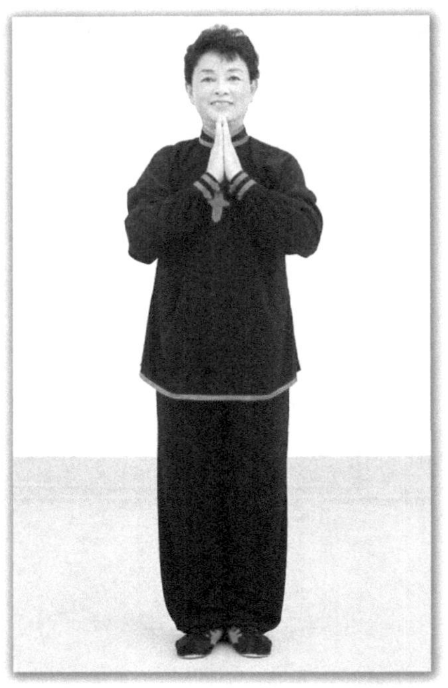

Mit dem Ausatmen entspannen Sie sich und lassen die Fersen langsam zurück zu Boden sinken. Entspannen Sie auch die Arme und führen Sie die zusammengelegten Hände langsam nach unten, so dass die Daumen (*Shaoshang*-Punkte, Lungen-Leitbahn 11) das obere Ende des Brustbeins (*Tiantu*-Punkt, *Ren*-Leitbahn 22) erreichen. In dieser Position atmen Sie ein und verweilen so lange, bis das Einatmen beendet ist.

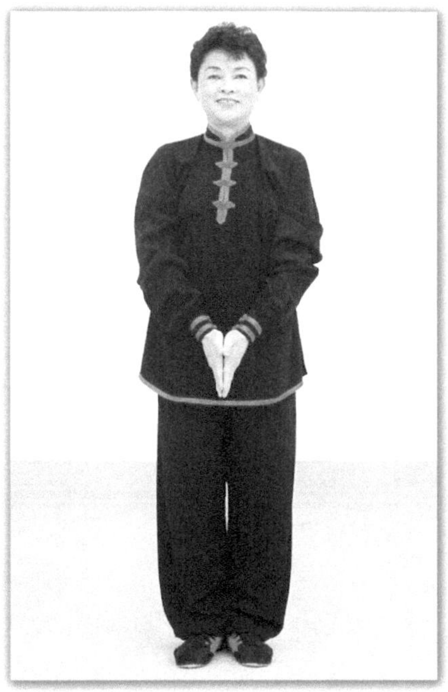

Mit dem Ausatmen lassen Sie die Unterarme weiter nach unten sinken. Die Fingerspitzen führen die Bewegung nach vorne unten zum Unterbauch (*Qugu*-Punkt, *Ren*-Leitbahn 2).

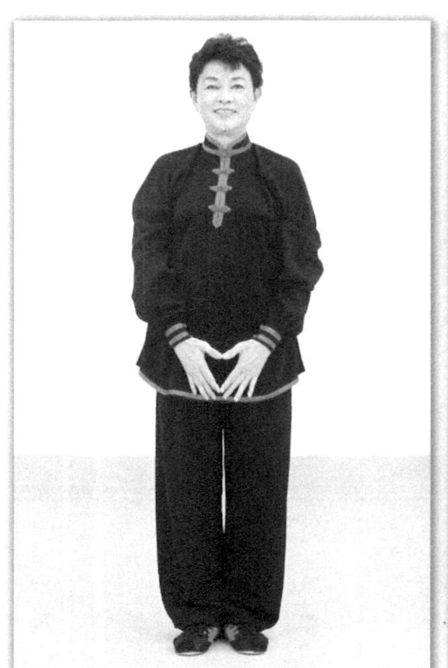
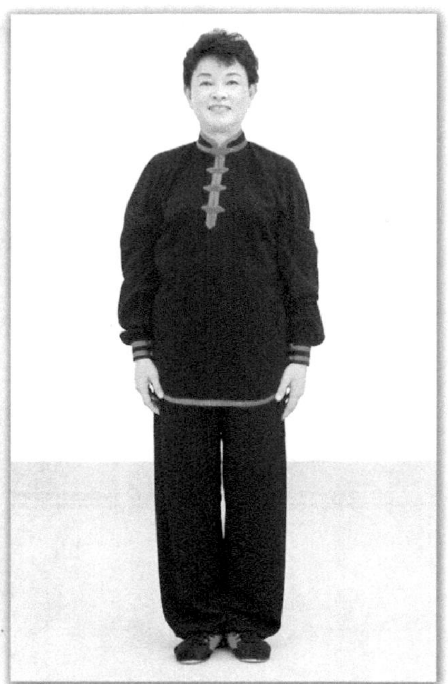

Anschließend lösen Sie die beiden Handflächen voneinander und lassen die Hände wieder seitlich zurück zur Ausgangsposition an die Oberschenkel sinken.

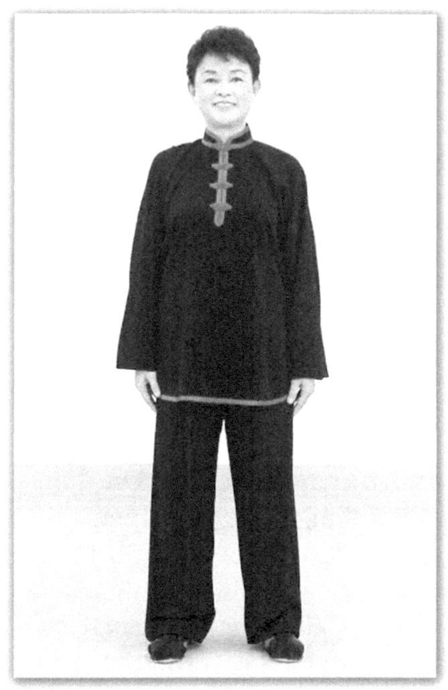

Die Übung wird insgesamt 3-mal wiederholt. Nach der dritten Wiederholung verlagern Sie das Körpergewicht auf den rechten Fuß und machen mit dem linken Fuß einen Schritt zur Seite. Kehren Sie dadurch zur Anfangsposition zurück.

Theorie und Wirkung

Die daoistischen gesundheitspflegenden Methoden legen großen Wert auf *Daoyin* (Leiten und Führen). Die Daoisten sind der Meinung, dass „das *Qi* führen und harmonisieren, den Körper dehnen und geschmeidig machen" eine Methode ist, die zur Verlängerung des Lebens und einem jugendlichen Aussehen verhelfen kann.

- **Den Körper dehnen und geschmeidig machen:** Während der gesamte Körper langsam nach oben gedehnt und gestreckt wird, entsteht eine leichte Anspannung. Mit der sinkenden Bewegung entspannt sich der Körper wieder. Ein Wechselspiel aus Anspannung und Entspannung, das regulierend auf den Körper wirkt.

- ***Qi* führen und harmonisieren:** Die langsame, sanfte Bewegung wird mit tiefen, gleichmäßigen und langen Atemzügen verbunden. Diese Kombination führt zu einem ausgeglichenen, entspannten und ruhigen Gemütszustand.

- **Die Leitbahnen durchlässig machen:** Diese Übung reguliert die zwölf Haupt-Leitbahnen sowie die *Ren-* und *Du*-Leitbahn und fördert deren Durchlässigkeit. Während der Körper nach oben gestreckt wird, arbeiten Sie mit folgendem Vorstellungsbild: Das klare *Yang* steigt und Sie sind voller Energie. Durch diese Aufmerksamkeitsführung wird das klare *Yang-Qi* im Körper angeregt. Während der Körper nach unten sinkt, arbeiten Sie mit folgendem Vorstellungsbild: Das trübe *Yin* sinkt und Sie fühlen sich behaglich. Diese Aufmerksamkeitsführung führt dazu, dass das trübe *Qi* abwärts verläuft. In der Praxis hat sich gezeigt, dass das regelmäßige Üben zur Verbesserung der Durchlässigkeit der Leitbahnen beitragen kann.

- ***Yin-Yang* verbinden:** Laut der *Yin-Yang*-Lehre wird der Körper in *Yin* und *Yang* eingeteilt. Die Ausgewogenheit von *Yin* und *Yang* zählt zu den wichtigen Aspekten der Gesundheitspflege. Die beidseitigen, die inneren und äußeren und die gegensätzlichen Bewegungen entsprechen der *Yin-Yang*-Lehre des Universums und fördern die innere Wandlung von *Yin und Yang*.

- **Besondere Wirkungen:** Trotz der einfachen Bewegung kann diese Übung eine therapeutische Wirkung erzielen. Wenn Sie die Übung separat und regelmäßig praktizieren, begünstigt sie den *Qi*-Fluss in der Lungen-Leitbahn, die Durchblutung und die Verbindung von Nieren und Herz. Die Übung kann ebenfalls die Milz- und Magenfunktionen harmonisieren und Müdigkeit vertreiben.

Merkmale und was es zu beachten gilt

- Bei dieser Übung wird die umgekehrte Bauchatmung angewendet. Dabei wird die Bauch- und Beckenbodenmuskulatur bei der Einatmung angespannt, bei der Ausatmung entspannt. Die Übung enthält insgesamt zwei Atemzüge je Wiederholung. Für den Anfänger ist jedoch eine sanfte, langsame, gleichmäßige und natürliche Atmung zu empfehlen. Erst nachdem Sie mit der Übung vertraut sind, achten Sie auf die umgekehrte Bauchatmung und das Trainieren des *Huiyin*-Punktes (*Ren*-Leitbahn 1) im Dammbereich. Auf keinen Fall sollten Sie in der Anfangsphase nach einer tiefen Atmung streben. Das Anspannen des Bauches geht vom *Qugu*-Punkt (*Ren*-Leitbahn 2) im Schambeinbereich aus.

- Im Hochzehenstand wird der Körper nach oben gezogen und die Wirbelsäule gestreckt. Achten Sie darauf, dass die Fersen zusammenbleiben und die Kniegelenke nicht durchgedrückt werden.

- Arbeiten Sie mit der Vorstellungskraft: Während der aufsteigenden Bewegung stellen Sie sich vor, dass das klare *Yang-Qi* im Körper aufsteigt und Sie voller Energie sind. Während Sie beide Hände nach unten führen, sinkt das trübe *Yin-Qi* und Sie fühlen sich wohl. Die Vorstellungskraft sollte nicht zu intensiv und verkrampft sein.

- Diese Übung verfügt je nach Ausführung über eine gegensätzliche Wirkung. Die Lehre der Akupunktur besagt: „Wenn oben Fülle und unten Leere herrscht, soll nach unten abgeleitet und abgeführt werden. Wenn dagegen oben Leere und unten Fülle besteht, soll nach oben geführt werden." Aus diesem Grund sollte man sich während der Übung nach dem eigenen körperlichen Zustand richten. Die Daoisten betonen die Vereinigung von Bewegung und *Qi*-Führung. Das heißt: Schnelle Bewegungen führen zur raschen *Qi*-Zirkulation. Bei langsamen Bewegungen fließt das *Qi* hingegen langsamer. Die Symptome wie zum Beispiel Hypertonie (Bluthochdruck), Tachykardie (Herzfrequenz über 100 Schläge pro Minute) und chronische Entzündung gehören zu den Leere-Fülle-Hitze-Mustern. Bei dieser Übung sollten daher Menschen mit den vorgenannten Symptomen die aufsteigenden und streckenden *Yang*-Bewegungen rasch ausführen und dabei schneller einatmen. Dagegen sollen die absenkenden, entspannten *Yin*-Bewegungen langsamer ausgeführt und dabei langsamer ausgeatmet werden. Es handelt sich hierbei um die sogenannte sedierende Methode, um das übermäßige *Yang* abzuschwächen und das *Yin* zu nähren. Die Symptome wie Hypotonie (niedriger Blutdruck), Bradykardie (Herzfrequenz unter 60 Schläge pro Minute), schweres Gemüt und verminderte Stoffwechselfunktion zählen zu den Leere-Fülle-Kälte-Mustern. Bei diesen Symptomen sollten die aufsteigenden Bewegungen langsamer und die sinkenden Bewegungen schneller ausgeführt werden. Hierbei handelt es sich um die tonisierende Methode.

- Die Übung „*Qi* führen und harmonisieren" soll sanft und harmonisch ausgeführt werden. Bei den streckenden Bewegungen nach oben sollten Sie vermeiden, sich zu verkrampft anzuspannen und die Luft anzuhalten.

- Üblich sind drei Wiederholungen. Bei bestimmten chronischen Erkrankungen kann sie öfter wiederholt werden.

Übung 4: Die goldene Fabelkröte spielt im Wasser

Der Sage nach ist die goldene Kröte ein Fabelwesen mit drei Füßen. Sie ist ein glücksbringendes Präsent. In dieser Übung wird imitiert, wie die Fabelkröte schwimmt. So ist auch der Name der Übung entstanden. Bekannt ist diese Übung auch unter der Bezeichnung „Übung der schwimmenden Kröte“ (*Chanyonggong*).

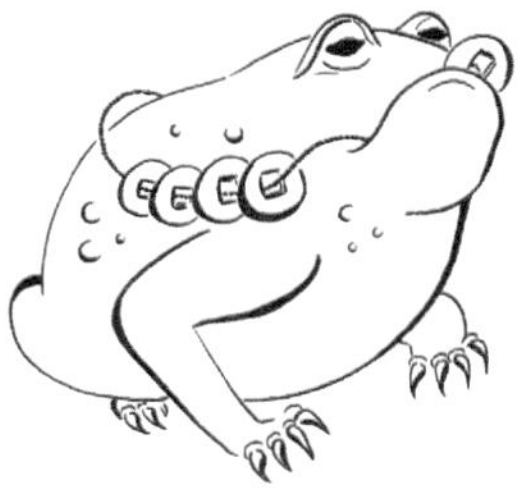

In Ruhe ein- und ausatmen

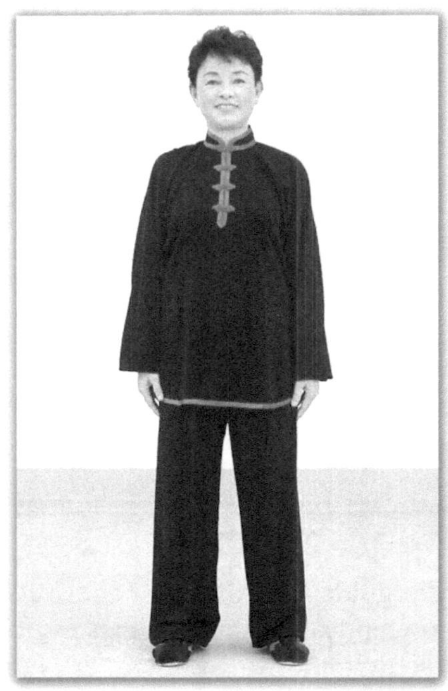

Stehen Sie in schulterbreiter Fußhaltung mit dem Gesicht Richtung Süden. Sie bleiben ruhig und gelassen, mit einem Lächeln im Gesicht. Legen Sie die Hände seitlich an die Oberschenkel, so dass die Mittelfinger (*Zhongchong*-Punkte, Herzbeutel-Leitbahn 9) die Oberschenkel (*Fengshi*-Punkte, Gallenblasen-Leitbahn 31) seitlich sanft berühren.

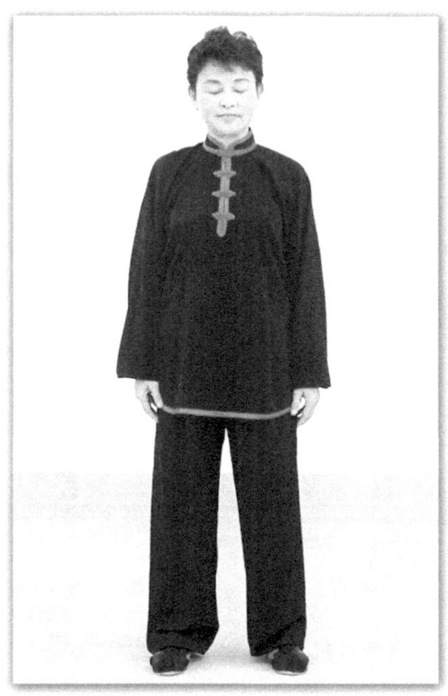

Nehmen Sie eine lockere und optimal entspannte Körperhaltung ein. Der Kopf und die Wirbelsäule sind aufgerichtet. Schließen Sie sanft die Augen und ziehen Sie das Kinn ein wenig zurück. Richten Sie Ihren Blick nach innen. Atmen Sie 1-mal ein und aus, dabei denken Sie beim Einatmen an Ruhe und beim Ausatmen an Entspannung.

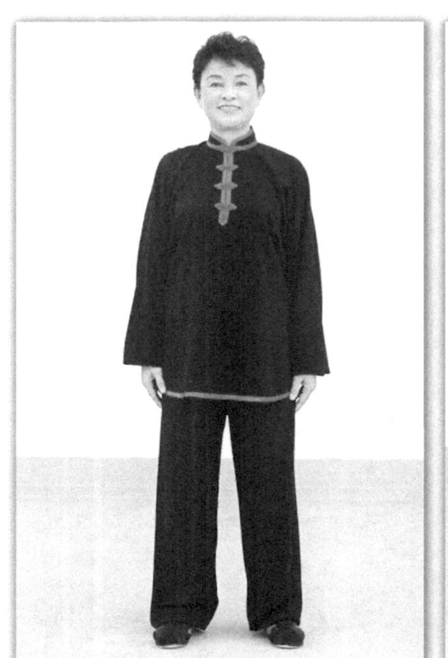

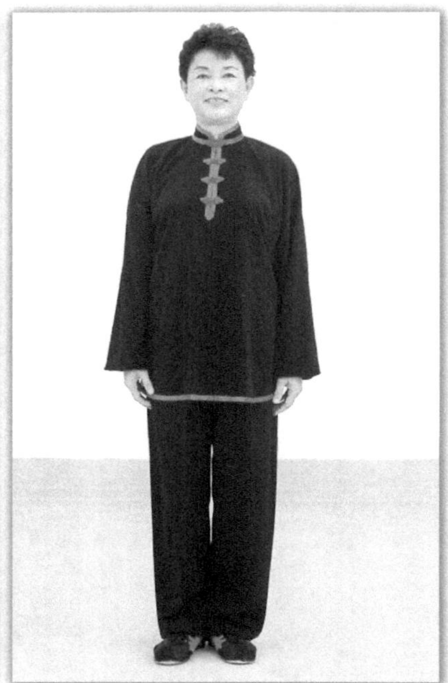

Öffnen Sie die Augen und nehmen Sie den linken Fuß zurück, so dass beide Fersen sich berühren und die Fußspitzen leicht nach außen zeigen.

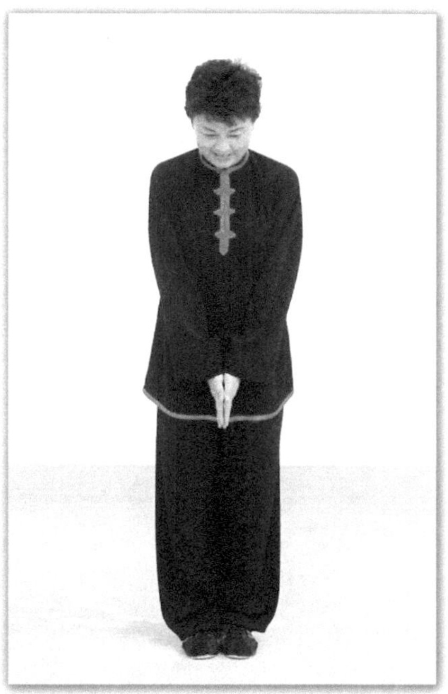

Nehmen Sie zuerst die linke und dann die rechte Fußspitze nach innen, so dass die Füße nun parallel stehen. Legen Sie die Handflächen vor dem Schambein aneinander und neigen den Kopf und den Oberkörper leicht nach vorne.

Vorwärts Schwimmen

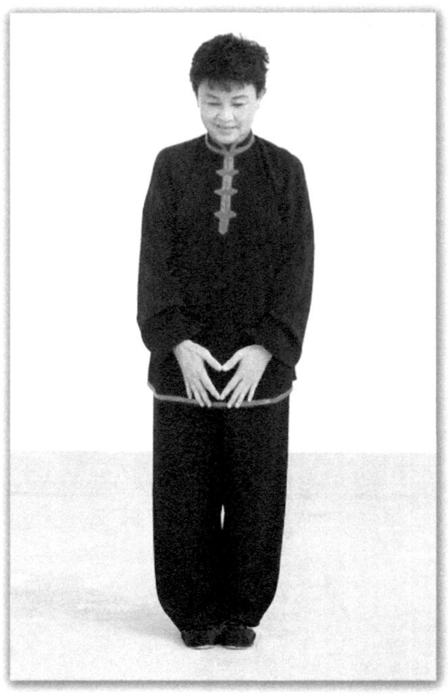

Bilden Sie mit dem Tigermaul - Bereich zwischen Daumen und Zeigefinger - der linken und rechten Hand vor dem Unterbauch die Form eines Pfeilvierecks. Dabei liegen die Daumen (*Shaoshang*-Punkte, Lungen-Leitbahn 11) jeweils rechts und links der Mittellinie des Rumpfes am oberen Rand des Schambeins auf den *Henggu*-Punkten (Nieren-Leitbahn 11).

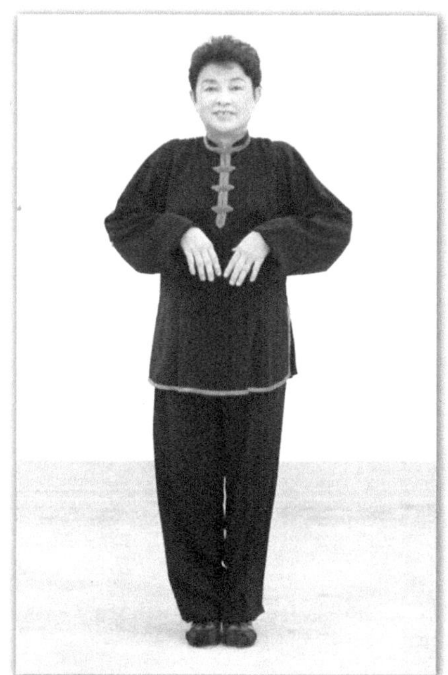
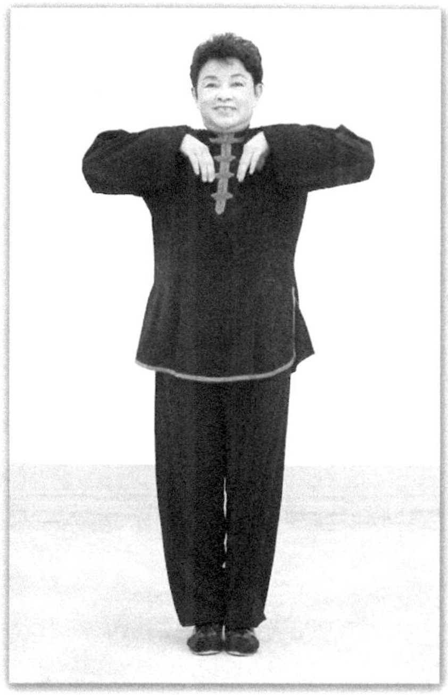

Atmen Sie ein und führen Sie die Daumen langsam entlang der Nieren-Leitbahnen nach oben bis zu den *Lingxu*-Punkten (Nieren-Leitbahn 24) zwischen der 3. und 4. Rippe. Heben Sie gleichzeitig die Fersen langsam vom Boden ab und heben Sie den Dammbereich (*Huiyin*-Punkt, *Ren*-Leitbahn 1) an. Drücken Sie sanft die *Lingxu*-Punkte, dabei zeigen die Handflächen schräg nach unten. Die Schultern sind etwas hochgezogen und der Kopf ist leicht angehoben. Am Ende dieser Bewegungsphase befinden sich die Ellbogen auf Schulterhöhe.

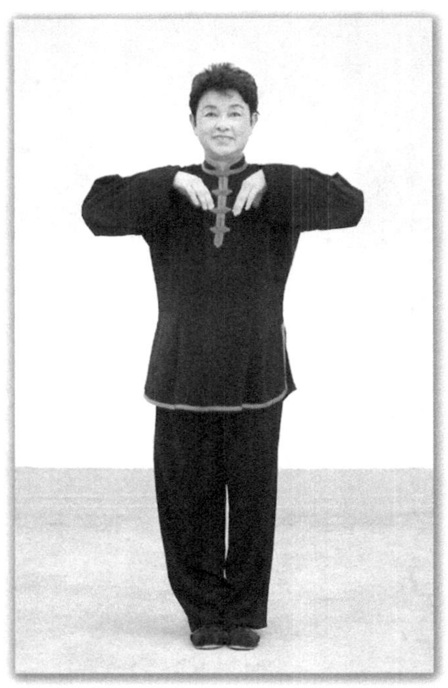

Mit der Ausatmung lassen Sie die Fersen wieder zu Boden sinken und lockern bewusst die Schultern.

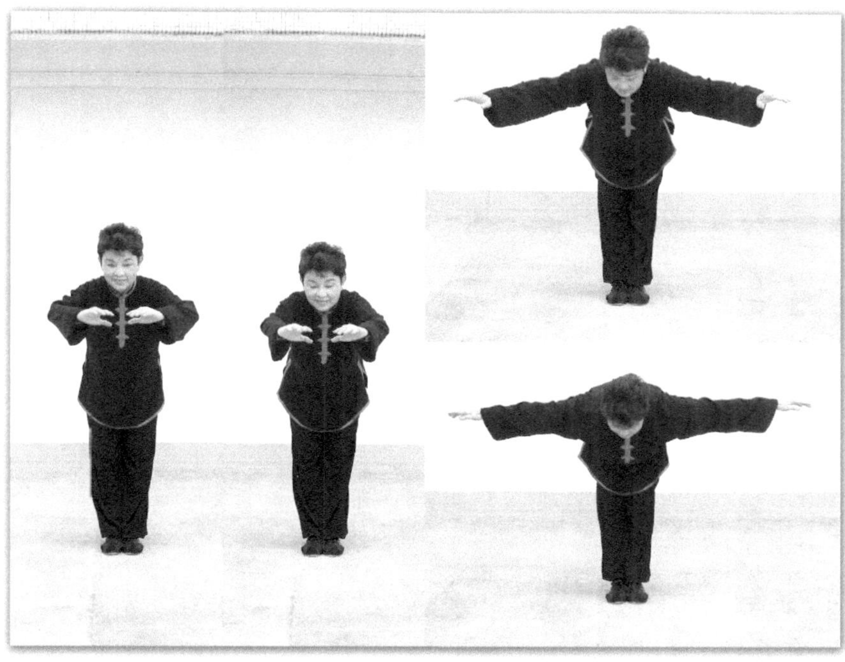

Beugen Sie den Oberkörper mit geradem Rücken nach vorne. Führen Sie beide Hände zuerst nach vorne und dann zur Seite. Die Handflächen zeigen dabei nach unten. Sie imitieren eine schwimmende Bewegung. Richten Sie Ihren Blick ca. 2 Meter vor sich auf den Boden, so dass die Wirbelsäule gestreckt bleibt.

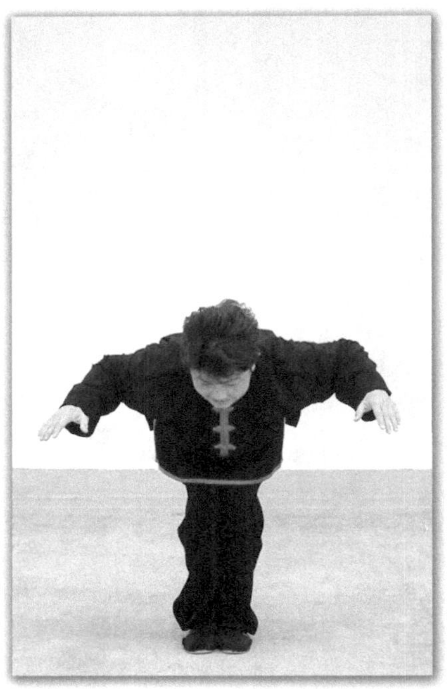

Ziehen Sie zuerst die Schultern und Ellbogen nach hinten oben. Gehen Sie dann in die Hocke und lassen Sie die Schultern nach hinten unten sinken. Die Innenseiten der Oberschenkel bleiben nach wie vor eng zusammen.

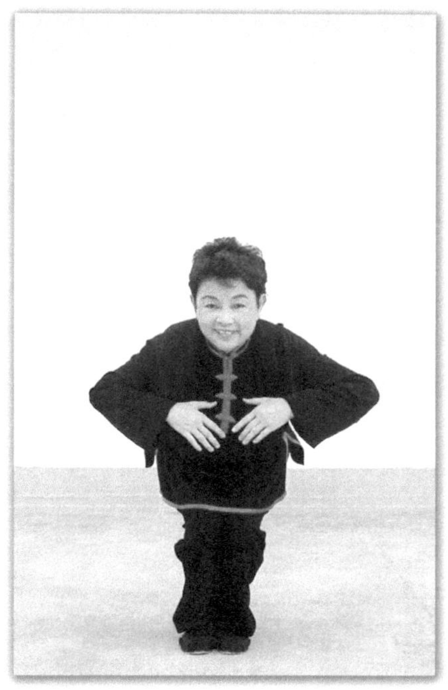

Legen Sie die Daumen (*Shaoshang*-Punkte, Lungen-Leitbahn 11) auf die *Lingxu*-Punkte (Nieren-Leitbahn 24) zwischen der 3. und 4. Rippe. Die Handflächen zeigen nach unten und die Finger bleiben natürlich gebeugt. Sie blicken nach vorne.

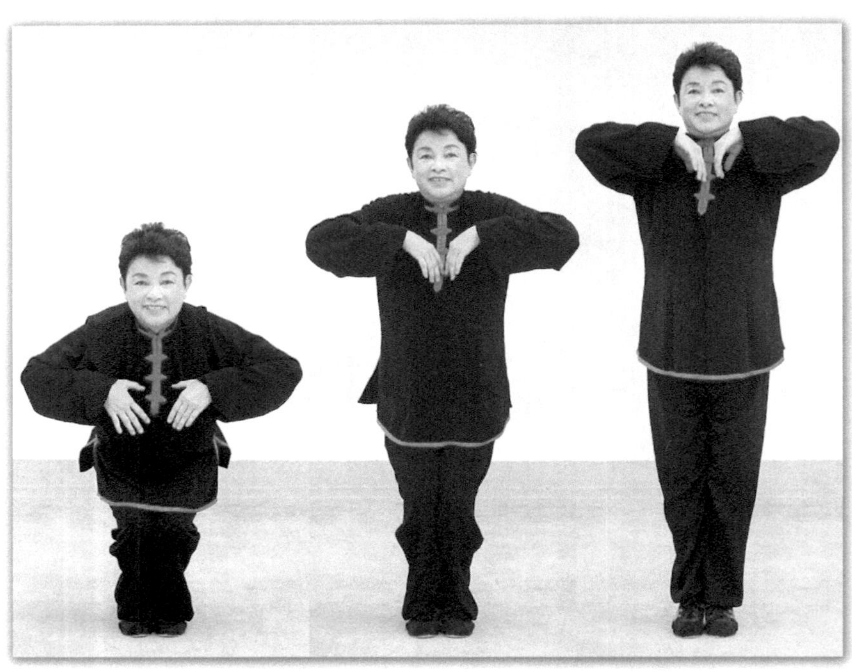

Während Sie einatmen, richten Sie sich aus der Hockposition langsam auf. Die Innenseiten der Oberschenkel bleiben eng zusammen. Strecken Sie die Beine und heben Sie die Fersen vom Boden ab. Dabei heben Sie wieder den Dammbereich (*Huiyin*-Punkt, *Ren*-Leitbahn 1) an. Die Schultern sind etwas hochgezogen und der Kopf ist leicht angehoben. Am Ende dieser Bewegungsphase befinden sich die Ellbogen auf Schulterhöhe. Drücken Sie sanft die *Lingxu*-Punkte (Nieren-Leitbahn 24).

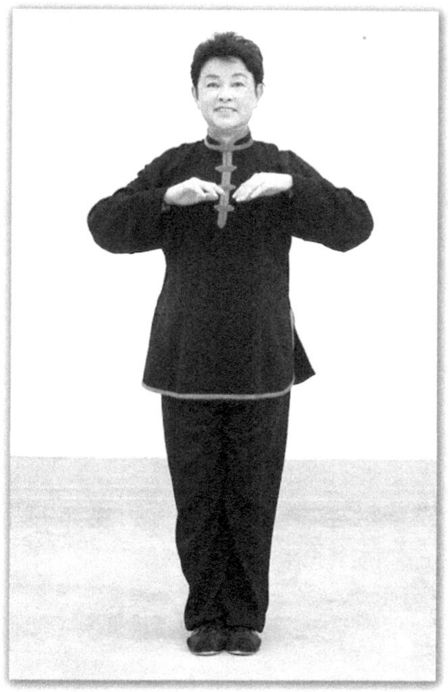

Mit der Ausatmung entspannen Sie den Schulter-Nacken-Bereich und lassen die Fersen wieder zu Boden sinken.

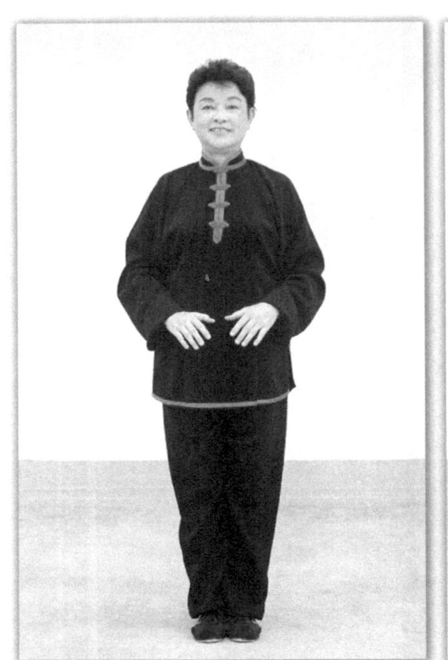
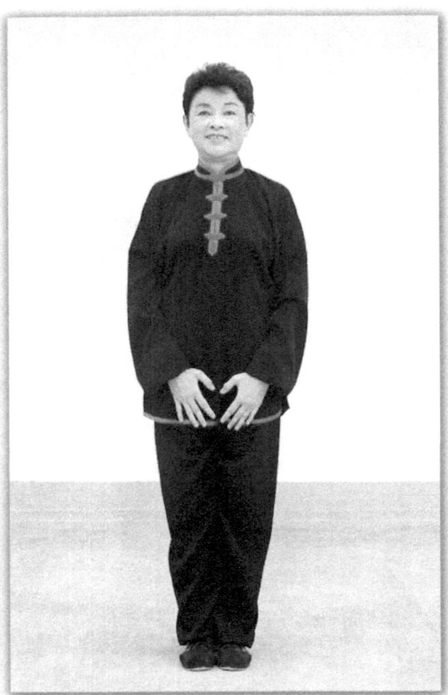

Während Sie ausatmen, führen Sie die Daumen (*Shaoshang*-Punkte, Lungen-Leitbahn 11) entlang der Nieren-Leitbahn abwärts bis zu den *Henggu*-Punkten (Nieren-Leitbahn 11). Am oberen Rand des Schambeins angekommen, bilden die Daumen und Zeigefinger wieder die Form eines Pfeilvierecks.

Jedes „Vorwärts Schwimmen“ besteht aus zwei Aufwärtsbewegungen und zwei Abwärtsbewegungen. Nach 3-maliger Wiederholung des „Vorwärts Schwimmens“ beginnen Sie mit dem „Rückwärts Schwimmen“.

Rückwärts Schwimmen

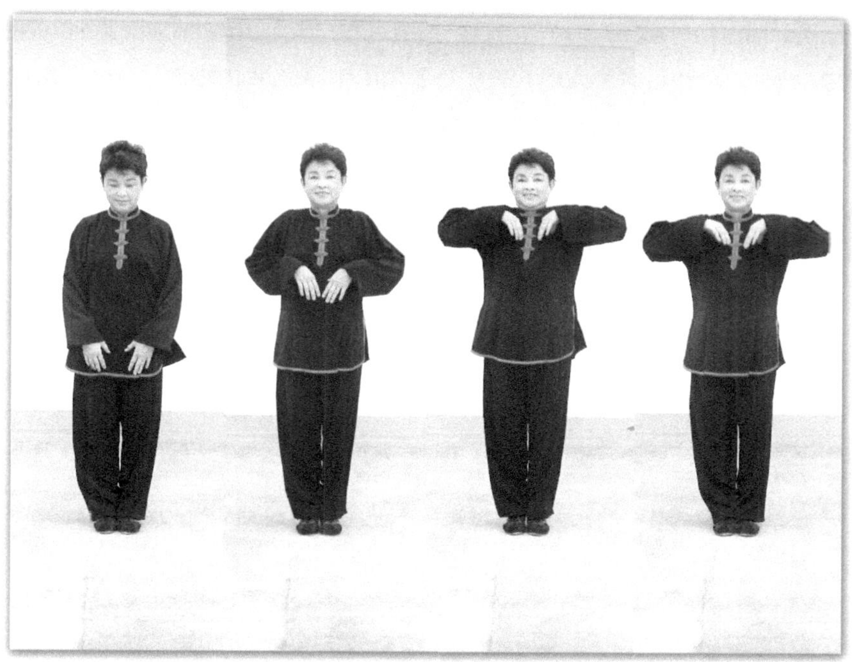

Die Übung beginnt mit dem gleichen Bewegungsablauf wie beim „Vorwärts Schwimmen".

Bilden Sie mit dem Tigermaul - Bereich zwischen Daumen und Zeigefinger - der linken und rechten Hand vor dem Unterbauch die Form eines Pfeilvierecks. Dabei liegen die Daumen (*Shaoshang*-Punkte, Lungen-Leitbahn 11) jeweils rechts und links der Mittellinie des Rumpfes am oberen Rand des Schambeins auf den *Henggu*-Punkten (Nieren-Leitbahn 11).

Atmen Sie ein und führen Sie die Daumen langsam entlang der Nieren-Leitbahnen nach oben bis zu den *Lingxu*-Punkten (Nieren-Leitbahn 24) zwischen der 3. und 4. Rippe. Heben Sie gleichzeitig die Fersen langsam vom Boden ab und heben

Sie den Dammbereich (*Huiyin*-Punkt, *Ren*-Leitbahn1) an. Drücken Sie sanft die *Lingxu*-Punkte, dabei zeigen die Handflächen schräg nach unten. Die Schultern sind etwas hochgezogen und der Kopf ist leicht angehoben. Am Ende dieser Bewegungsphase befinden sich die Ellbogen auf Schulterhöhe.

Mit der Ausatmung lassen Sie die Fersen wieder zu Boden sinken und lockern bewusst die Schultern.

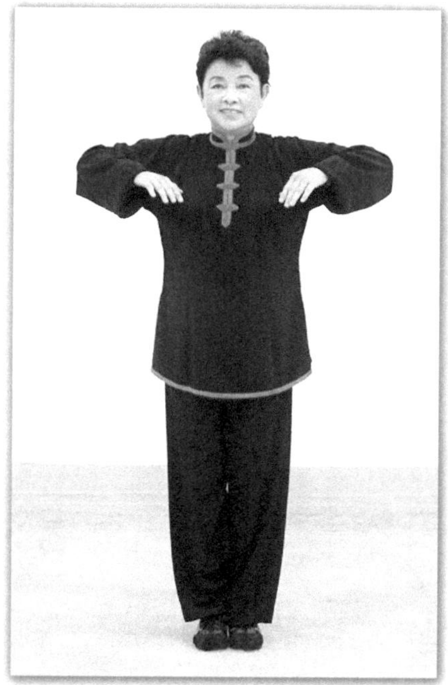

Führen Sie die Hände vor der Brust nach außen.

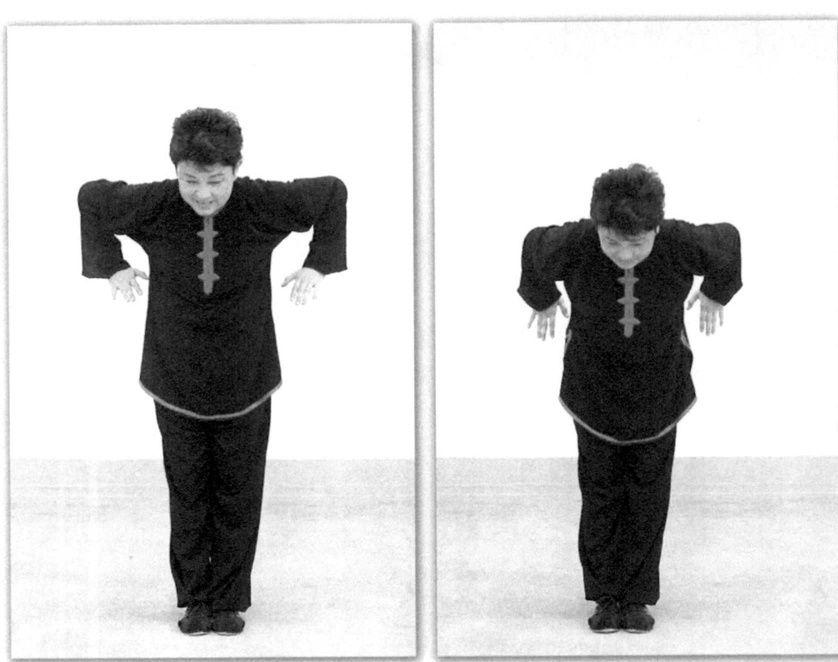

Neigen Sie den Oberkörper nach vorne und schieben Sie die beiden Hände nach hinten. Dabei zeigen die beiden Handflächen möglichst nach unten.

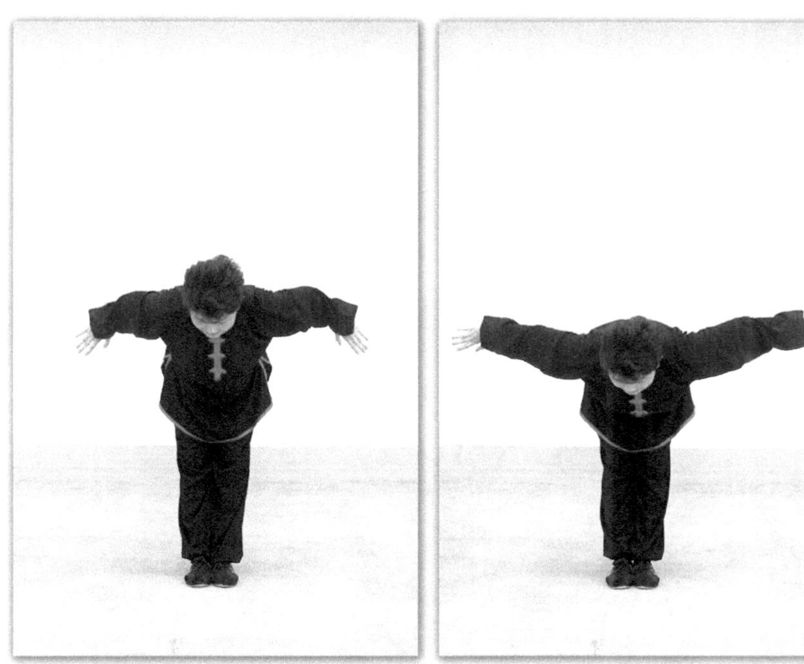

Sobald die Arme nahezu gestreckt sind, führen Sie die Hände bogenförmig von hinten zur Seite. Die Handflächen zeigen nach außen und die Fingerspitzen nach unten. Richten Sie Ihren Blick ca. 2 Meter vor sich auf den Boden. Vermeiden Sie es, bei dieser Bewegung die Schultern nach oben zu ziehen.

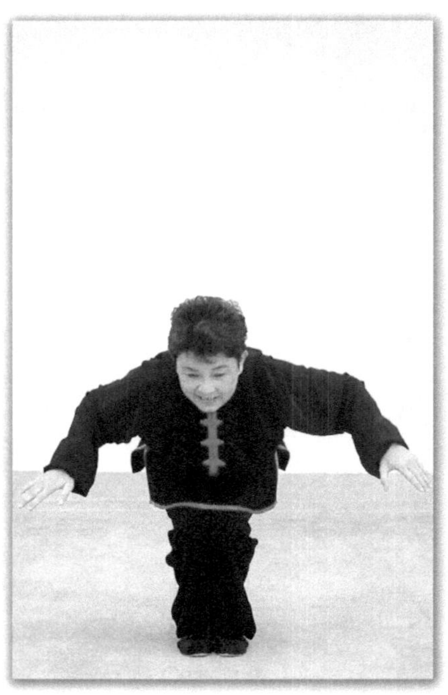

Ziehen Sie zuerst die Schultern und Ellbogen nach hinten oben. Gehen Sie dann in die Hocke und lassen Sie die Schultern nach hinten unten sinken. Die Innenseiten der Oberschenkel bleiben nach wie vor eng zusammen.

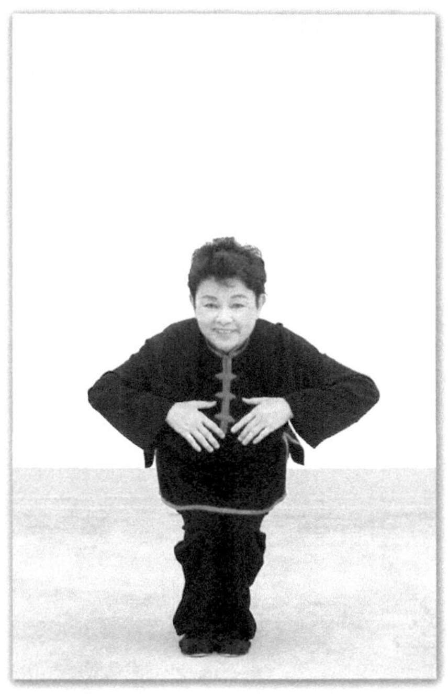

Legen Sie die Daumen (*Shaoshang*-Punkte, Lungen-Leitbahn 11) auf die *Lingxu*-Punkte (Nieren-Leitbahn 24) zwischen der 3. und 4. Rippe. Die Handflächen zeigen nach unten und die Finger bleiben natürlich gebeugt. Sie blicken nach vorne.

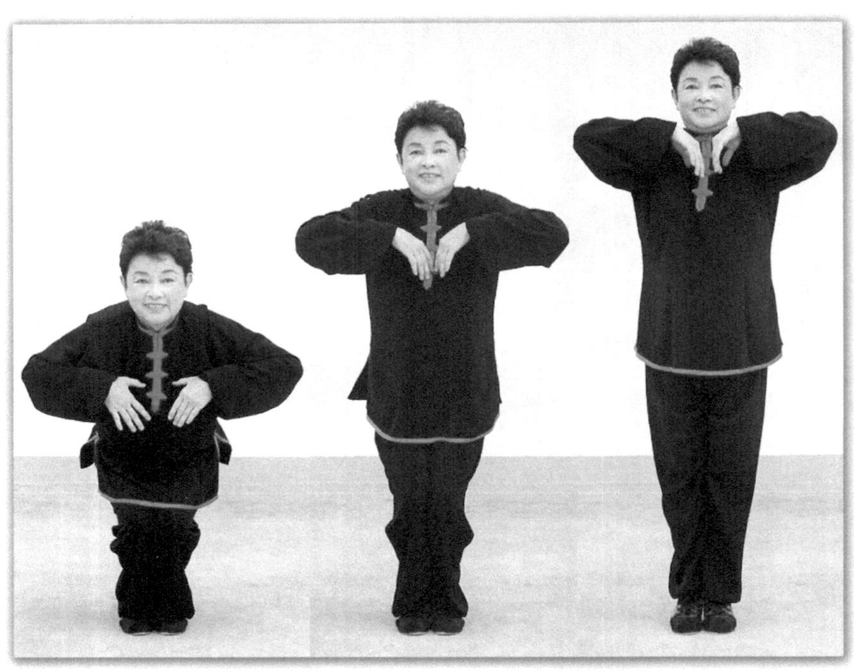

Während Sie einatmen, richten Sie sich aus der Hockposition langsam auf. Die Innenseiten der Oberschenkel bleiben eng zusammen. Strecken Sie die Beine und heben Sie die Fersen vom Boden ab. Dabei heben Sie wieder den Dammbereich (*Huiyin*-Punkt, *Ren*-Leitbahn 1) an. Die Schultern sind etwas hochgezogen und der Kopf ist leicht angehoben. Am Ende dieser Bewegungsphase befinden sich die Ellbogen auf Schulterhöhe. Drücken Sie sanft die *Lingxu*-Punkte (Nieren-Leitbahn 24).

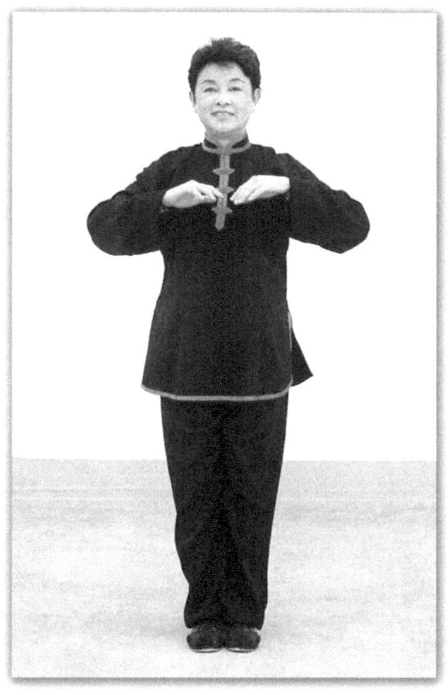

Mit der Ausatmung entspannen Sie den Schulter-Nacken-Bereich und lassen die Fersen wieder zu Boden sinken.

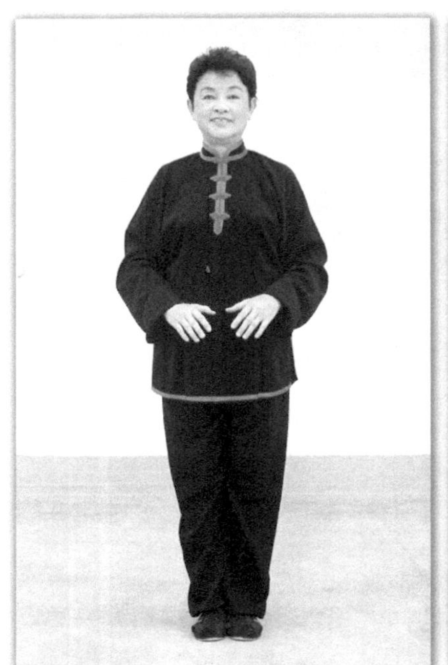

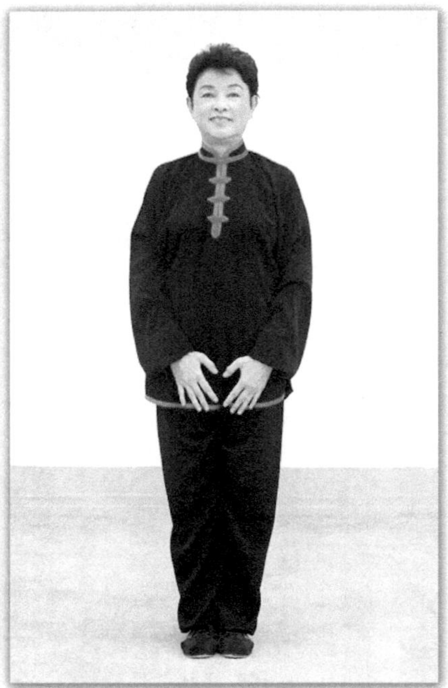

Während Sie ausatmen, führen Sie die Daumen (*Shaoshang*-Punkte, Lungen-Leitbahn 11) entlang der Nieren-Leitbahn abwärts bis zu den *Henggu*-Punkten (Nieren-Leitbahn 11). Am oberen Rand des Schambeins angekommen, bilden die Daumen und Zeigefinger wieder die Form eines Pfeilvierecks.

Die Bewegungsfolge „Rückwärts Schwimmen" wird ebenfalls 3-mal ausgeführt.

Abschlussübung: Abschließen, Leiten und Führen

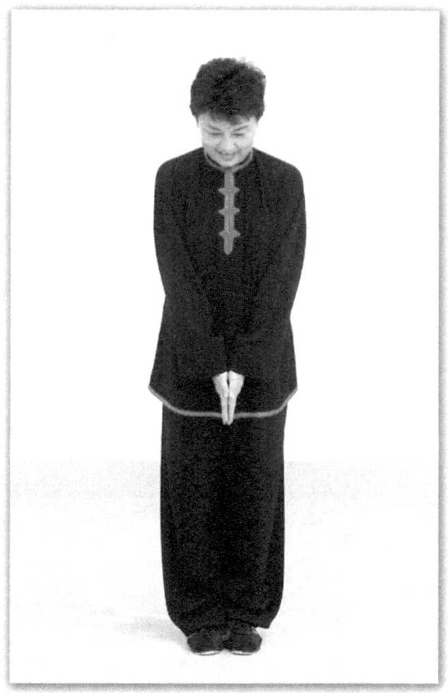

Nach der letzten Wiederholung „Rückwärts Schwimmen" legen Sie die Handflächen vor dem Schambein aneinander und neigen den Kopf und den Oberkörper leicht nach vorne.

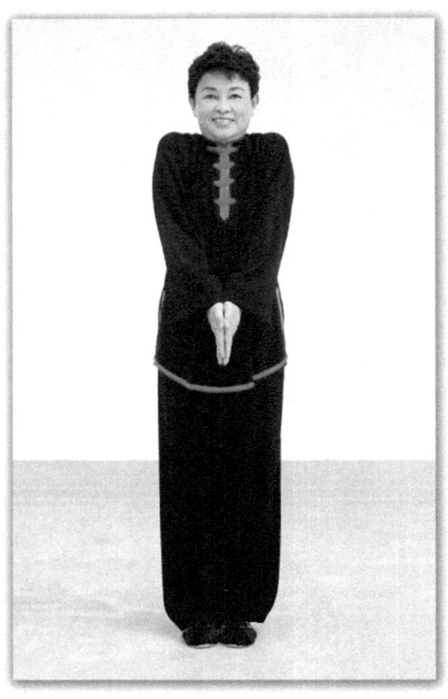

Atmen Sie ein und ziehen Sie die Schultern hoch. Führen Sie die aneinander gelegten Hände - die Fingerspitzen weisen nach unten - an der Mittellinie des Rumpfes entlang der *Ren*-Leitbahn nach oben, bis die Handgelenke (*Shenmen*-Punkte, Herz-Leitbahn 7) auf Höhe des Bauchnabels (*Shenque*-Punkt, *Ren*-Leitbahn 8) angekommen sind.

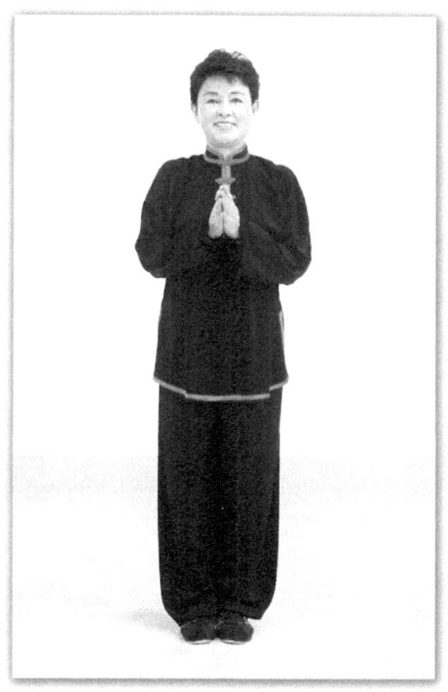

Lassen Sie die Schultern nach hinten unten sinken und atmen Sie aus. Die Ellbogen sinken und die Fingerspitzen werden nach oben gerichtet. Die Handgelenke befinden sich auf Höhe des unteren Endes des Brustbeins (*Tanzhong*-Punkt, *Ren*-Leitbahn 17).

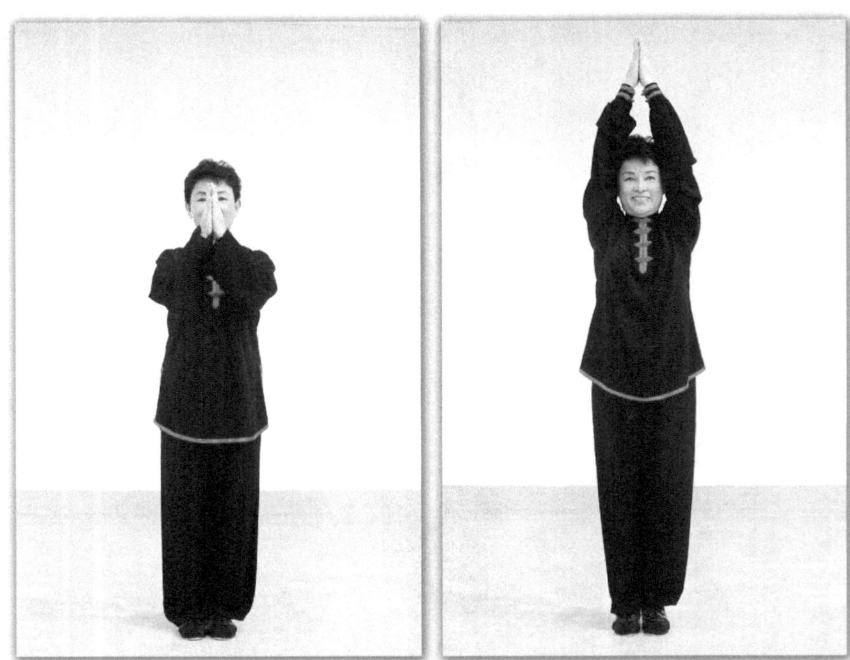

Mit der nächsten Einatmung heben Sie die Fersen langsam vom Boden. Gleichzeitig strecken Sie die beiden aneinander gelegten Hände nach oben über den Kopf.

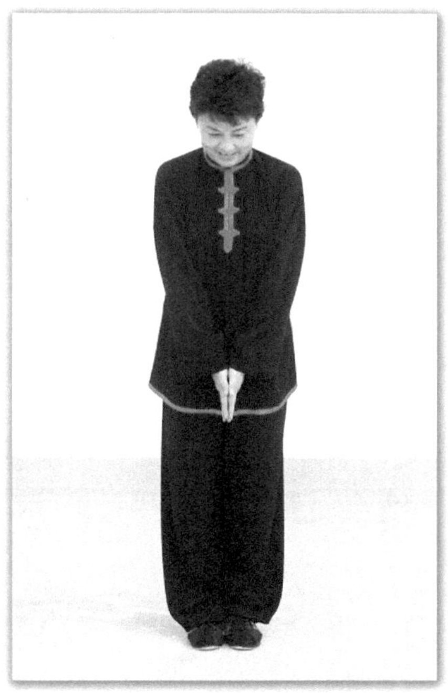

Nachdem die Hände den höchsten Punkt erreicht haben, lassen Sie die Fersen wieder mit der Ausatmung zu Boden sinken. Gleichzeitig sinken beide Hände zunächst bis zum Brustbein (*Tanzhong*-Punkt, *Ren*-Leitbahn 17). Dann drehen Sie die Fingerspitzen wieder nach unten und führen die Hände abwärts bis vor den Bereich des Schambeins (*Zhongji*-Punkt, *Ren*-Leitbahn 3).

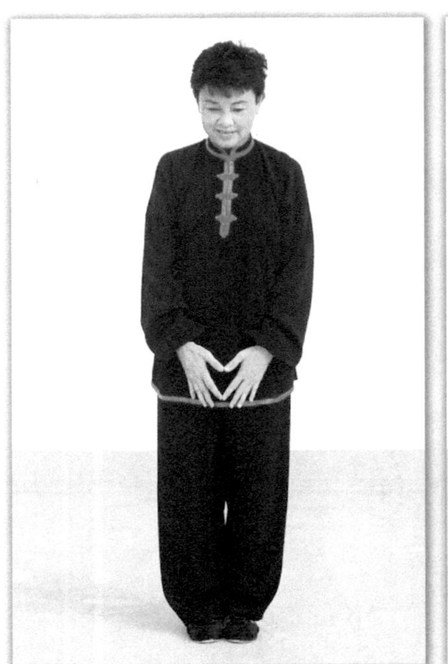

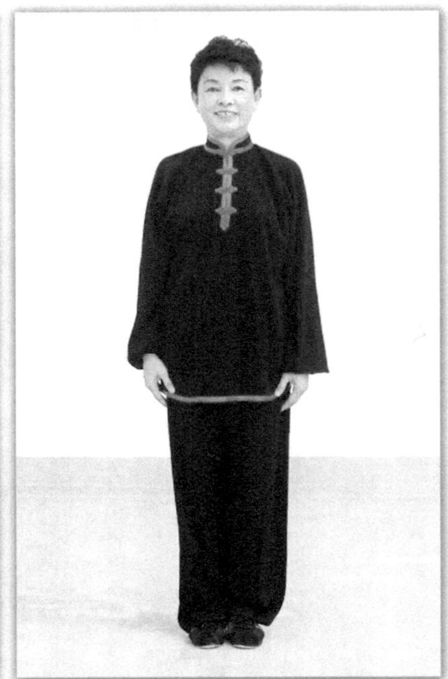

Bilden Sie mit dem Tigermaul - Bereich zwischen Daumen und Zeigefinger - der linken und rechten Hand vor dem Unterbauch die Form eines Pfeilvierecks. Dabei liegen die Daumen (*Shaoshang*-Punkte, Lungen-Leitbahn 11) jeweils rechts und links der Mittellinie des Rumpfes am oberen Rand des Schambeins auf den *Henggu*-Punkten (Nieren-Leitbahn 11).

Dann legen Sie diese wieder seitlich an die Oberschenkel.

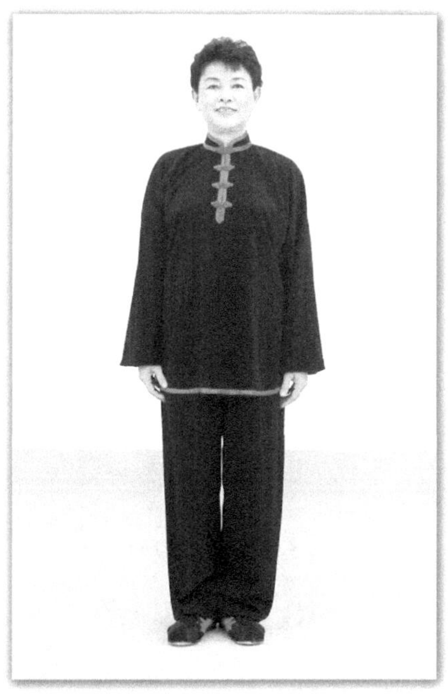

Danach öffnen Sie die Fußspitze etwas nach außen und atmen 1-mal ein und aus.

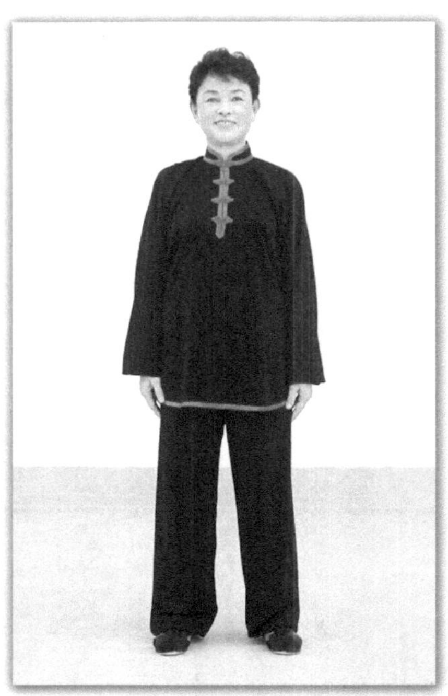

Zum Schluss setzen Sie den linken Fuß zur Seite und kehren zur Ausgangsposition zurück.

Anmerkungen

Jedes „Vorwärts Schwimmen" und jedes „Rückwärts Schwimmen" enthält zwei Atemzüge. Beim Aufrichten atmen Sie ein und heben den Dammbereich (*Huiyin*-Punkt, *Ren*-Leitbahn 1) leicht an. Beim Runtergehen atmen Sie aus und entspannen sich. Die Atmung sollte sanft, tief und gleichmäßig sein.

Arbeiten Sie mit Vorstellungsbildern. Stellen Sie sich die goldene Fabelkröte vor, die fröhlich in einem paradiesisch schönen Teich schwimmt und in einer wunderbaren, genüsslichen Stimmung ist.

Theorie und Wirkung

- „Die goldene Fabelkröte spielt im Wasser" ist eine ganzheitliche und geschmeidige Übung, deren Schwerpunkt darin liegt, die Funktion der inneren Sekretion zu regulieren. Darüber hinaus besitzt diese Übung noch folgende Wirkungen:

- Durch die intensiven Bewegungen im Schulter- und Nackenbereich werden die *Du*-Leitbahn und einige wichtige Punkte auf den Gallenblasen- und Blasen-Leitbahnen stark stimuliert. Dies sind z.B. *Yamen* (*Du*-Leitbahn 15), *Fengfu* (*Du*-Leitbahn 16), *Naohu* (*Du*-Leitbahn 17), *Fengchi* (Gallenblasen-Leitbahn 20) und *Tianzhu* (Blasen-Leitbahn 10). Diese haben eine positive Wirkung auf die Funktion der Schilddrüse und Nebenschilddrüsen. Außerdem kann diese Übung auch gegen Kopfschmerzen, Schwindel, steifen Nacken, Wirbelsäulensyndrom (Schmerzen im Bereich der Wirbelsäule), zitternde Hände, Diabetes und Neurasthenie (Nervenschwäche) wirken.

- Durch die intensiven Bewegungen der oberen und unteren Extremitäten sowie des Bauch- und Hüft-Bereiches wird die Funktion des Verdauungssystems verbessert. Gleichzeitig kann diese Übung auch zur Gewichtsreduzierung beitragen.

- Durch das Wechselspiel zwischen Anspannung und Entspannung im Dammbereich wirkt die Übung vorbeugend und heilend bei Hämorrhoiden, Pollution (nächtlichen Samenerguss), Magensenkung und Nierensenkung.

- Diese Übung ist besonders geeignet für die Menschen, die eine sitzende Tätigkeit ausüben.

Merkmale und was es zu beachten gilt

- Laut der Sage hat die goldene Kröte drei Füße. Zwei davon befinden sich vorne und einer hinten. Während der Übung sollten Ihre Füße und Beine eng zusammenbleiben. Diese sollen das hintere Bein der goldenen Kröte darstellen.

- Die Übung besteht aus 4 Phasen. Phase 1 und Phase 3 sind Aufwärtsbewegungen, Phase 2 und Phase 4 sind die Abwärtsbewegungen. Führen Sie die Daumen (*Shaoshang*-Punkte, Lungen-Leitbahnn 11) von den *Henggu*-Punkten (Nieren-Leitbahn 11) entlang der Nieren-Leitbahnen bis zu den *Lingxu*-Punkten (Nieren-Leitbahn 24). In der Phase 1 und 3 drücken Sie kurz und sanft die *Lingxu*-Punkte (Nieren-Leitbahn 24) mit den Daumen (*Shaoshang*-Punkte, Lungen-Leitbahn 11), um die Lungen-Leitbahn und Nieren-Leitbahn durchlässig zu machen und die Nierenfunktion dadurch zu verbessern. Achten Sie in Phase 2 der Übung „Vorwärts Schwimmen" darauf, mit beiden Händen nach vorne einen Halbkreis zu beschreiben. Dabei sollten Sie ein sanftes und leichtes Gefühl haben, als ob Ihre Arme auf einer Wasseroberfläche gleiten würden.

- In der Aufwärtsbewegung (Phase 1 und Phase 3) ziehen Sie den Hals- und Schulter-Nacken-Bereich zusammen. Diese Bewegung ist charakteristisch für das *Huichungong*. Bei der Abwärtsbewegung (Phase 2 und Phase 4) entspannen Sie wieder den Hals- und Schulter-Nacken-Bereich und fühlen sich dabei wohl.

- Die Intensität der Bewegung sollte sich nach der individuellen Körperkonstitution richten. Ältere und geschwächte Menschen sollten vermeiden, die Übung in einer sehr tiefen Position auszuführen. Ebenso sollten die Bewegungen langsam ausgeführt werden.

- Verbinden Sie die Übung zuerst mit der natürlichen Atmung. Am Anfang liegt der Schwerpunkt bei der Ausführung der Bewegung. Nachdem Sie mit der Übung vertraut sind, achten Sie auf die Kombination von Bewegung und Atmung. Bei aufsteigender Bewegung atmen Sie mit der Nase ein, und bei sinkender Bewegung atmen Sie mit der Nase aus. Mit der Zeit nutzen Sie dann die umgekehrte Bauchatmung und achten darauf, dass die Bewegungen koordiniert und harmonisch mit der Atmung verbunden werden.

Nachdem Sie mit dem Bewegungsablauf bereits vertraut sind, spielen die positiven Vorstellungsbilder eine große Rolle. Sie stellen sich vor, selbst eine goldene Fabelkröte zu sein, die in einem paradiesischen Teich genüsslich und spielerisch im Wasser schwimmt.

Übung 5: Der Phönix beginnt zu tanzen

In den chinesischen Sagen ist der Phönix ein Fabeltier und symbolisiert das Glück. Im Volksmund ist der Phönix der König unter allen Vögeln. Er besitzt ein buntes, prächtiges Gefieder. Bei dieser Übung handelt es sich wieder um eine Imitationsübung. Dabei werden die tänzerischen, anmutigen Bewegungen des Phönix nachgeahmt, wodurch der Name der Übung entstanden ist. In China heißt sie auch die Übung des tanzenden Phönix (*Fengwugong*).

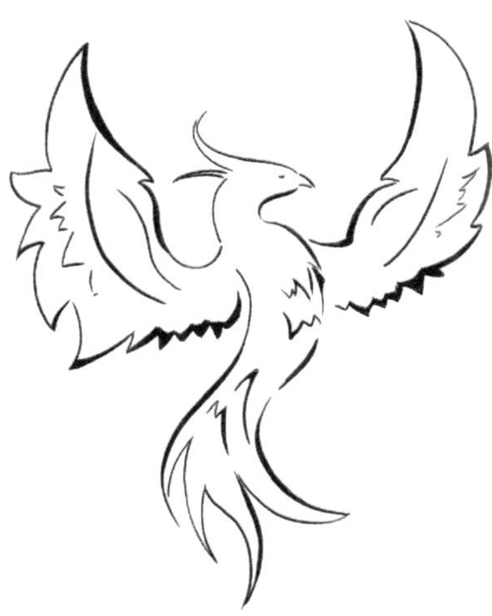

Die Übung 5 besteht aus folgenden Teilbewegungen:

Tanzen auf der vorderen linken Seite

- Die Flügel schließen auf der linken Seite
- Die Flügel ausbreiten und zur Seite schauen
- Mit den Schultern kreisen und fliegen

Tanzen auf der hinteren linken Seite

- Sich umdrehen und die Flügel zurücknehmen
- Die Flügel ausbreiten und zur Seite schauen
- Mit den Schultern kreisen und fliegen

Nach rechts drehen

Tanzen auf der vorderen rechten Seite

- Die Flügel schließen auf der rechten Seite
- Die Flügel ausbreiten und zur Seite schauen
- Mit den Schultern kreisen und fliegen

Tanzen auf der hinteren rechten Seite

- Sich umdrehen und die Flügel zurücknehmen
- Die Flügel ausbreiten und zur Seite schauen
- Mit den Schultern kreisen und fliegen

In Ruhe ein- und ausatmen (Xujing)

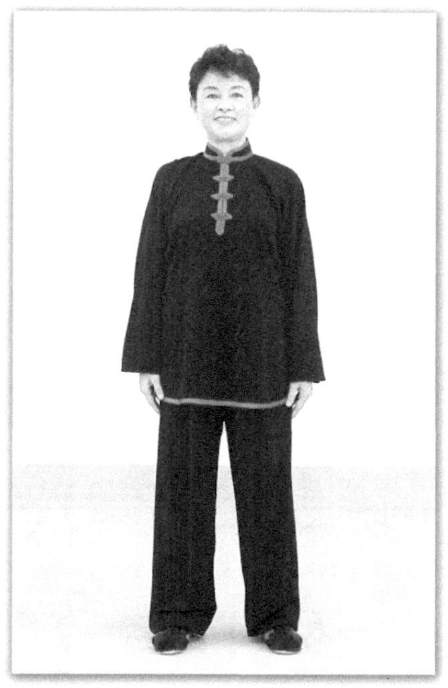

Stehen Sie in schulterbreiter Fußhaltung mit dem Gesicht Richtung Süden. Sie bleiben ruhig und gelassen, mit einem Lächeln im Gesicht. Legen Sie die Hände seitlich an die Oberschenkel, so dass die Mittelfinger (*Zhongchong*-Punkte, Herzbeutel-Leitbahn 9) die Oberschenkel (*Fengshi*-Punkte, Gallenblasen-Leitbahn 31) seitlich sanft berühren.

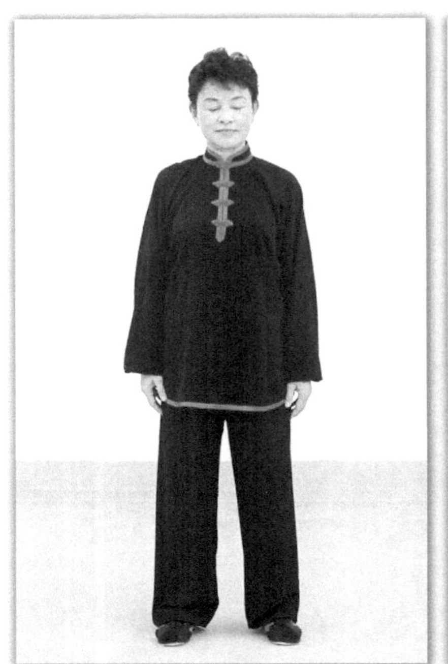
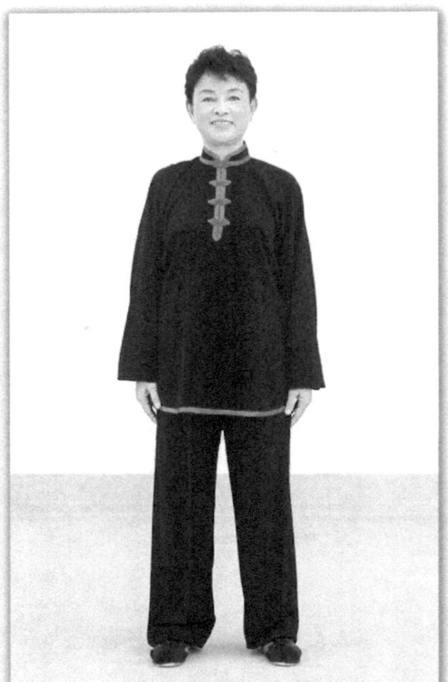

Nehmen Sie eine lockere und optimal entspannte Körperhaltung ein. Der Kopf und die Wirbelsäule sind aufgerichtet. Schließen Sie sanft die Augen und ziehen Sie das Kinn ein wenig zurück. Richten Sie Ihren Blick nach innen. Atmen Sie 1-mal ein und aus, dabei denken Sie beim Einatmen an Ruhe und beim Ausatmen an Entspannung. Öffnen Sie langsam die Augen.

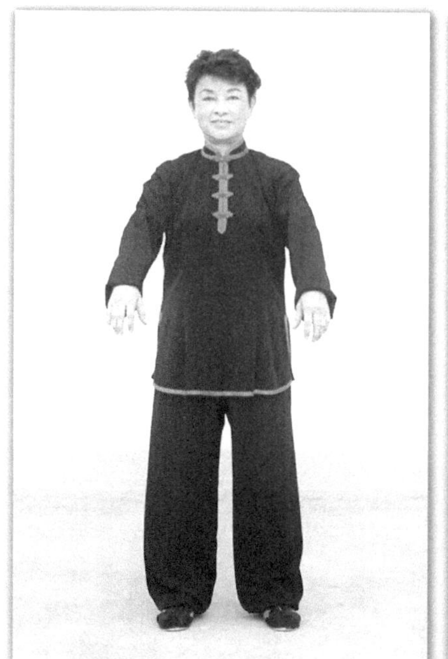

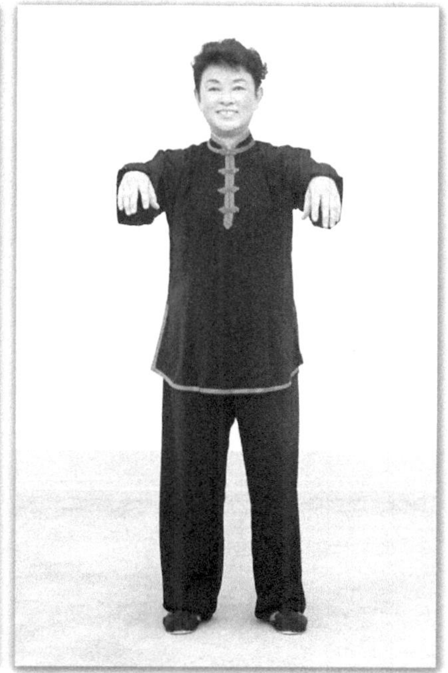

Mit der Einatmung heben Sie langsam beide Arme vor dem Körper nach oben bis auf Schulterhöhe. Dabei zeigen die Handflächen nach unten, die Handgelenke sind entspannt und die Finger leicht gebeugt. Ihr Blick ist nach vorne gerichtet.

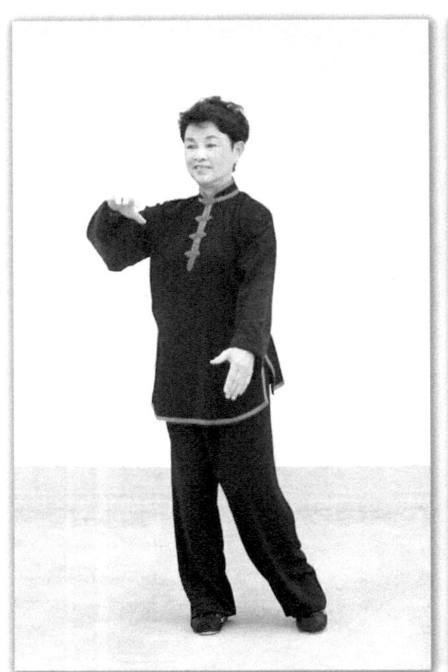
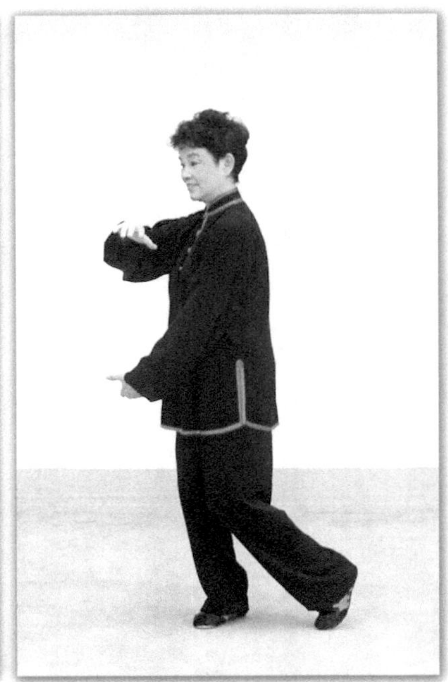

Verlagern Sie Ihr Körpergewicht auf das rechte Bein und drehen Sie Oberkörper und Becken nach rechts. Dabei löst sich die linke Ferse vom Boden.
Führen Sie den linken Arm bogenförmig nach unten bis zur Mittellinie des Körpers, so dass beide Handflächen zueinander zeigen.
Die linke Hand (*Shaoze*-Punkt, Dünndarm-Leitbahn 1) liegt vor dem Unterbauch (*Guanyuan*-Punkt, *Ren*-Leitbahn 4). Die rechte Hand (*Shaoshang*-Punkt, Lungen-Leitbahn 11) befindet oberhalb des Brustbeins (*Tiantu*-Punkt, *Ren*-Leitbahn 23).

Tanzen auf der vorderen linken Seite - Die Flügel schließen auf der linken Seite

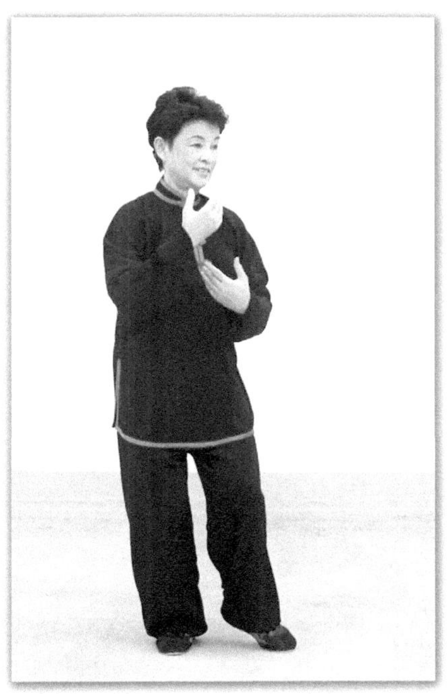

Drehen Sie den Körper allmählich nach links und setzen Sie den linken Fuß näher an den rechten Fuß. Beide Unterarme werden supiniert (Drehung in Richtung Kleinfinger), so dass die Handrücken zueinander zeigen. Die rechte Hand befindet sich nun über der linken Hand.

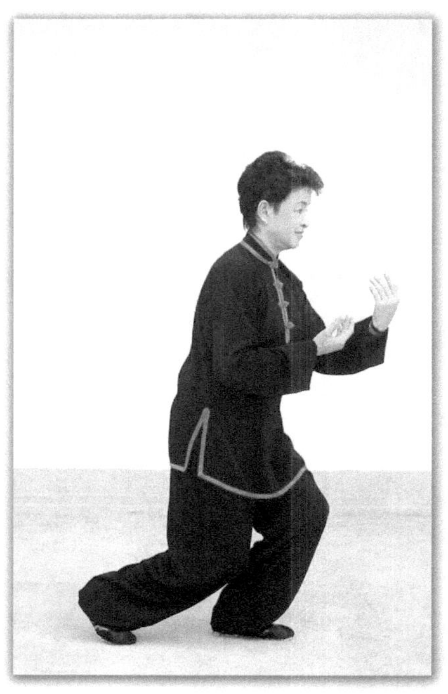

Setzen Sie den linken Fuß nach links. Dabei setzen Sie zuerst den Fußballen auf, so dass der Abstand zwischen beiden Füßen etwa eine Fußlänge beträgt. Verlagern Sie Ihr Körpergewicht auf das linke Bein und beugen Sie beide Knie. Heben Sie die linke Hand etwas an und lassen Sie die rechte sinken. Die linke Hand befindet sich nun über der rechten Hand.

Die Flügel ausbreiten und zur Seite schauen

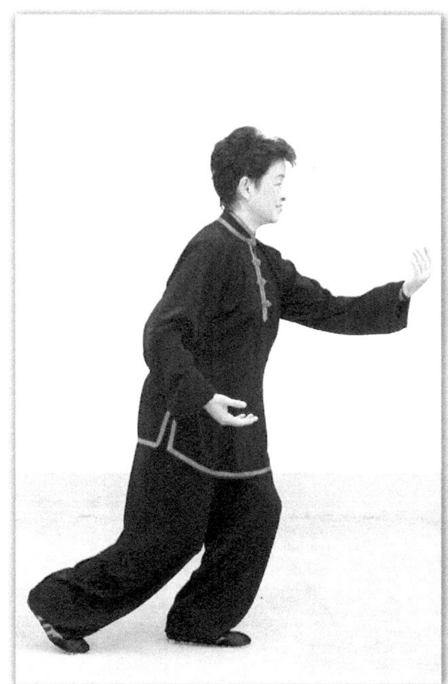

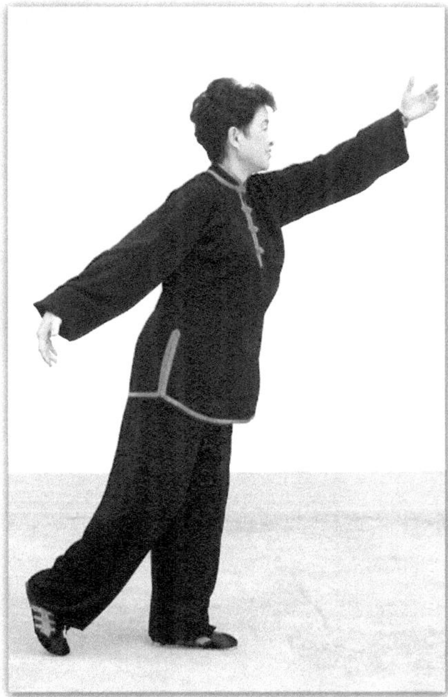

Verlagern Sie Ihr Körpergewicht überwiegend auf den linken Fuß und strecken Sie dann langsam das linke Bein.

Führen Sie die linke Hand in einer bogenförmigen Bewegung nach vorne oben und die rechte Hand in einer bogenförmigen Bewegung nach hinten unten.

Am Ende dieser Bewegungsphase befindet sich der *Laogong*-Punkt (Herzbeutel-Leitbahn 8) der linken Hand auf Stirnhöhe. Die rechte Hand befindet sich schräg hinter dem rechten Oberschenkel. Die Handflächen zeigen zueinander und die Finger sind leicht gebeugt. Pressen Sie sanft den rechten Oberschenkel gegen den linken Oberschenkel. Der rechte Fuß steht auf dem großen Zeh. Ihr Blick ist auf den *Laogong*-Punkt (Herzbeutel-Leitbahn 8) gerichtet.

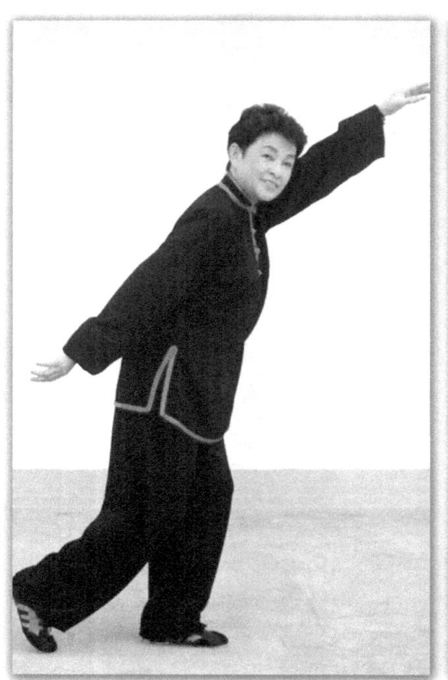
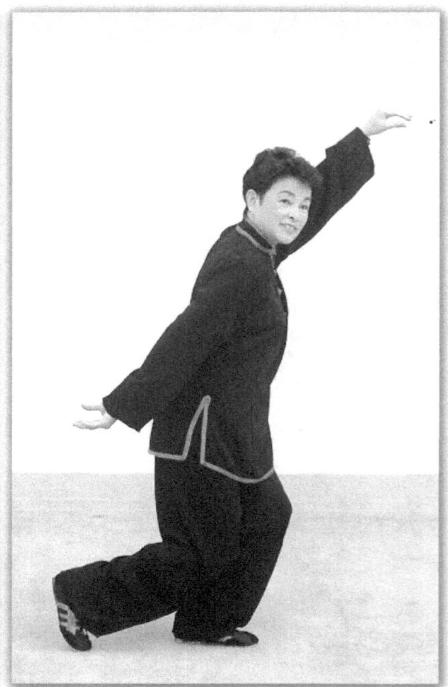

Beugen Sie etwas das linke Bein. Dabei strecken und drehen (Pronation) Sie beide Arme, so dass die Handfläche der linken Hand nach unten und die der rechten nach oben weist. Gleichzeitig drehen Sie den Kopf nach rechts.
Bilden Sie mit den Fingern und dem Daumen der linken Hand eine Schnabelform. Die Finger liegen locker aneinander, den Daumen halten Sie parallel zum Zeigefinger. Dadurch bilden Daumen und Zeigefinger eine U-Form. Von der Seite aus gesehen stellt die linke Hand den Schnabel und die rechte Hand den Schwanz des Phönix dar. Der Blick ist nach Südost gerichtet.

Mit den Schultern kreisen und fliegen

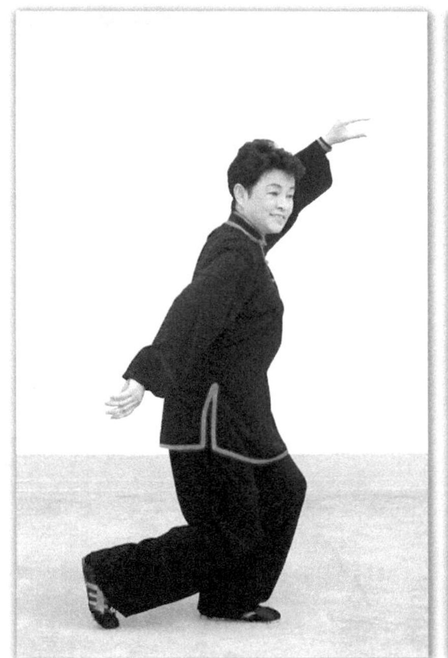

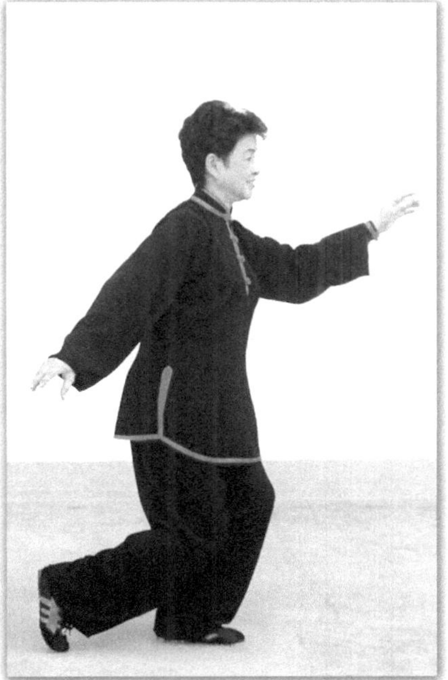

Drehen Sie Becken und Oberkörper etwas nach links. Dabei beschreiben Sie gleichzeitig mit beiden Schultern eine kreisende Bewegung. Die linke Schulter kreist zuerst nach hinten unten und dann nach vorne, die rechte Schulter kreist dagegen zuerst nach vorne oben und dann nach hinten unten.

Arme, Ellenbogen und Handgelenke werden in dieser Bewegung von den Schultern mitgenommen und beschreiben dadurch ebenfalls kreisende Bewegungen.

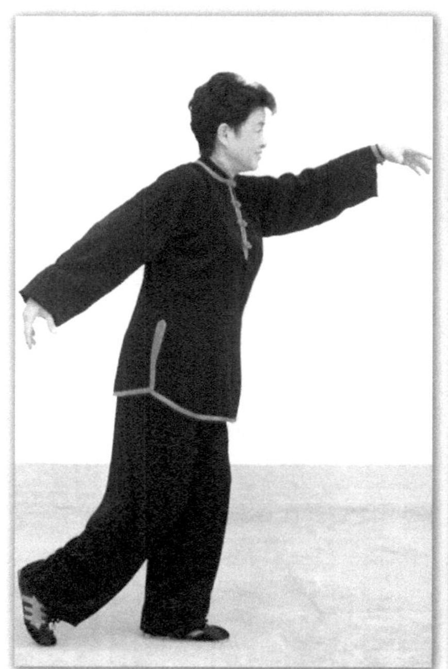
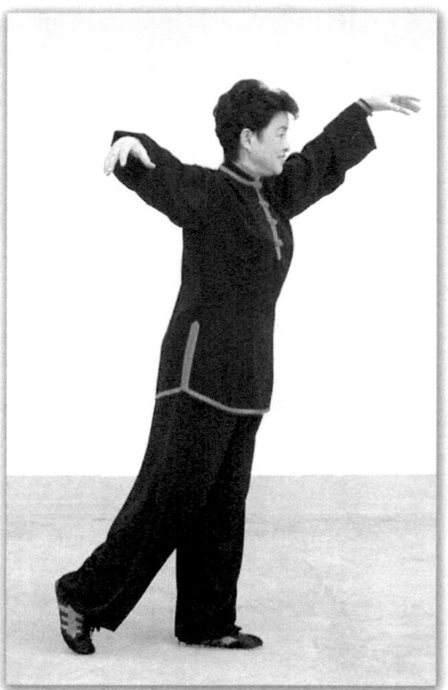

Wenn Sie die Schulterbewegung beendet haben, strecken Sie das linke Bein und richten den Oberkörper langsam auf. Strecken Sie die Arme und heben Sie die Handgelenke auf Kopfhöhe. Die Handflächen zeigen nach unten, gleichzeitig drehen Sie den Kopf wieder nach vorne (Richtung Osten). Ihr Körpergewicht ruht überwiegend auf dem linken Fuß. Der rechte Fuß steht auf dem großen Zeh.

Tanzen auf der hinteren linken Seite - Sich umdrehen und die Flügel zurücknehmen

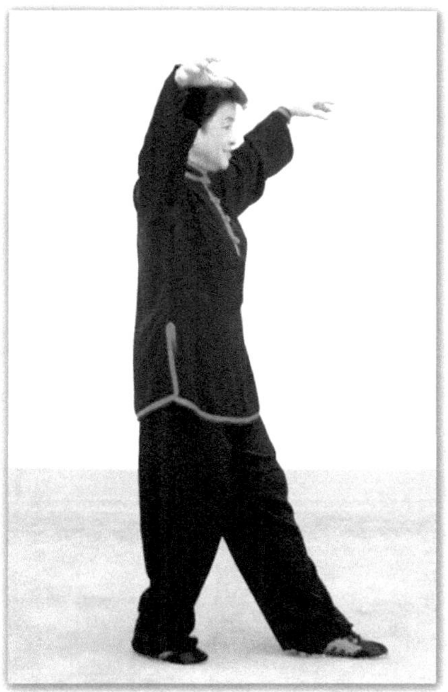

Verlagern Sie Ihr Körpergewicht vom linken auf den rechten Fuß. Dabei setzen Sie den rechten Fuß so auf den Boden, dass die Fußspitze nach Südost zeigt. Das rechte Knie ist etwas gebeugt.

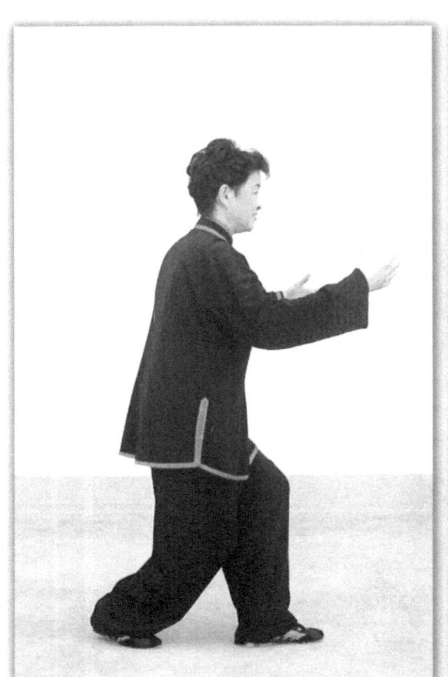

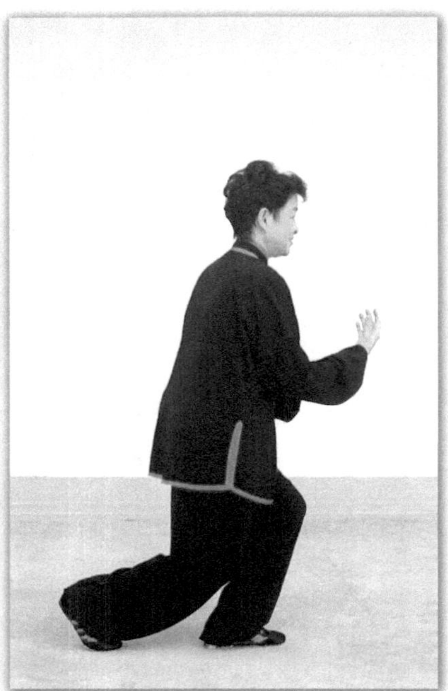

Heben Sie die Ferse des linken Fußes etwas an und drehen Sie diesen auf dem Fußballen etwas nach links. Setzen Sie die Ferse wieder auf den Boden und verlagern Sie Ihr Körpergewicht allmählich auf das gebeugte linke Bein. Gleichzeitig sinken beide Arme in einer schließenden Bewegung nach unten. Dabei drehen Sie die Arme (Supination), so dass die Handrücken zueinander weisen. Die linke Hand befindet sich etwas tiefer als die rechte.

Die Flügel ausbreiten und zur Seite schauen

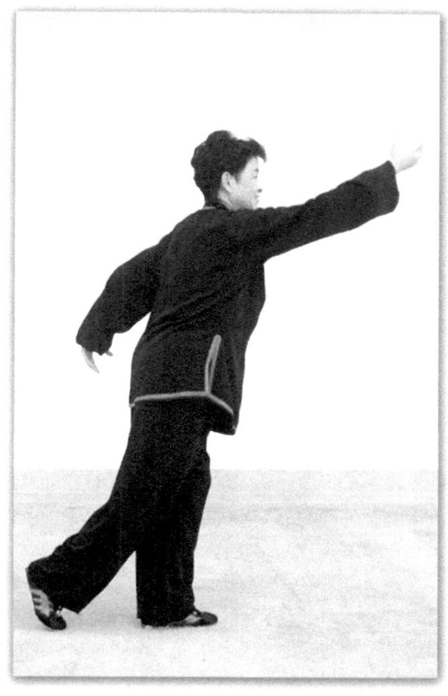

Strecken Sie langsam das linke Bein. Pressen Sie sanft den rechten Oberschenkel gegen den linken Oberschenkel. Der rechte Fuß steht auf dem großen Zeh. Führen Sie die rechte Hand in einer bogenförmigen Bewegung nach vorne oben und die linke Hand in einer bogenförmigen Bewegung nach hinten unten.

Am Ende dieser Bewegungsphase befindet sich der *Laogong*-Punkt (Herzbeutel-Leitbahn 8) der rechten Hand auf Stirnhöhe. Die Handflächen zeigen zueinander und die Finger sind leicht gebeugt.

Ihr Blick ist auf den *Laogong*-Punkt (Herzbeutel-Leitbahn 8) gerichtet.

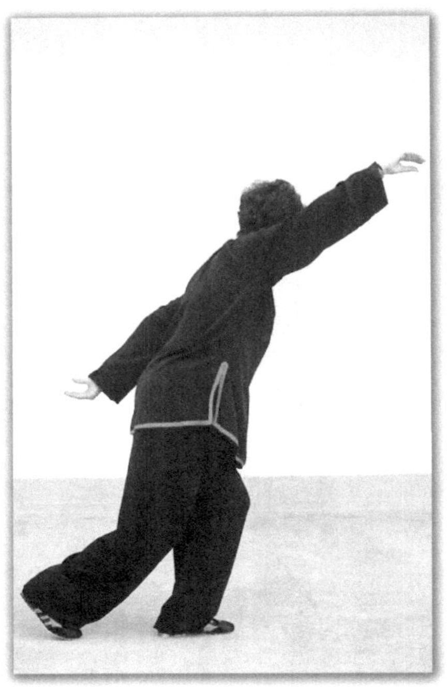

Beugen Sie das linke Bein. Dabei strecken und drehen Sie beide Arme, so dass die Handfläche der rechten Hand nach unten und die der linken nach oben weist.
Gleichzeitig drehen Sie den Kopf nach links.
Bilden Sie mit den Fingern und dem Daumen der rechten Hand eine Schnabelform. Die Finger liegen locker aneinander, den Daumen halten Sie parallel zum Zeigefinger. Dadurch bilden Daumen und Zeigefinger eine U-Form. Von der Seite aus gesehen stellt die rechte Hand den Schnabel und die linke Hand den Schwanz des Phönix dar.

Mit den Schultern kreisen und fliegen

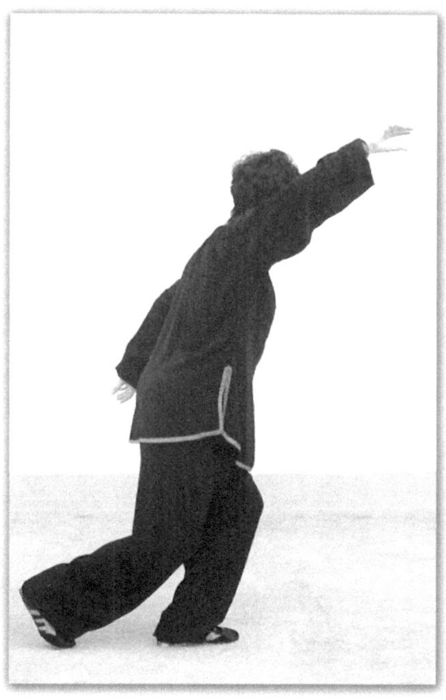

Drehen Sie Becken und Oberkörper etwas nach rechts. Dabei beschreiben Sie gleichzeitig mit beiden Schultern eine kreisende Bewegung. Die rechte Schulter kreist zuerst nach hinten unten und dann nach vorne, die linke Schulter kreist dagegen zuerst nach vorne oben und dann nach hinten unten.

Arme, Ellenbogen und Handgelenke werden in dieser Bewegung von den Schultern mitgenommen und beschreiben dadurch ebenfalls kreisende Bewegungen.

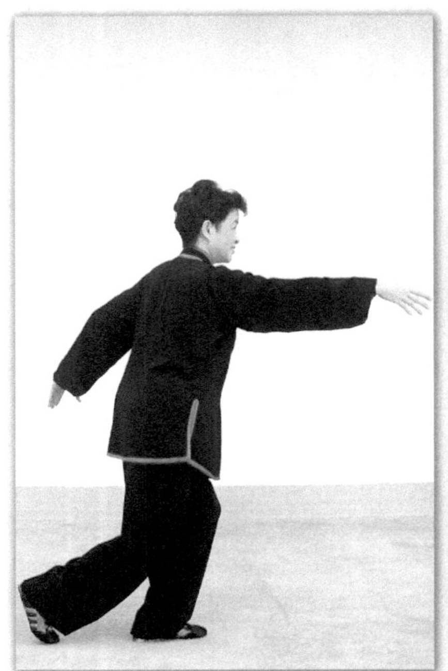

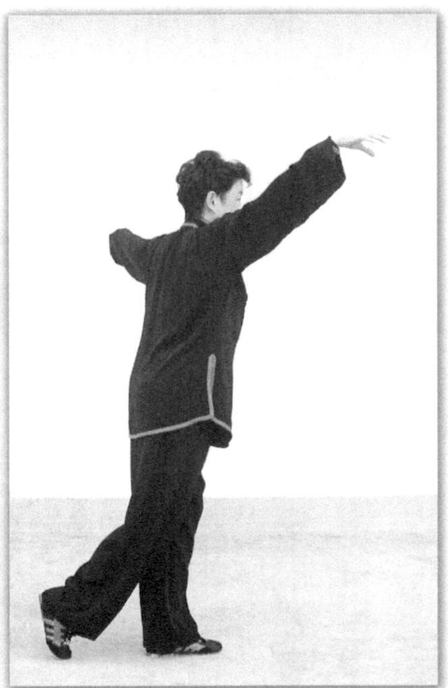

Wenn Sie die Schulterbewegung beendet haben, strecken Sie das linke Bein und richten den Oberkörper langsam auf. Strecken Sie die Arme und heben Sie die Handgelenke auf Kopfhöhe. Die Handflächen zeigen nach unten, gleichzeitig drehen Sie den Kopf wieder nach vorne (Richtung Osten). Ihr Körpergewicht befindet sich überwiegend auf dem linken Fuß. Der rechte Fuß steht auf dem Großzeh und die Oberschenkel bleiben weiterhin in Kontakt.

Nach rechts drehen

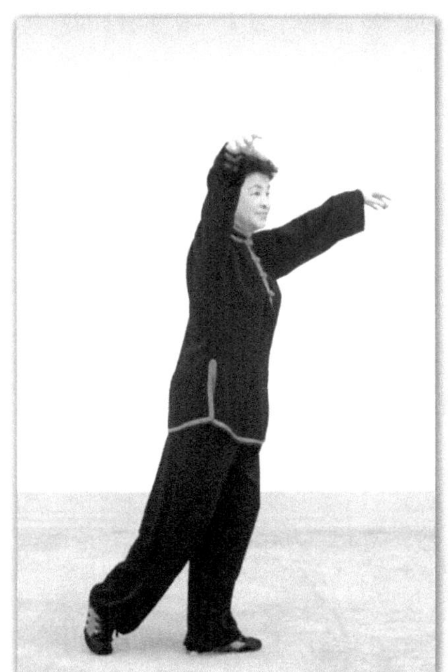

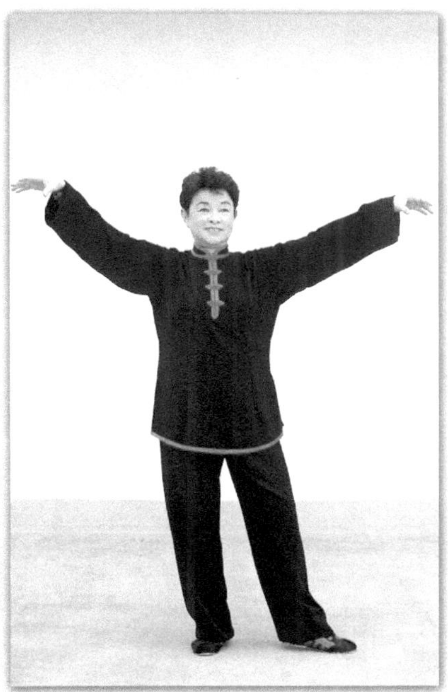

Drehen Sie den Rumpf und den rechten Fuß langsam nach rechts. Verlagern Sie Ihr Körpergewicht nach und nach auf das rechte Bein.

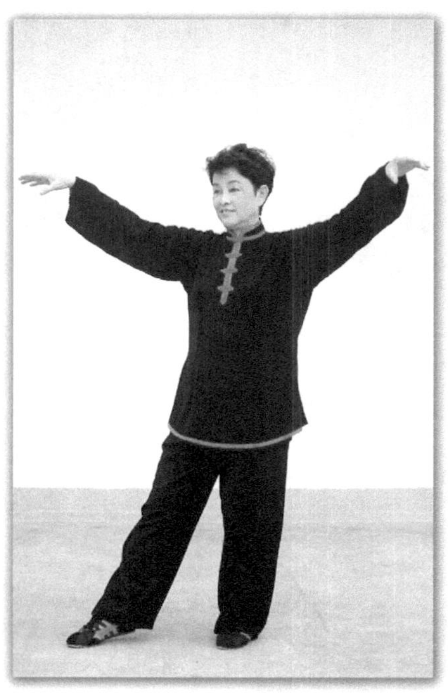

Heben Sie die Ferse des linken Fußes und drehen Sie die Fußspitze nach vorne. Beide Füße stehen nahezu parallel. Verlagern Sie anschließend Ihr Körpergewicht auf den linken Fuß und drehen Sie dann den Körper weiter nach rechts.

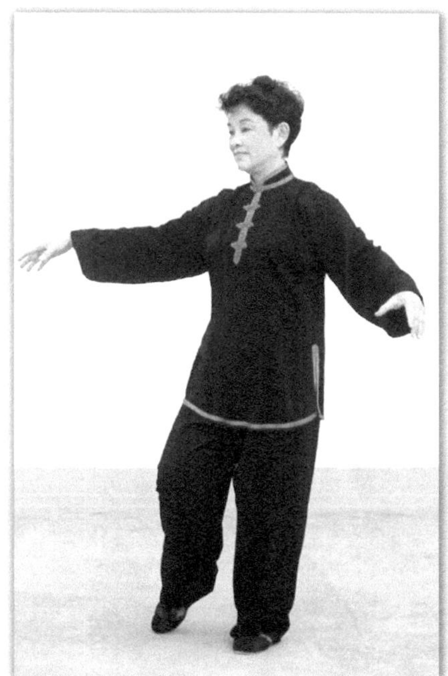
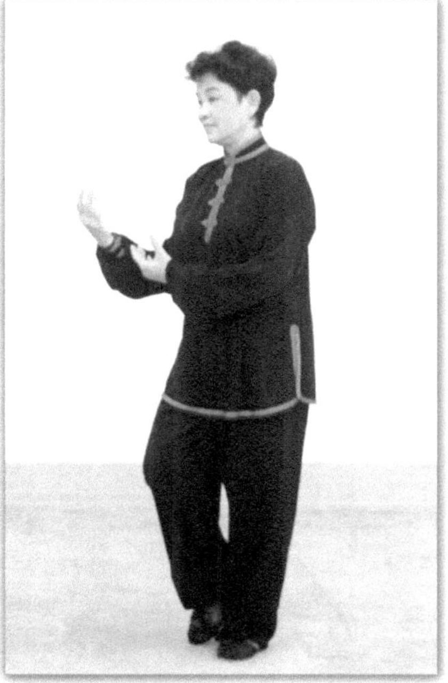

Setzen Sie den rechten Fuß an den linken heran. Lassen Sie die Arme sinken und drehen Sie dann beide Unterarme in Richtung Kleinfinger (Supination), so dass die beiden Handrücken zueinander zeigen. Die rechte Hand befindet sich etwas höher als die linke.

Tanzen auf der vorderen rechten Seite - Die Flügel schließen auf der rechten Seite

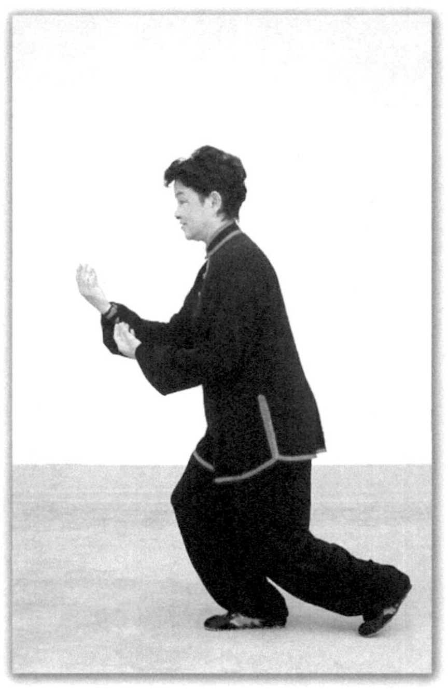

Setzen Sie den rechten Fuß nach rechts. Dabei setzen Sie zuerst den Fußballen auf, so dass dadurch der Abstand zwischen beiden Füßen etwa eine Fußlänge beträgt. Verlagern Sie Ihr Körpergewicht auf das rechte Bein und beugen Sie die Knie. Führen Sie die linke Hand etwas nach oben und die rechte nach unten.

Die Flügel ausbreiten und zur Seite schauen

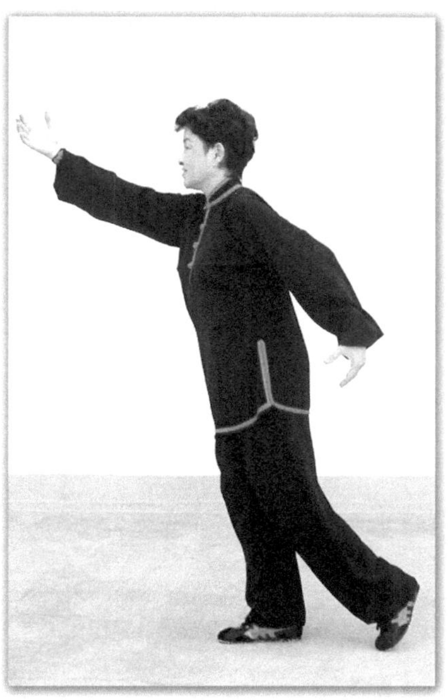

Strecken Sie dann langsam das rechte Bein. Beide Oberschenkel haben Kontakt und werden sanft gegeneinander gepresst. Der linke Fuß steht auf dem Großzeh.
Führen Sie die rechte Hand in einer bogenförmigen Bewegung nach vorne oben und die linke Hand in einer bogenförmigen Bewegung nach hinten unten.
Am Ende dieser Bewegungsphase befindet sich der *Laogong*-Punkt (Herzbeutel-Leitbahn 8) der rechten Hand auf Stirnhöhe. Die Handflächen zeigen zueinander und die Finger sind leicht gebeugt.
Ihr Blick ist auf den *Laogong*-Punkt (Herzbeutel-Leitbahn 8) gerichtet.

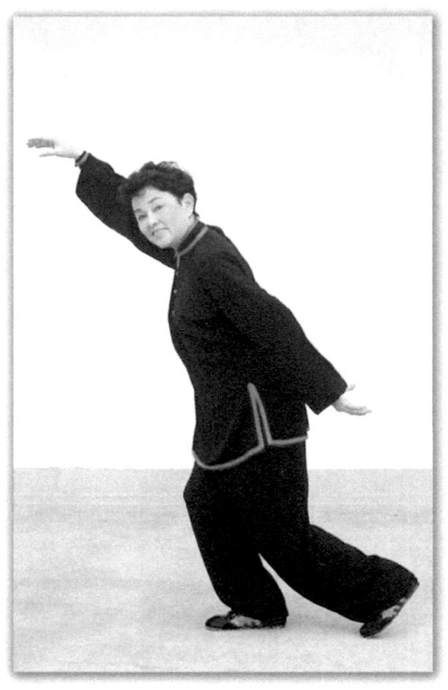

Beugen Sie das rechte Bein. Dabei strecken und drehen Sie beide Arme, so dass die Handfläche der rechten Hand nach unten und die der linken nach oben weist.
Gleichzeitig drehen Sie den Kopf nach links.
Bilden Sie mit den Fingern und dem Daumen der rechten Hand eine Schnabelform. Die Finger liegen locker aneinander, den Daumen halten Sie parallel zum Zeigefinger. Dadurch bilden Daumen und Zeigefinger eine U-Form. Von der Seite aus gesehen stellt die rechte Hand den Schnabel und die linke Hand den Schwanz des Phönix dar.

Mit den Schultern kreisen und fliegen

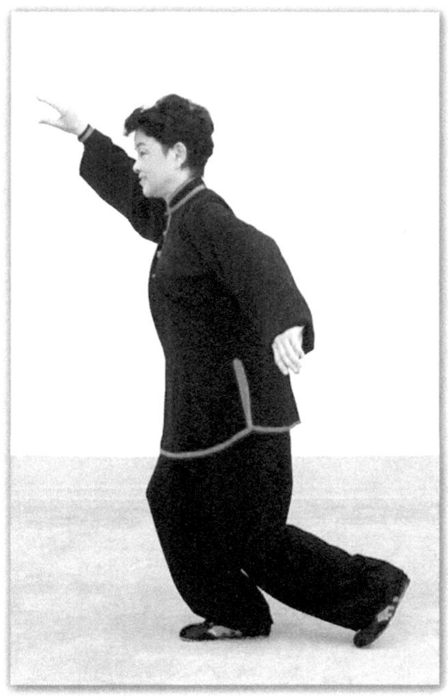

Drehen Sie Becken und Oberkörper etwas nach rechts. Dabei beschreiben Sie mit beiden Schultern eine kreisende Bewegung. Die rechte Schulter kreist zuerst nach hinten unten und dann nach vorne, die linke Schulter kreist dagegen zuerst nach vorne oben und dann nach hinten unten.

Arme, Ellenbogen und Handgelenke werden in dieser Bewegung von den Schultern mitgenommen und beschreiben dadurch ebenfalls kreisende Bewegungen.

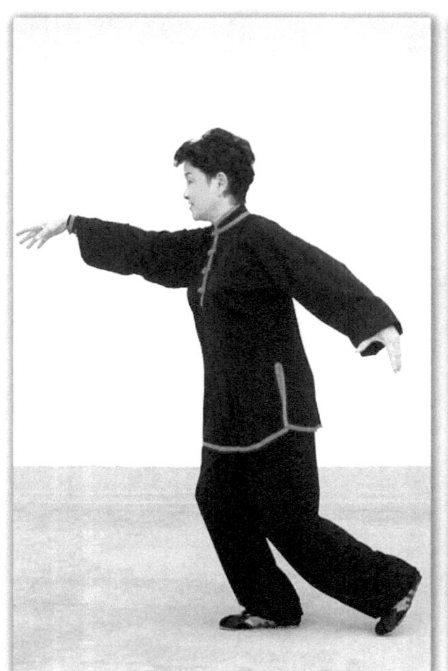
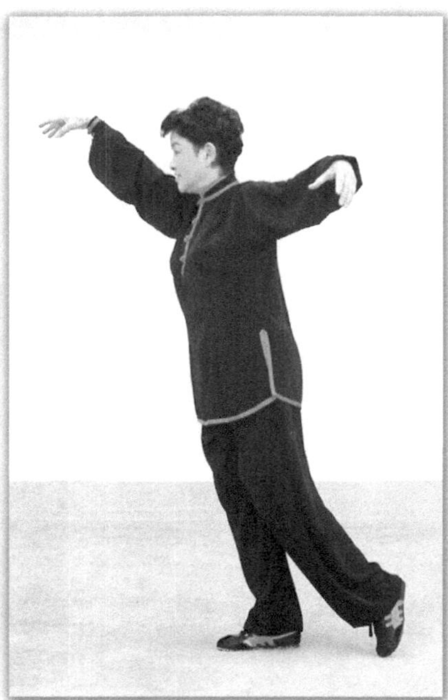

Wenn Sie die Schulterbewegung beendet haben, strecken Sie das rechte Bein und richten den Oberkörper langsam auf. Strecken Sie die Arme und heben Sie die Handgelenke auf Kopfhöhe. Die Handflächen zeigen nach unten, gleichzeitig drehen Sie den Kopf wieder nach vorne (Richtung Westen). Ihr Körpergewicht ist überwiegend auf dem rechten Fuß. Der linke Fuß steht auf dem Großzeh und die Oberschenkel bleiben weiterhin in Kontakt.

Tanzen auf hinteren rechten Seite - Sich umdrehen und die Flügel zurücknehmen

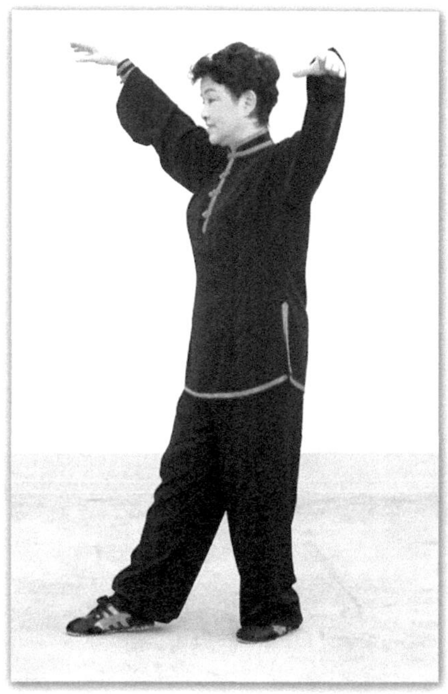

Verlagern Sie Ihr Körpergewicht vom rechten auf den linken Fuß. Das linke Knie ist gebeugt. Danach heben Sie die rechte Ferse etwas an und drehen die Fußspitze nach rechts.

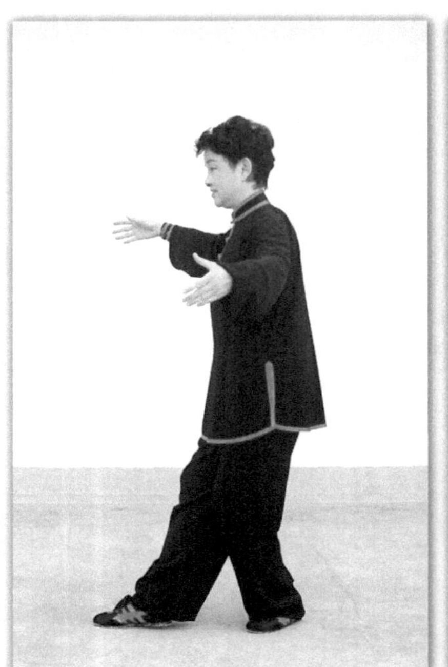
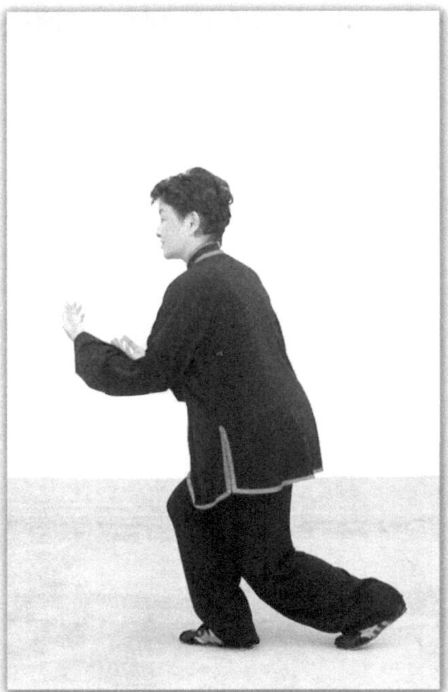

Setzen Sie die rechte Ferse wieder auf den Boden und verlagern Sie das Körpergewicht allmählich auf das gebeugte rechte Bein. Gleichzeitig sinken beide Arme in einer schließenden Bewegung nach unten. Dabei drehen Sie die Arme (Supination), so dass die Handrücken zueinander weisen. Die rechte Hand befindet sich tiefer als die linke.

Die Flügel ausbreiten und zur Seite schauen

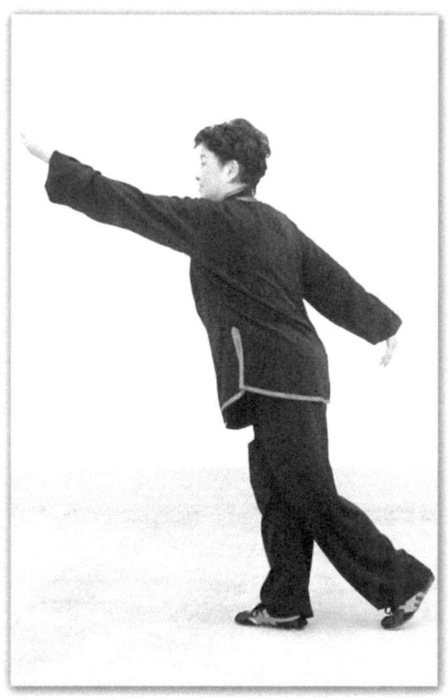

Strecken Sie langsam das rechte Bein. Beide Oberschenkel haben Kontakt und werden sanft gegeneinander gepresst.
Der linke Fuß steht auf dem Großzeh.
Führen Sie die linke Hand in einer bogenförmigen Bewegung nach vorne oben und die rechte Hand in einer bogenförmigen Bewegung nach hinten unten.
Am Ende dieser Bewegungsphase befindet sich der *Laogong*-Punkt (Herzbeutel-Leitbahn 8) der linken Hand auf Stirnhöhe. Die Handflächen zeigen zueinander und die Finger sind leicht gebeugt.
Ihr Blick ist auf den *Laogong*-Punkt (Herzbeutel-Leitbahn 8) gerichtet.

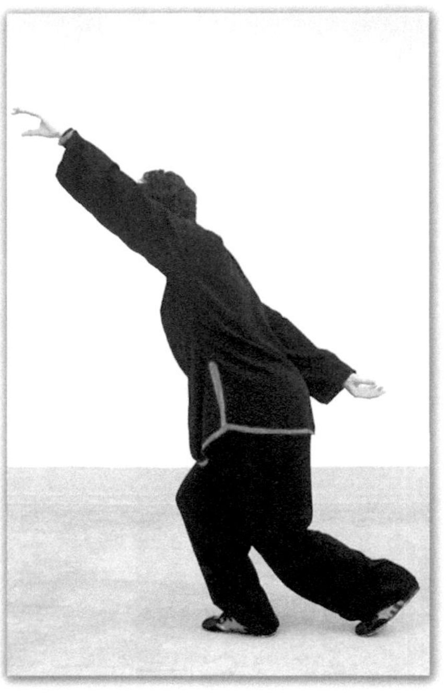

Beugen Sie das rechte Bein. Dabei strecken und drehen Sie beide Arme, so dass die Handfläche der linken Hand nach unten und die der rechten nach oben weist. Gleichzeitig drehen Sie den Kopf nach rechts.
Bilden Sie mit den Fingern und dem Daumen der linken Hand eine Schnabelform. Die Finger liegen locker aneinander, den Daumen halten Sie parallel zum Zeigefinger. Dadurch bilden Daumen und Zeigefinger eine U-Form. Von der Seite aus gesehen stellt die linke Hand den Kopf und die rechte Hand den Schwanz des Phönix dar.

Mit den Schultern kreisen und fliegen

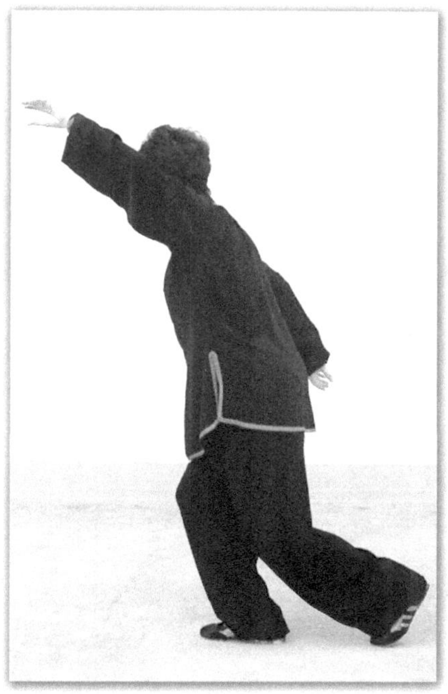

Drehen Sie Becken und Oberkörper etwas nach links. Dabei beschreiben Sie mit beiden Schultern eine kreisende Bewegung. Die linke Schulter kreist zuerst nach hinten unten und dann nach vorne, die rechte Schulter kreist dagegen zuerst erst nach vorne oben und dann nach hinten unten.

Arme, Ellenbogen und Handgelenke werden in dieser Bewegung von den Schultern mitgenommen und beschreiben dadurch ebenfalls kreisende Bewegungen.

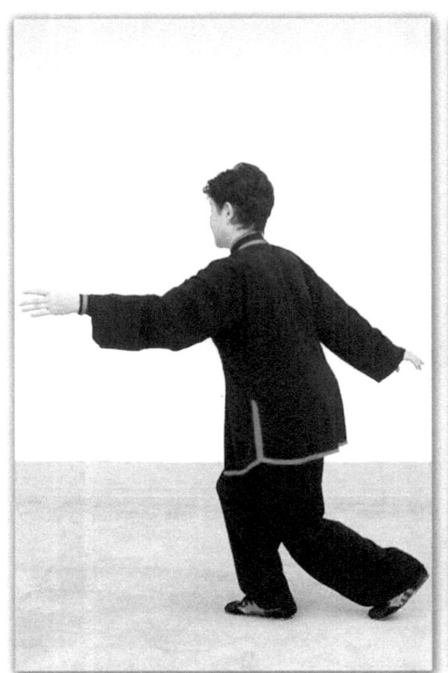
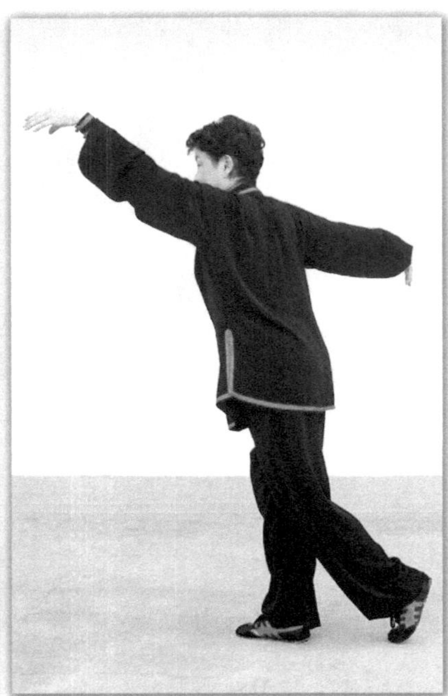

Wenn Sie die Schulterbewegung beendet haben, strecken Sie das rechte Bein und richten den Oberkörper langsam auf. Strecken Sie die Arme und heben Sie die Handgelenke auf Kopfhöhe. Die Handflächen zeigen nach unten, gleichzeitig drehen Sie den Kopf wieder nach vorne (Richtung Westen). Ihr Körpergewicht ist überwiegend auf dem rechten Fuß. Der linke Fuß steht auf dem Großzeh und die Oberschenkel bleiben weiterhin in Kontakt.

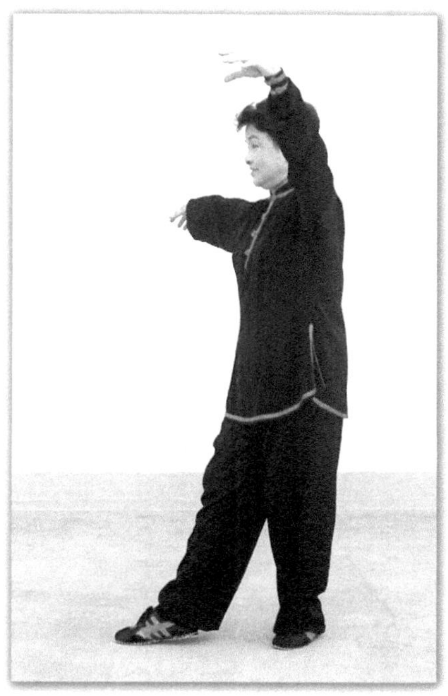

Verlagern Sie Ihr Körpergewicht auf das linke Bein. Das linke Bein ist leicht gebeugt und die Ferse des rechten Fußes ist angehoben.

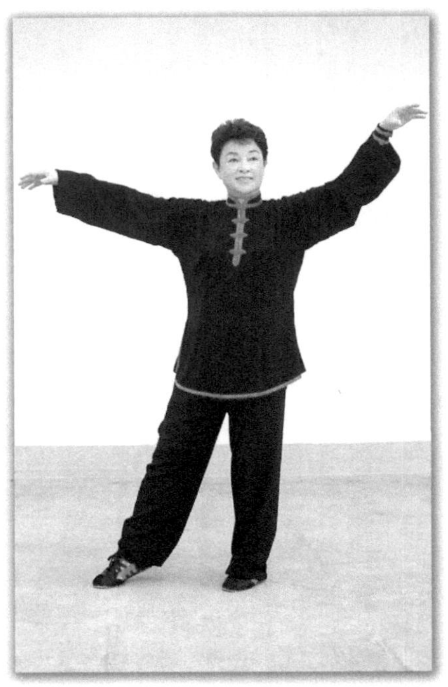

Drehen Sie den Rumpf und den rechten Fuß wieder in die Ausgangsposition nach Süden.

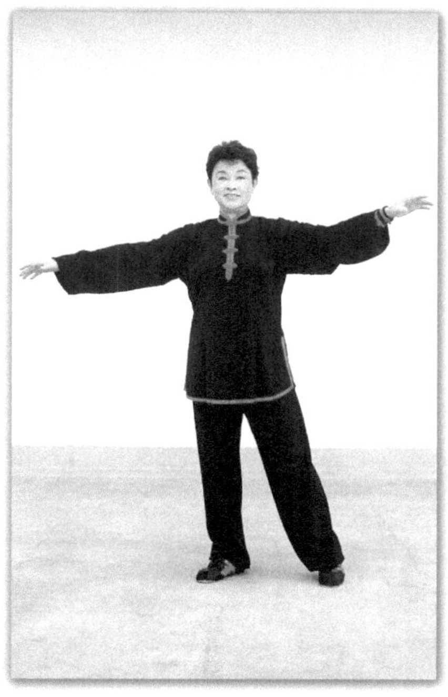

Verlagern Sie das Körpergewicht auf den rechten Fuß und drehen Sie den linken Fuß ebenfalls in die Ausgangsposition nach Süden.

Nun haben Sie die Übung „Der Phönix beginnt zu tanzen" einmal ausgeführt. Wenn Sie diese Übung nochmals wiederholen möchten, beginnen Sie direkt mit dem „Tanzen auf der vorderen linken Seite".

Abschluss

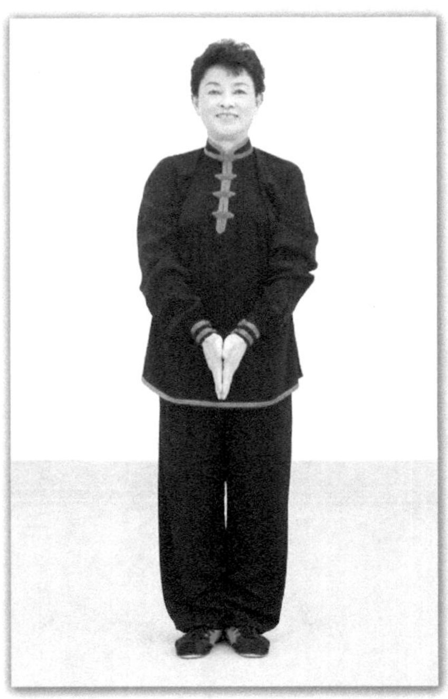

Wenn Sie die Übung abschließen möchten, dann setzen Sie den linken Fuß an den rechten Fuß und legen beide Handflächen vor dem Schambein zusammen. Die Fersen berühren sich und die Fußspitzen weisen etwas nach außen.

Abschlussübung: Abschließen, Leiten und Führen

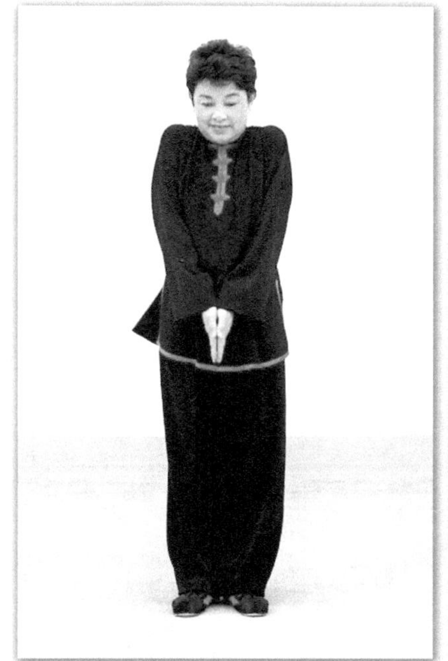

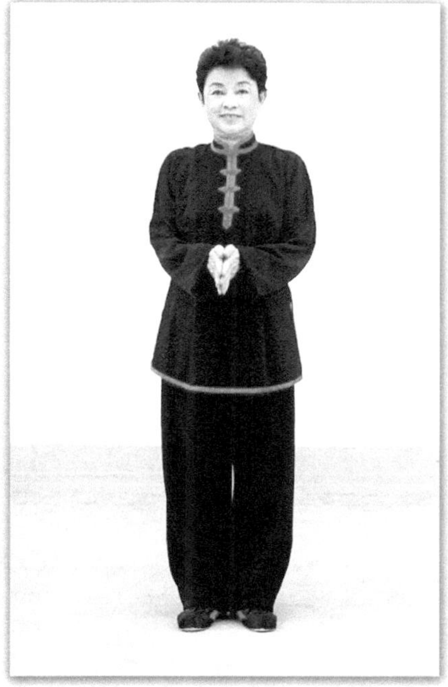

Atmen Sie ein und ziehen Sie die Schultern hoch. Führen Sie die aneinander gelegten Hände - die Fingerspitzen weisen nach unten - an der Mittellinie des Rumpfes entlang der *Ren*-Leitbahn nach oben, bis die Handgelenke (*Shenmen*-Punkte, Herz-Leitbahn 7) auf Höhe des Bauchnabels (*Shenque*-Punkt, *Ren*-Leitbahn 8) angekommen sind.

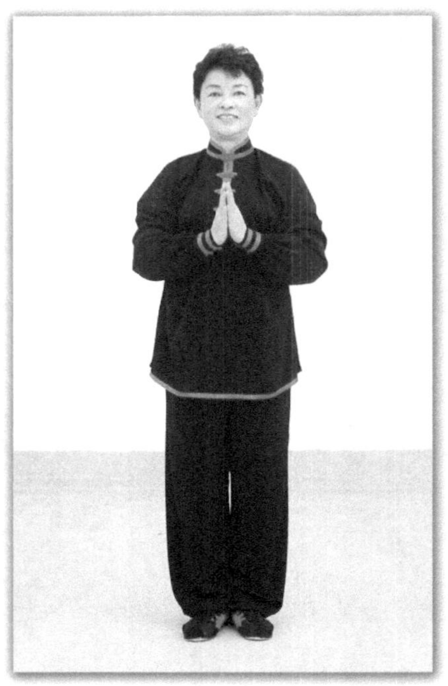

Kreisen Sie mit den Schultern nach hinten und atmen Sie aus, so dass die Ellbogen sinken und die Fingerspitzen nach oben gerichtet werden. Dabei befinden sich die Handgelenke auf Höhe des unteren Endes des Brustbeins (*Tanzhong*-Punkt, *Ren*-Leitbahn 17).

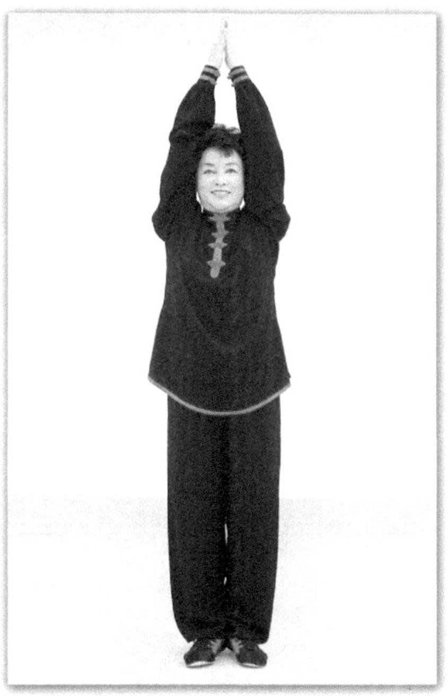

Mit dem zweiten Einatmen heben Sie die Fersen langsam vom Boden ab. Gleichzeitig strecken Sie die beiden aneinander gelegten Hände nach oben über den Kopf.

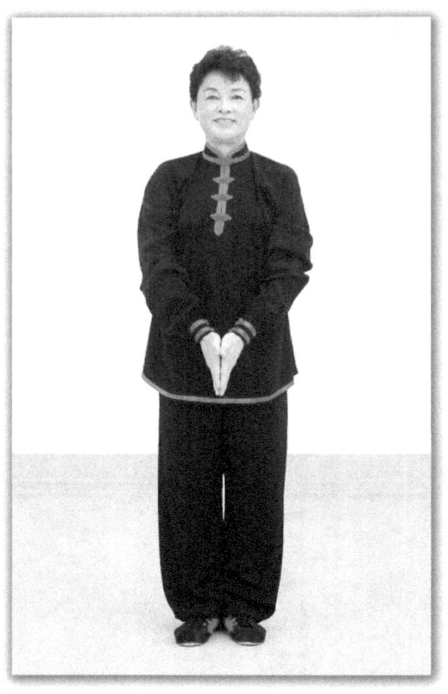

Nachdem Sie den höchsten Punkt erreicht haben, lassen Sie die Fersen wieder mit der Ausatmung zu Boden sinken. Gleichzeitig sinken beide Hände zunächst bis zum Brustbein (*Tanzhong*-Punkt, *Ren*-Leitbahn 17). Dann drehen Sie die Fingerspitzen wieder nach unten und führen die Hände abwärts bis zum Unterbauch (*Zhongji*-Punkt, *Ren*-Leitbahn 3).

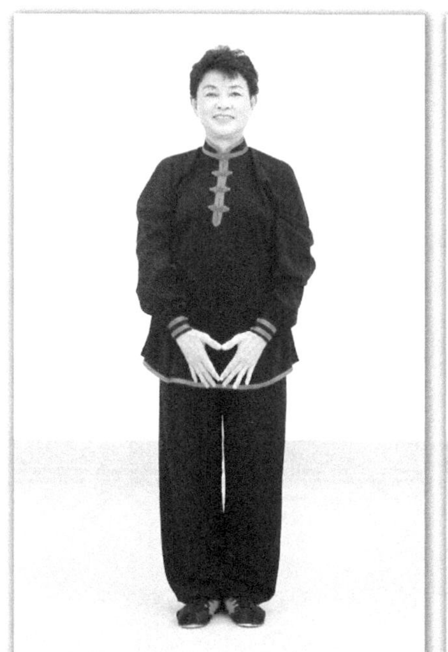

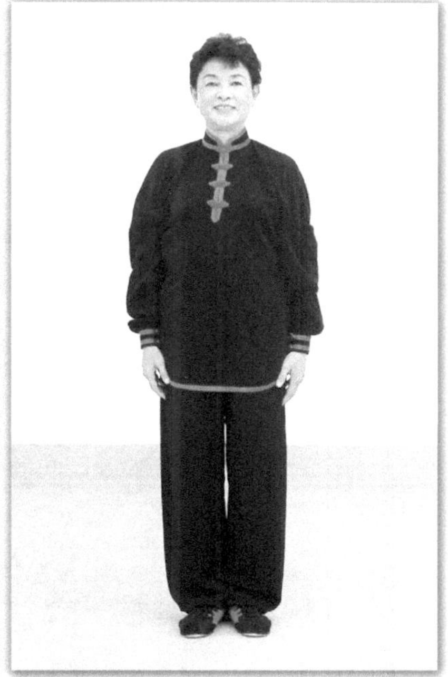

Vor dem Unterbauch trennen Sie die Hände und legen diese wieder seitlich an die Oberschenkel.

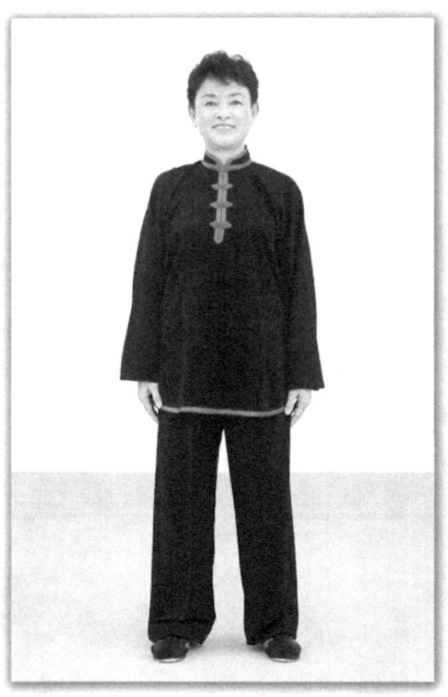

Zum Schluss setzen Sie den linken Fuß zur Seite.

Theorie und Wirkung

- Trotz der unterschiedlichen Bewegungen haben „Der Phönix beginnt zu tanzen“ und „Der kleine Drache macht einen Frühlingsausflug“ (Übung aus der 1. Stufe der Stehenden Methode) ähnliche Wirkungen.

- Die Leitbahnen durchlässig machen und den *Qi*- und Blutfluss fördern. Die Bewegungsausführung der oberen Extremitäten wie z.B. „Flügel schließen“, „Flügel ausbreiten“, „Mit den Schultern kreisen und fliegen“, die drehenden Bewegungen von Armen, Handgelenken und Händen sowie der Wechsel von Yin und Yang wirken regulierend auf die Drei-Hand-*Yin*-Leitbahnen und die Drei-Hand-*Yang*-Leitbahnen. Die Bewegungsausführung der unteren Extremitäten, unter anderem die wiederholte Gewichtsverlagerung im Bogenschritt, wirken hingegen regulierend auf die Drei-Fuß-*Yin*-Leitbahnen und die Drei-Fuß-*Yang*-Leitbahnen. Gleichzeitig sind der Kopf, die Augen, der Schulter-Nacken-Bereich, der Rücken, der Lendenbereich und der Bauchbereich aktiv an den Bewegungen beteiligt. Dadurch werden die 8 Sonder-Leitbahnen z.B. die *Ren*-Leitbahn und *Du*-Leitbahn stimuliert. Das hat zur Folge, dass die Durchlässigkeit der Leitbahnen, die Harmonisierung von *Qi* und Blut, die Ausgewogenheit von *Yin* und *Yang* begünstigt werden.

- Die Übung „Der Phönix beginnt zu tanzen“ regt die endokrinen Drüsen und das Hormonsystem an und stärkt die Produktion der Geschlechtshormone. Sie beugt deshalb Symptomen vor, die durch Störungen des endokrinen Systems verursacht werden. Dank der sanften Bewegungen im Bauch- und Hüftbereich kann diese Übung auch zur Gewichtsreduzierung beitragen.

Merkmale und was es zu beachten gilt

- Die oberen Extremitäten befinden sich in dieser Übung in ständigen Drehbewegungen, welche die Durchlässigkeit der Drei-Hand-*Yin*-Leitbahnen und der Drei-Hand-*Yang*-Leitbahnen begünstigen. Dies sind z.B. die supinierenden Bewegungen der Handgelenke und der Arme bei den Übungen „Die Flügel schließen“ und die pronierenden Bewegungen der Handgelenke und der Arme bei „Die Flügel ausbreiten und zur Seite schauen“.

- „Mit den Schultern kreisen und fliegen“ ist eine sehr wichtige Bewegung. Sie hat große Ähnlichkeit mit der Übung „Das goldige Kind bewegt den Körper geschmeidig“ aus der 1. Stufe der Stehenden Methode. Wenn Sie Schwierigkeiten mit dieser Bewegung haben, können Sie zuerst “Das goldige Kind bewegt den Körper geschmeidig“ als Vorbereitungsübung wiederholen. Dabei achten Sie darauf, dass die kreisenden Bewegungen der Schultern mit fortschreitender Übungspraxis immer kleiner werden. Kreisen Sie mit beiden Schultern gleichzeitig, aber niemals nacheinander.

- Auf jeder Seite besteht die Bewegung aus 4 Phasen: „Die Flügel schließen“ ist Phase 1. Phase 2 „Die Flügel ausbreiten, Phase 3 “ Zur Seite schauen“ und Phase 4 „Mit den Schultern kreisen und fliegen“. Phase 1 und Phase 3 sind sinkende Bewegungen, Phase 2 und Phase 4 sind hingegen aufsteigende Bewegungen.

- Die Bewegungen der unteren Extremitäten in dieser Übung haben viele Facetten: Die Zehen, Fersen, Fußsohlen, Sprunggelenke, Kniegelenke und Hüftgelenke befinden sich alle in Bewegung. Das Körpergewicht wird abwechselnd von einem Fuß auf den anderen verlagert. Insbesondere haben die sanft gegeneinander gepressten Oberschenkel eine große Bedeutung. Alle diese Bewegungen dienen dazu, die Drei-Fuß-*Yin*-Leitbahnen und die Drei-Fuß-*Yang*-Leitbahnen durchgängig zu machen, die innere Sekretion zu regulieren und das Immunsystem zu stärken. Solche Bewegungen zeigen die Details und Feinheiten in den Übungen des Huichungong auf. Der daoistische Meister *Ge Hong* (um 280-340 n. Chr.) hat sich dazu folgendermaßen geäußert: „Um Gesundheit zu pflegen und das Wesen zu vervollkommnen, muss man auf die Feinheiten und die Kleinigkeiten achten. Man soll die Kleinigkeiten in den Bewegungen nicht vernachlässigen, ebenso wie man kleine körperliche Beschwerden nicht außer Acht lassen sollte."

- Achten Sie bei dieser Übung auf die Blickführung. Der Blick folgt stets der Handbewegung. Die Pupillen sollen nach rechts, nach links, nach oben und nach unten bewegt werden, so dass die Augen von *Jing-Qi* gefüllt werden. Dadurch kann die Sehkraft verbessert werden.

- Bei der Ausführung der Bewegung wird „das Tanzen" besonders betont. Nachdem Sie mit der Übung bereits vertraut sind, legen Sie nun mehr Wert auf das anmutige, geschmeidige, harmonische und sanfte Tanzen. Je eleganter die Bewegungen sind, desto wirkungsvoller.

- Sind Sie mit der Übung noch nicht vertraut, atmen Sie natürlich. Wenn Sie sich in den Bewegungen sicher fühlen, dann können Sie die Übung mit der Atmung verbinden. Dabei verwenden Sie die umgekehrte Bauchatmung. Bei aufsteigender Bewegung atmen Sie durch die Nase ein, bei sinkender Bewegung atmen Sie durch Nase aus. Die Verbindung von Bewegung und Atmung führt dazu, dass Sie allmählich den *Qi*-Fluß wahrnehmen und empfinden können. Wenn Ihnen das gelingt, bedeutet dies, dass Ihr Niveau weiter angestiegen ist.

- Benutzen Sie eine schöne und positive Vorstellungskraft. Missachtung und Verzicht auf die positive Vorstellungskraft sind sowohl eine falsche Einstellung als auch ein Verlust. In dieser Übung sollen Sie eine positive Vorstellung in Verbindung mit dem Phönix bringen. Pflegen Sie ein sympathisches, angenehmes Gefühl zum Phönix. Verbinden Sie den Phönix mit etwas Schönem und Freudigem. In der chinesischen Mythologie repräsentiert der Phönix den schönsten und glücklichsten Vogel.

Übung 6: Die flinke Katze jagt den Schmetterling

Die Katze hat einen geschmeidigen Körper und eine ausgezeichnete Sprungkraft. Sie bewegt sich flink und lautlos. Darüber hinaus verfügt die Katze über eine gute Koordinationsfähigkeit und ein hervorragendes Sehvermögen. Diese Eigenschaften von Katzen werden von Kampfkünstlern hoch geschätzt. Inspiriert von den flinken, elastischen und sanften Bewegungen der Katze, haben die Vorfahren der *Huashan*-Schule die Übung mit den Himmelsrichtungen und der Theorie der Fünf-Elemente in Verbindung gebracht. Im Laufe der Zeit ist diese Imitationsübung entstanden. Weil die Bewegungen in 5 Richtungen ausgeführt werden, hieß sie früher auch „Übung der Himmelsrichtungen" oder „Katze-Tiger-Übung".

Die Bewegungsabfolge wird nach Osten, Süden, zur Mitte, nach Westen und Norden ausgeführt. Daher sehen Sie in diesem Buch Bilder, welche die Bewegungen von rechts, von vorne, von links und von hinten zeigen.

In Ruhe ein- und ausatmen (*Xujing*)

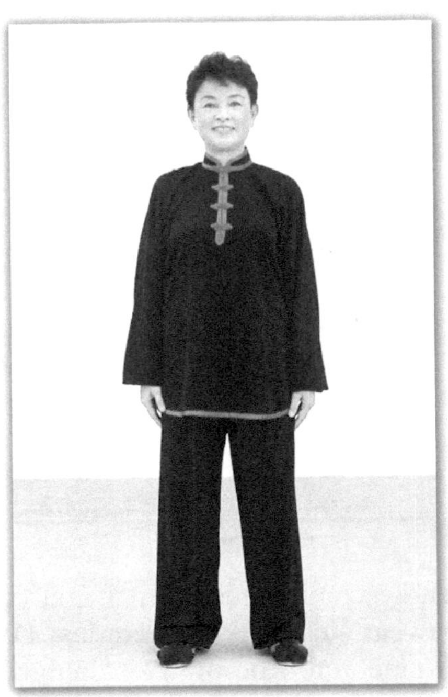

Stehen Sie in schulterbreiter Fußhaltung mit dem Gesicht Richtung Süden. Sie bleiben ruhig und gelassen, mit einem Lächeln im Gesicht. Legen Sie die Hände seitlich an die Oberschenkel, so dass die Mittelfinger (*Zhongchong*-Punkte, Herzbeutel-Leitbahn 9) die Oberschenkel (*Fengshi*-Punkte, Gallenblasen-Leitbahn 31) seitlich sanft berühren.

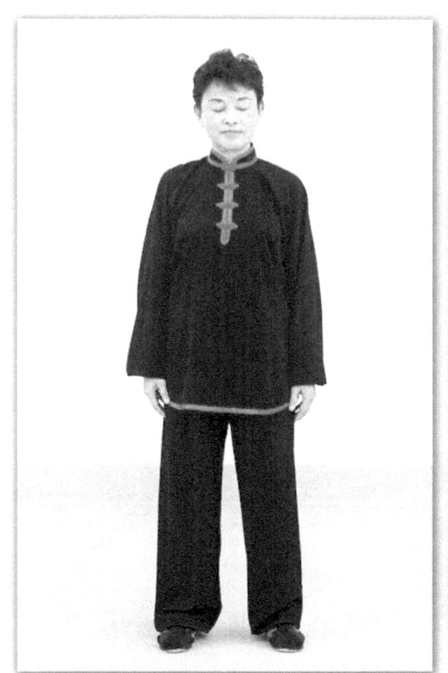
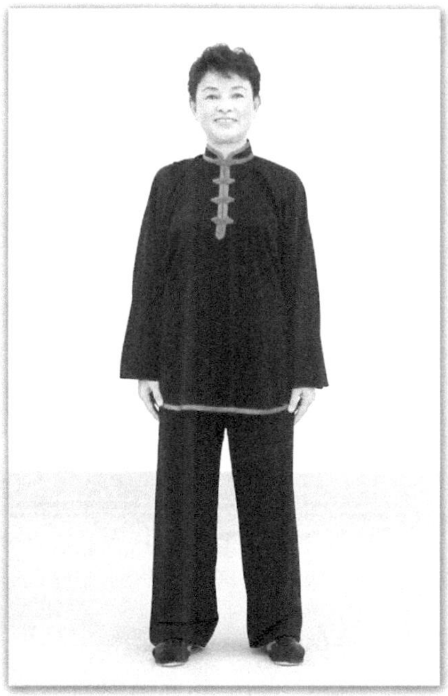

Nehmen Sie eine lockere und optimal entspannte Körperhaltung ein. Der Kopf und die Wirbelsäule sind aufgerichtet. Schließen Sie sanft die Augen und ziehen Sie das Kinn ein wenig zurück. Richten Sie Ihren Blick nach innen. Atmen Sie 1-mal ein und aus, dabei denken Sie beim Einatmen an Ruhe und beim Ausatmen an Entspannung. Öffnen Sie langsam die Augen.

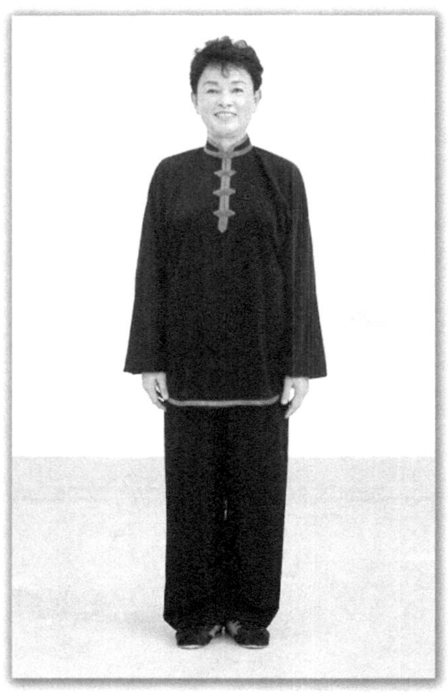

Verlagern Sie Ihr Körpergewicht auf das rechte Bein und setzen den linken Fuß neben den rechten, so dass beide Fersen sich berühren und die Fußspitzen leicht nach außen weisen.

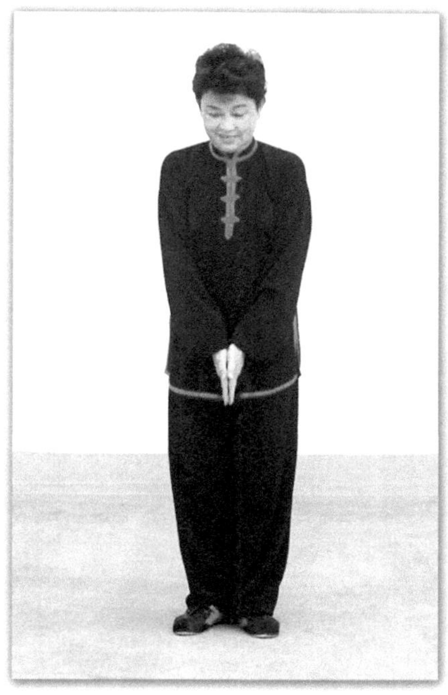

Neigen Sie den Oberkörper etwas nach vorne. Sie führen beide Hände vor das Schambein und legen die Handflächen aneinander.

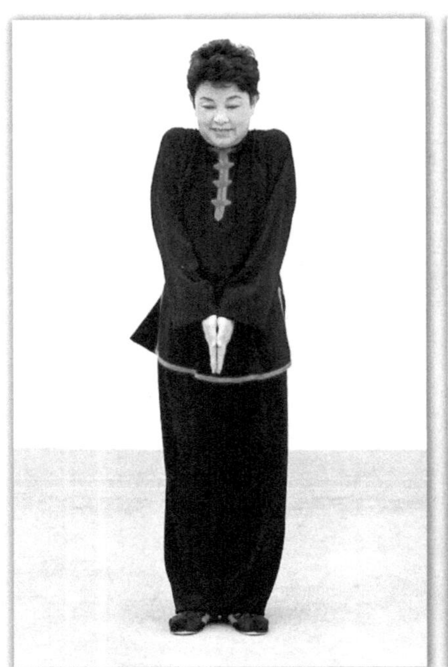
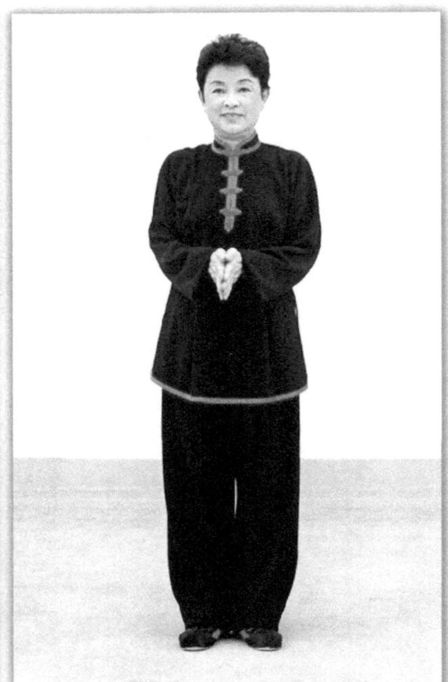

Atmen Sie ein und ziehen Sie die Schultern hoch. Führen Sie die aneinander gelegten Hände - die Fingerspitzen weisen nach unten - an der Mittellinie des Rumpfes entlang der *Ren*-Leitbahn nach oben, bis die Handgelenke (*Shenmen*-Punkte, Herz-Leitbahn 7) auf Höhe des Bauchnabels (*Shenque*-Punkt, *Ren*-Leitbahn 8) angekommen sind.

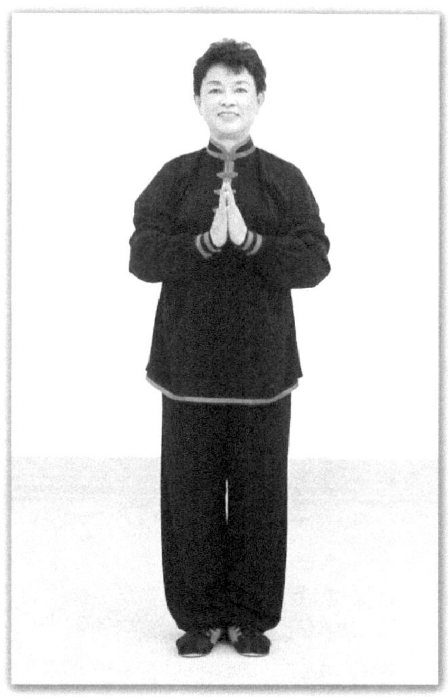

Lassen Sie die Schultern nach hinten sinken und atmen Sie aus, so dass die Ellbogen ebenfalls sinken und die Fingerspitzen nach oben gerichtet werden. Die Handgelenke befinden sich auf Höhe des unteren Endes des Brustbeins (*Tanzhong*-Punkt, *Ren*-Leitbahn 17).

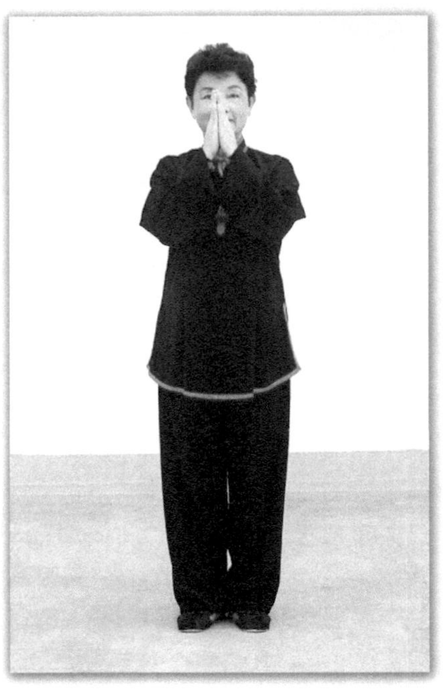

Führen Sie die Hände weiter nach oben bis vor Ihr GesichtGesicht, so dass sich die Daumen (*Shaoshang*-Punkte, Lungen-Leitbahn 11) zwischen Nase und Oberlippe auf Höhe des *Shuigou*-Punktes (*Du*-Leitbahn 26) befinden.

Den Schmetterling jagen in Richtung Osten

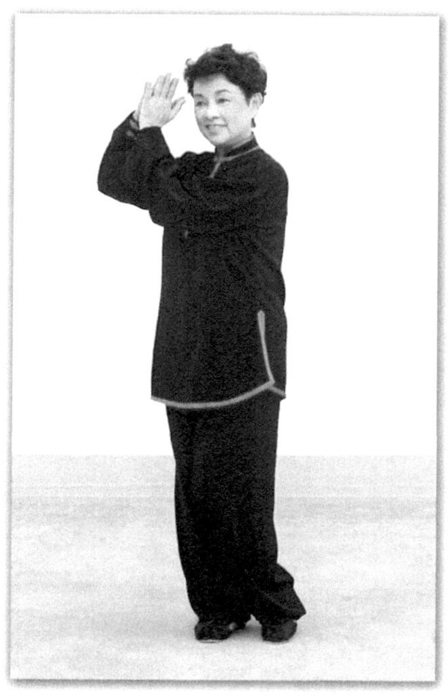

Während Sie Ihr Körpergewicht auf das rechte Bein verlagern, drehen Sie Oberkörper und Becken nach rechts. Schieben Sie mit der linken Hand die rechte Hand auf die rechte Seite der Stirn. Dabei heben Sie den rechten Arm etwas an.

Die Daumen (*Shaoshang*-Punkte, Lungen-Leitbahn 11) befinden sich auf Höhe des Augenwinkels (*Tongziliao*-Punkt, Gallenblasen-Leitbahn 1).

Der linke Fuß steht auf den Zehen und Sie pressen sanft den linken Oberschenkel gegen den rechten Oberschenkel.

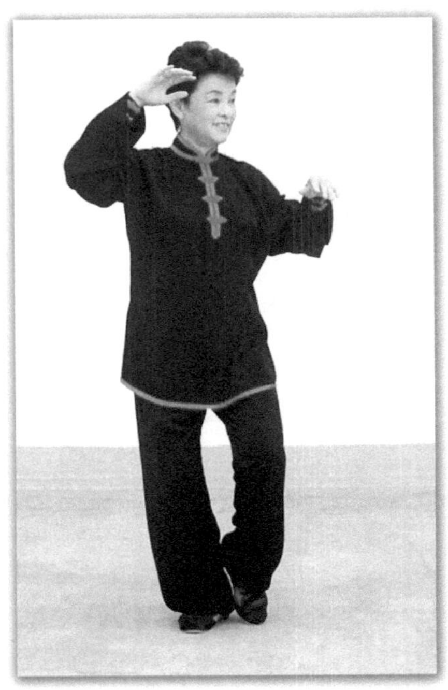

Drehen Sie nun Oberkörper und Becken nach links Richtung Osten. Setzen Sie die linke Fußspitze in einer L-förmigen Bewegung zuerst neben die rechte Ferse.
Die rechte Hand bleibt weiterhin auf Augenhöhe während die linke Hand mit der Rumpfbewegung auf Schulterhöhe sinkt.

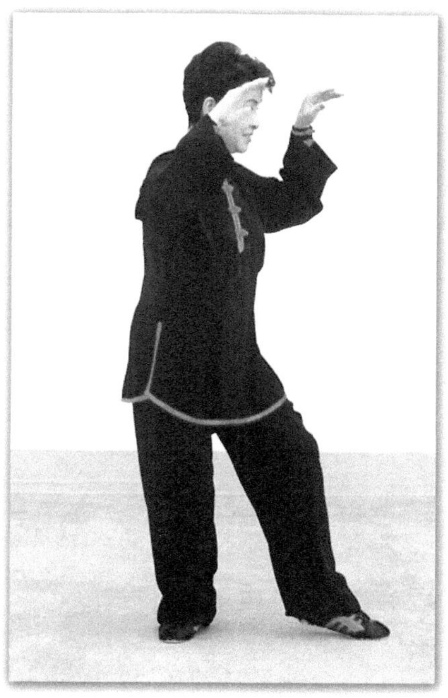

Setzen Sie den linken Fuß einen halben Schritt nach links Richtung Osten und heben Sie die linke Hand vor die linke Kopfseite auf Augenhöhe.

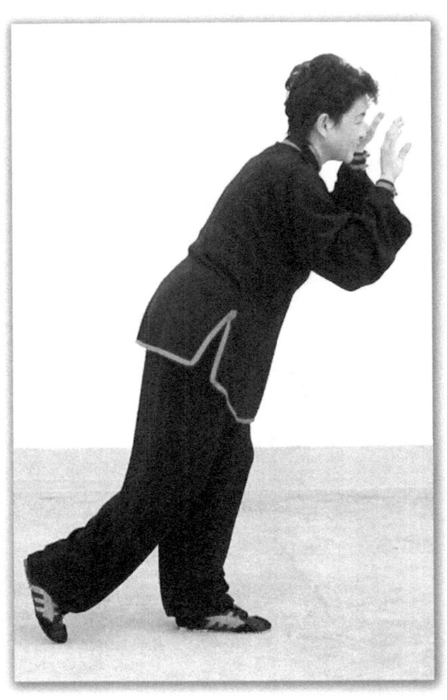

Verlagern Sie Ihr Körpergewicht auf den linken Fuß und schieben die Hüfte etwas nach links. Pressen Sie sanft den rechten Oberschenkel gegen den linken Oberschenkel. Der Oberkörper ist leicht nach vorne gebeugt. Das linke Knie ist etwas gebeugt und der rechte Fuß steht auf den Fußspitzen.

Der Zeigefinger (Shangyang-Punkt, Dickdarm-Leitbahn 1) der linken Hand befindet sich auf Höhe des linken Auges (*Tongziliao*-Punkt, Gallenblasen-Leitbahn 1). Der Daumen (*Shaoshang*-Punkt, Lungen-Leitbahn 11) der rechten Hand auf Höhe des rechten Auges (*Tongziliao*-Punkt, Gallenblasen-Leitbahn 1). Die Finger bleiben natürlich gebeugt, wie die Krallen von Katzen beim Jagen.

Den Schmetterling jagen (Ansatzpunkt für die anderen Richtungen)

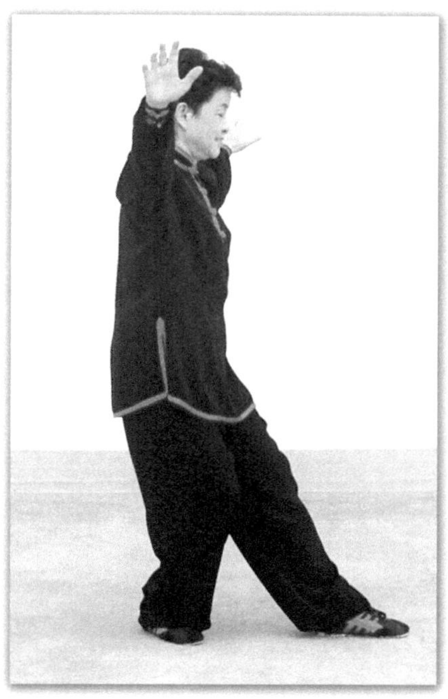

Verlagern Sie Ihr Körpergewicht auf das rechte Bein und setzen Sie den rechten Fuß so auf, dass die Fußspitze nach rechts weist. Gleichzeitig führen Sie beide Arme seitlich nach außen. Die Handflächen weisen nach unten. Der linke Fuß steht auf dem Fußballen.

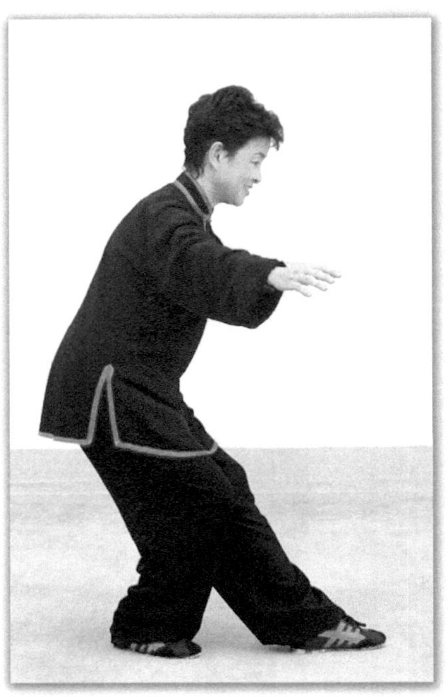

Sinken Sie im rechten Bein und lassen Sie die Hände etwas unter Schulterhöhe sinken. Dabei neigen Sie den Oberkörper etwas nach vorne. Pressen Sie sanft den linken Oberschenkel gegen den rechten Oberschenkel.

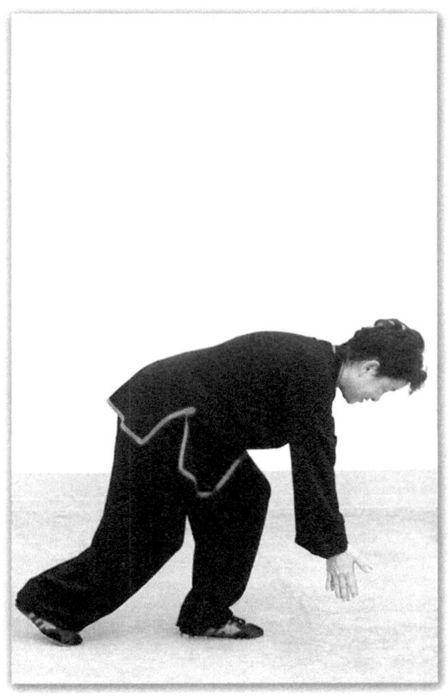

Verlagern Sie Ihr Körpergewicht wieder auf den linken Fuß und beugen Sie das linke Knie. Gleichzeitig beugen Sie den Oberkörper nach vorne und lassen beide Hände zuerst seitlich sinken und legen dann die Handflächen unterhalb des linken Knies aneinander. Der rechte Fuß steht auf der Fußspitze. Pressen Sie sanft den rechten Oberschenkel gegen den linken Oberschenkel. Ihr Blick ist nach unten gerichtet.

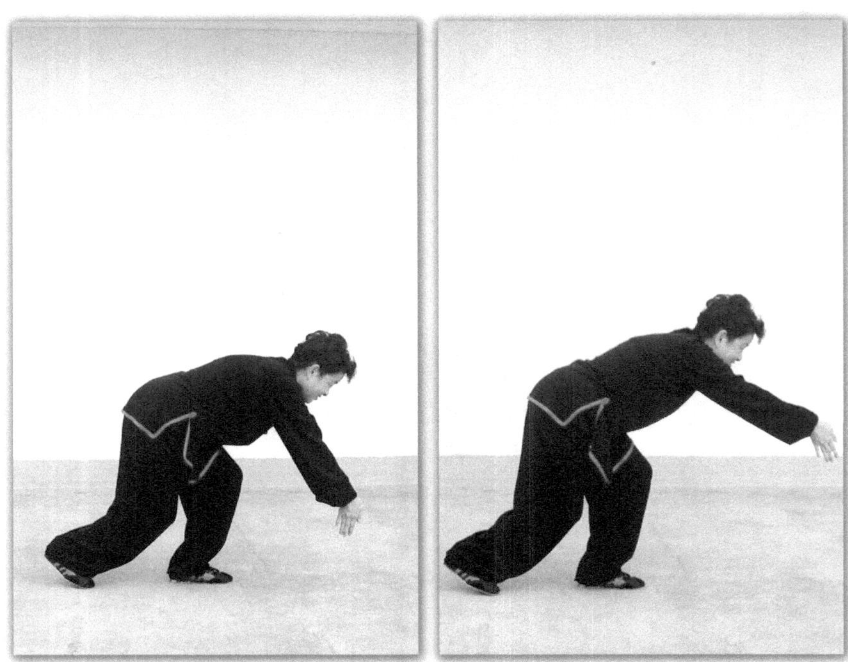

Richten Sie den Oberkörper, beginnend von der Lendenwirbelsäule, langsam auf. Kreisen Sie mit den Schultern zuerst nach oben und dann nach hinten. Dadurch werden die aneinander gelegten Hände von den Schultern nach oben mitgenommen und beschreiben ebenfalls eine bogenförmige Bewegung.

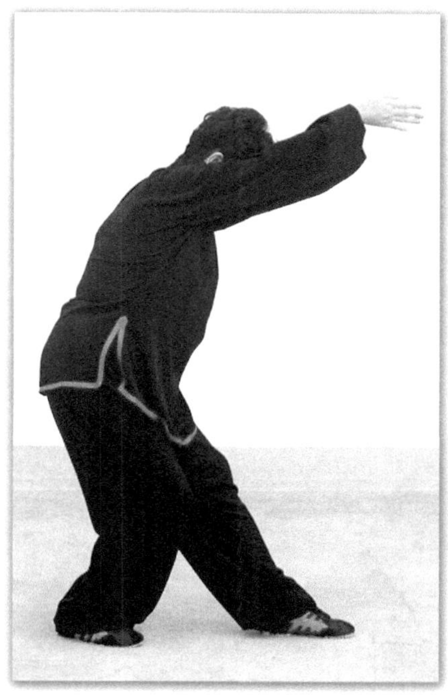

Verlagern Sie Ihr Körpergewicht nach hinten auf das rechte Bein. Führen Sie die Bewegungen der Arme kontinuierlich weiter, bis sich die Hände über dem Kopf befinden.

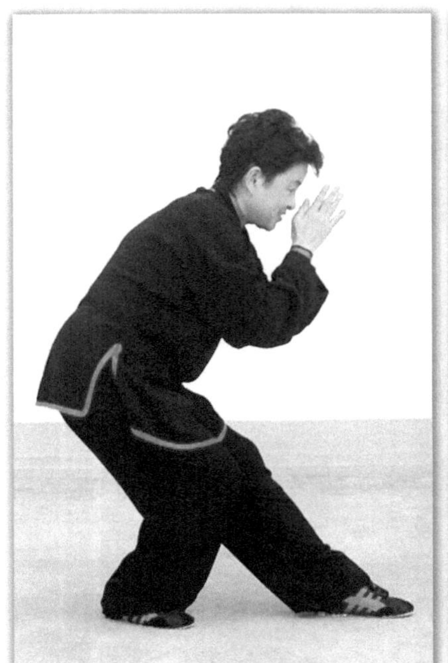
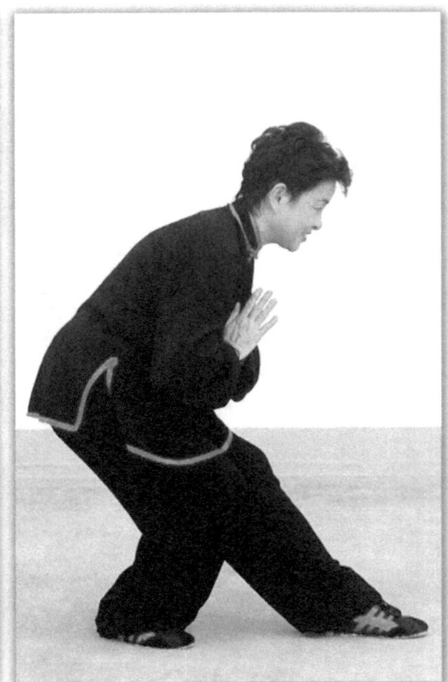

Sinken Sie im rechten Bein. Gleichzeitig lassen Sie die Schultern nach hinten unten sinken, so dass die Hände bis zum Brustbein *Tanzhong*-Punkt (*Ren*-Leitbahn 17) geführt werden. Die Fingerspitzen zeigen nach oben, so dass sich die beiden Daumen (*Shaoshang*-Punkte, Lungen-Leitbahn11) auf Brusthöhe (*Tanzhong*-Punkt *Ren*-Leitbahn 17) befinden.

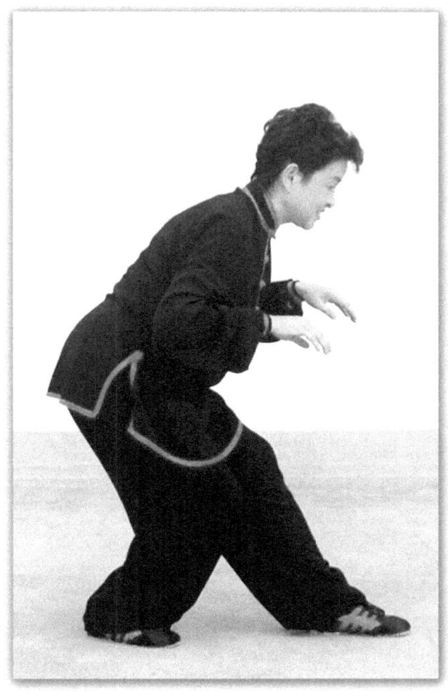

Lassen Sie die Unterarme sinken und trennen Sie die Hände voneinander. Die Handflächen weisen zum Boden. Beginnen Sie mit der Verlagerung Ihres Körpergewicht auf den linken Fuß.

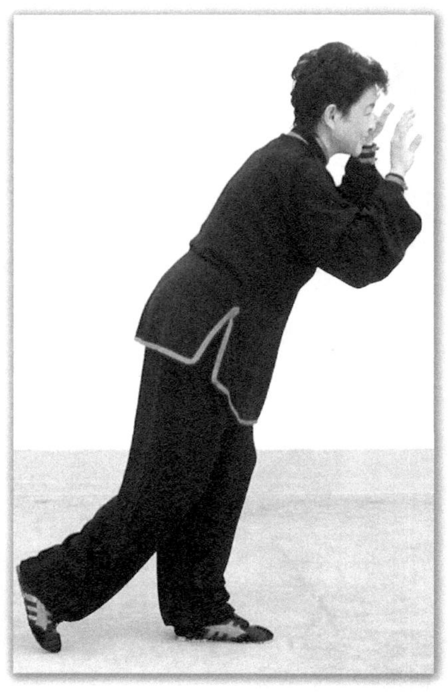

Strecken Sie das linke Bein, bis dieses nur noch leicht gebeugt ist. Schieben Sie die Hüfte nach links. Der rechte Fuß steht auf die Fußspitzen und Sie pressen sanft den rechten Oberschenkel gegen den linken Oberschenkel. Gleichzeitig drehen Sie die Hände so, dass die Handflächen nach vorne weisen.

Der Zeigefinger (Shangyang-Punkt, Dickdarm-Leitbahn 1) der linken Hand befindet sich auf Höhe des linken Auges (*Tongziliao*-Punkt, Gallenblasen-Leitbahn 1). Der Daumen (*Shaoshang*-Punkt, Lungen-Leitbahn 11) der rechten Hand auf Höhe des rechten Auges (*Tongziliao*-Punkt, Gallenblasen-Leitbahn 1). Die Finger bleiben natürlich gebeugt, ebenso wie die Krallen von Katzen beim Jagen.

Bemerkung zur Handposition, wenn die Oberschenkel sanft gegeneinander gepresst werden (Den Schmetterling jagen): Die Position der Hände ändert sich, sobald Sie Ihr Körpergewicht von einem Bein auf das andere verlagern. Verlagern Sie z.B. Ihr Körpergewicht auf das rechte Bein, so befindet sich der Daumen der rechten Hand auf Augenhöhe und der Zeigefinger der linken Hand auf Augenhöhe. Dadurch ist die rechte Hand in einer etwas höheren Position als die linke. Bei einer Verlagerung Ihre Körpergewichtes auf das linke Bein befindet sich der Daumen der linken Hand auf Augenhöhe und der Zeigefinger rechten Hand auf Augenhöhe. Dadurch ist nun die linke Hand in einer etwas höheren Position als die rechte.

Der Abschnitt „Den Schmetterling jagen in Richtung Osten“ ist hier beendet.

Den Schmetterling jagen in Richtung Süden

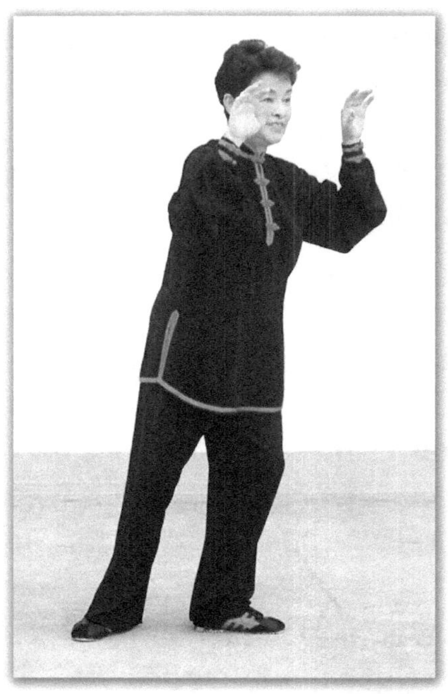

Drehen Sie zuerst die rechte Fußspitze nach rechts Richtung Südwest. Beginnen Sie dann mit der Drehung des Körpers ebenfalls nach rechts.

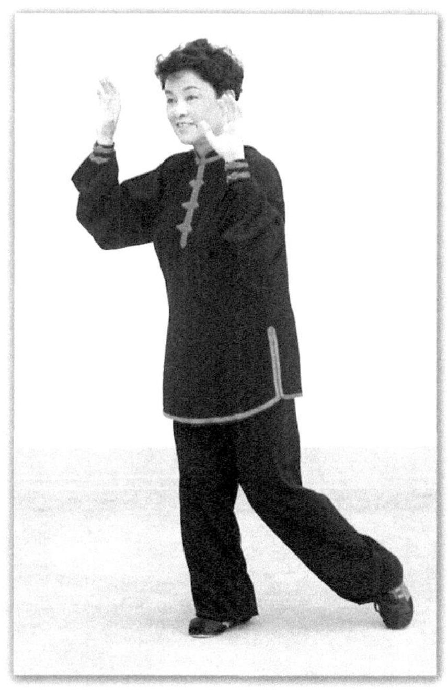

Verlagern Sie Ihr Körpergewicht auf den rechten Fuß und drehen Sie den Körper weiter Richtung Südwest. Schieben Sie die Hüfte nach rechts und pressen Sie sanft den linken Oberschenkel gegen den rechten Oberschenkel. Das rechte Knie ist leicht gebeugt. Der linke Fuß steht auf der Fußspitze.
Der Zeigefinger der linken Hand befindet sich auf Höhe des linken Auges. Der Daumen der rechten Hand auf Höhe des rechten Auges.

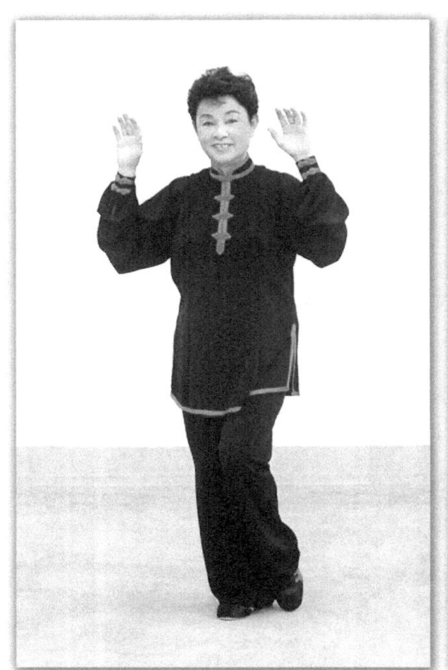
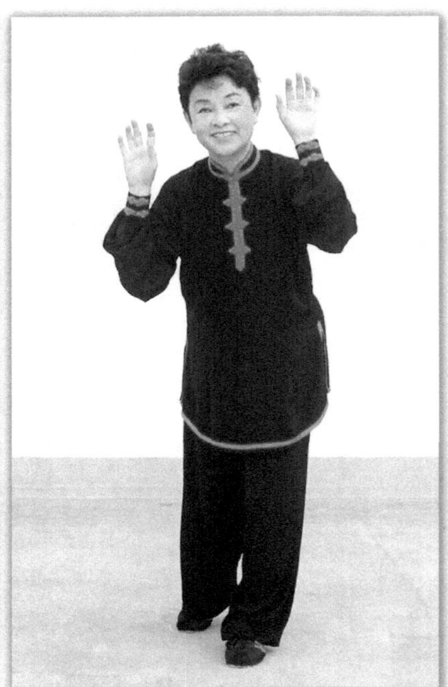

Setzen Sie die Fußspitze des linken Fußes zuerst neben die Ferse des rechten Fußes und dann einen halben Schritt nach vorne Richtung Süden. Der linke Fuß beschreibt dabei eine L-förmige Bewegung. Verlagern Sie Ihr Körpergewicht auf den linken Fuß. Schieben Sie die Hüfte nach links und pressen Sie sanft den rechten Oberschenkel gegen den linken Oberschenkel. Das linke Knie bleibt leicht gebeugt, und der rechte Fuß steht auf der Fußspitze.

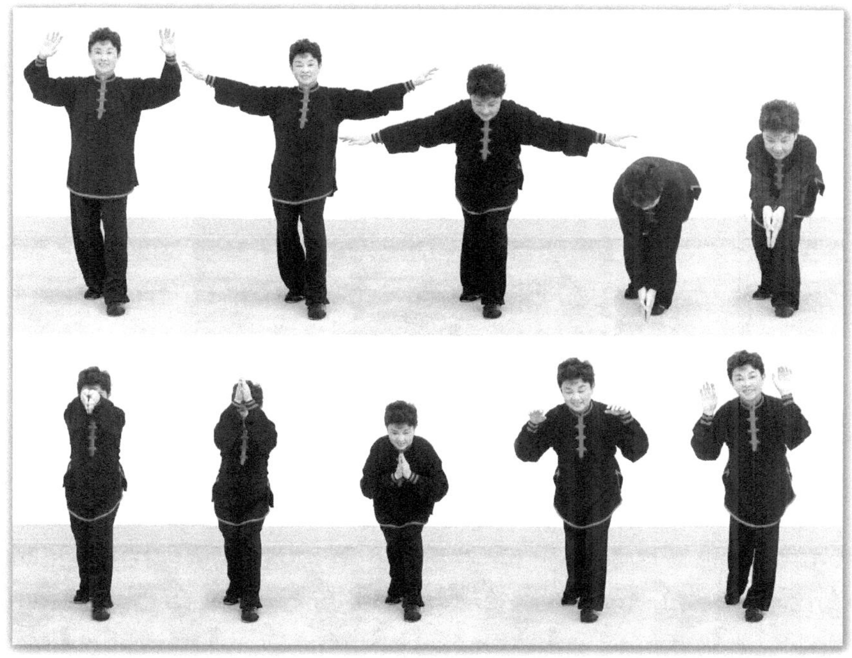

Wiederholung der Übungen wie ab "Den Schmetterling jagen (Ansatzpunkt für die anderen Richtungen)", nun jedoch aus Ansicht von vorne.

Verlagern Sie Ihr Körpergewicht auf das rechte Bein und setzen Sie den rechten Fuß so auf, dass die Fußspitze nach rechts weist. Gleichzeitig führen Sie beide Arme seitlich nach außen. Die Handflächen weisen nach unten. Der linke Fuß steht auf dem Fußballen.

Sinken Sie im rechten Bein und lassen Sie die Hände etwas unter Schulterhöhe sinken. Dabei neigen Sie den Oberkörper etwas nach vorne. Pressen Sie sanft den linken Oberschenkel gegen den rechten Oberschenkel.

Verlagern Sie Ihr Körpergewicht wieder auf den linken Fuß und beugen Sie das linke Knie. Gleichzeitig beugen Sie den Oberkörper nach vorne und lassen beide Hände zuerst seitlich sinken und legen dann die Handflächen unterhalb des linken Knies aneinander. Der rechte Fuß steht auf der Fußspitze. Pressen Sie sanft den rechten Oberschenkel gegen den linken Oberschenkel. Ihr Blick ist nach unten gerichtet.

Richten Sie den Oberkörper, beginnend von der Lendenwirbelsäule, langsam auf. Kreisen Sie mit den Schultern zuerst nach oben und dann nach hinten. Dadurch werden die aneinander gelegten Hände von den Schultern nach oben mitgenommen und beschreiben ebenfalls eine bogenförmige Bewegung.

Verlagern Sie Ihr Körpergewicht nach hinten auf das rechte Bein. Führen Sie die Bewegungen der Arme kontinuierlich weiter, bis sich die Hände über dem Kopf befinden.

Sinken Sie im rechten Bein. Gleichzeitig lassen Sie die Schultern nach hinten unten sinken, so dass die Hände bis zum Brustbein *Tanzhong*-Punkt (*Ren*-Leitbahn 17) geführt werden. Die Fingerspitzen zeigen nach oben, so dass sich die beiden Daumen (*Shaoshang*-Punkte, Lungen-Leitbahn 11) auf Brusthöhe (*Tanzhong*-Punkt *Ren*-Leitbahn 17) befinden.

Lassen Sie die Unterarme sinken und trennen Sie die Hände voneinander. Die Handflächen weisen zum Boden. Beginnen Sie mit der Verlagerung Ihres Körpergewicht auf den linken Fuß.

Strecken Sie das linke Bein, bis dieses nur noch leicht gebeugt ist. Schieben Sie die Hüfte nach links. Der rechte Fuß steht auf die Fußspitzen und Sie pressen sanft den rechten Oberschenkel gegen den linken Oberschenkel. Gleichzeitig drehen Sie die Hände so, dass die Handflächen nach vorne weisen.
Der Zeigefinger (Shangyang-Punkt, Dickdarm-Leitbahn 1) der linken Hand befindet sich auf Höhe des linken Auges (*Tongziliao*-Punkt, Gallenblasen-Leitbahn 1). Der Daumen (*Shaoshang*-Punkt, Lungen-Leitbahn 11) der rechten Hand auf Höhe des rechten Auges (*Tongziliao*-Punkt, Gallenblasen-Leitbahn 1). Die Finger bleiben natürlich gebeugt, ebenso wie die Krallen von Katzen beim Jagen.

Der Abschnitt „Den Schmetterling jagen in Richtung Süden“ ist hier beendet.

Den Schmetterling jagen in der Mitte

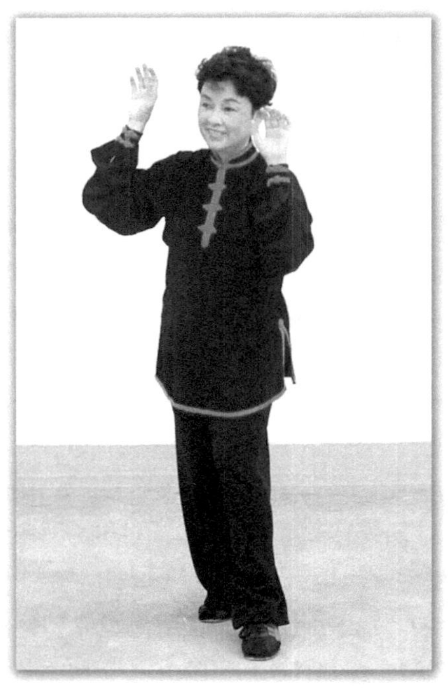

Verlagern Sie Ihr Körpergewicht auf den rechten Fuß und drehen Sie den Oberkörper etwas nach rechts. Schieben Sie die Hüfte etwas nach rechts und pressen Sie sanft den linken Oberschenkel gegen den rechten Oberschenkel. Das rechte Knie bleibt leicht gebeugt und der linke Fuß steht auf der Fußspitze. Der linke Zeigefinger (*Shangyang*-Punkt, Dickdarm-Leitbahn 1) befindet sich auf Höhe des linken Auges (*Tongziliao*-Punkt, Gallenblasen-Leitbahn 1). Der rechte Daumen (*Shaoshang*-Punkt, Lungen-Leitbahn 11) auf Höhe des rechten Auges (*Tongziliao*-Punkt, Gallenblasen-Leitbahn 1). Die Finger bleiben natürlich gebeugt, so wie die Krallen von Katzen beim Jagen.

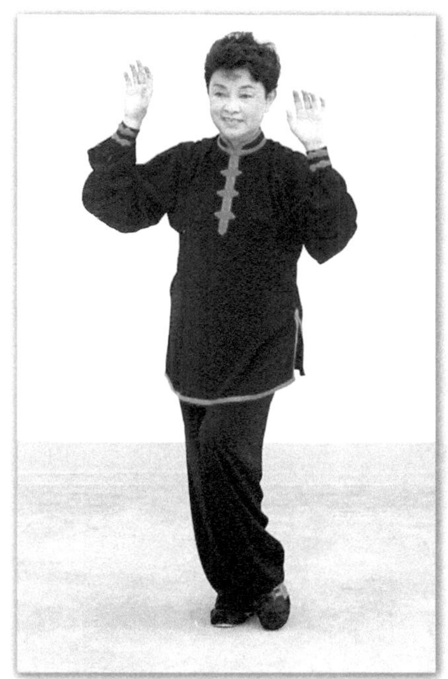
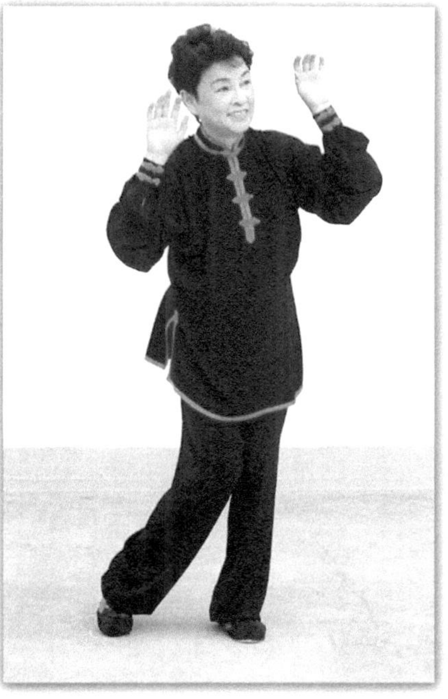

Setzen Sie den linken Fuß zuerst neben den rechten Fuß, dann setzen Sie diesen nach links auf gleicher Höhe wie den rechten ab. Der linke Fuß beschreibt dabei eine L-förmige Bewegung. Verlagern Sie Ihr Körpergewicht auf den linken Fuß. Schieben Sie die Hüfte etwas nach links und pressen Sie sanft den rechten Oberschenkel gegen den linken Oberschenkel. Das linke Knie ist leicht gebeugt, und der rechte Fuß steht auf der Fußspitze.

Der rechte Zeigefinger befindet sich auf Höhe des rechten Auges. Der linke Daumen auf Höhe des linken Auges. Die Finger bleiben natürlich gebeugt, so wie die Krallen von Katzen beim Jagen.

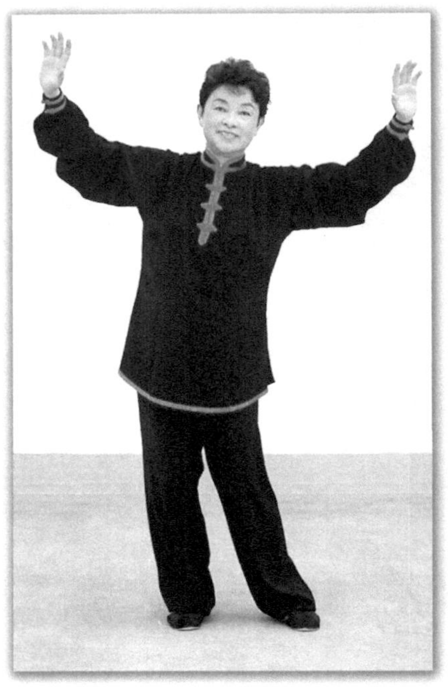

Mit der Verlagerung Ihres Körpergewicht auf den rechten Fuß setzen Sie diesen wieder auf den Boden. Schieben Sie die Hüfte nach rechts. Das rechte Knie bleibt leicht gebeugt. Gleichzeitig führen Sie beide Arme nach außen.

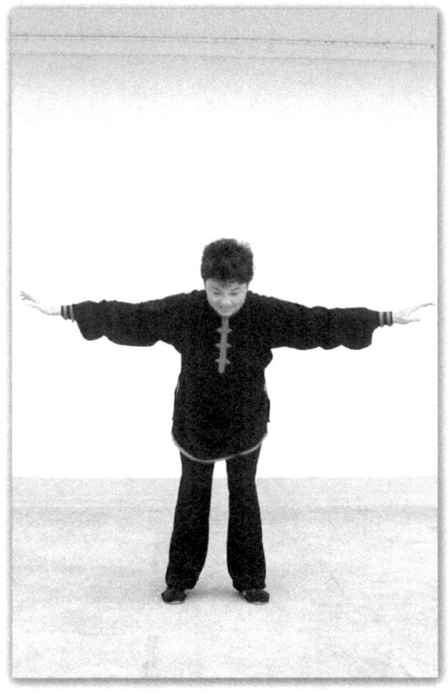

Verlagern Sie nun Ihr Körpergewicht gleichmäßig auf beide Beine. Beugen Sie den Oberkörper nach vorne und lassen Sie beide Arme seitlich sinken. Dabei weisen die Handflächen Richtung Boden. Beide Knie bleiben leicht gebeugt und der Blick ist nach unten gerichtet.

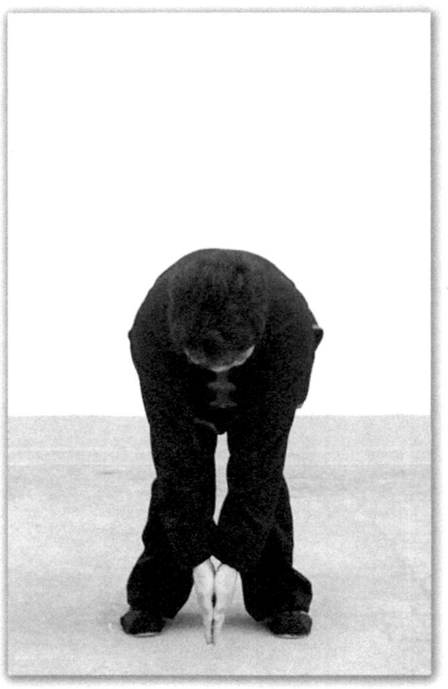

Beugen Sie den Oberkörper weiter nach vorne und legen Sie die Handflächen aneinander. Dabei pressen Sie sanft beide Oberschenkel gegeneinander.

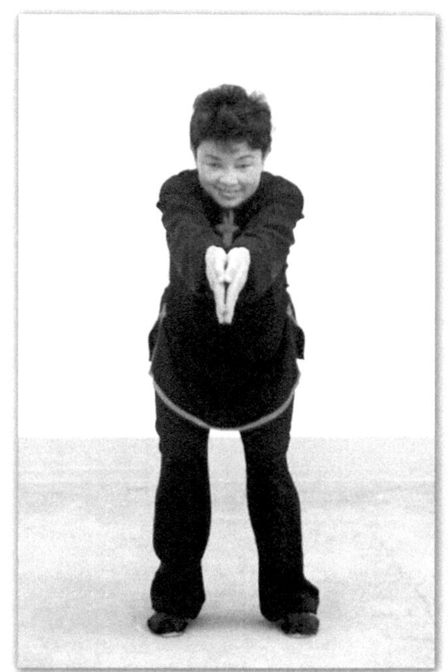
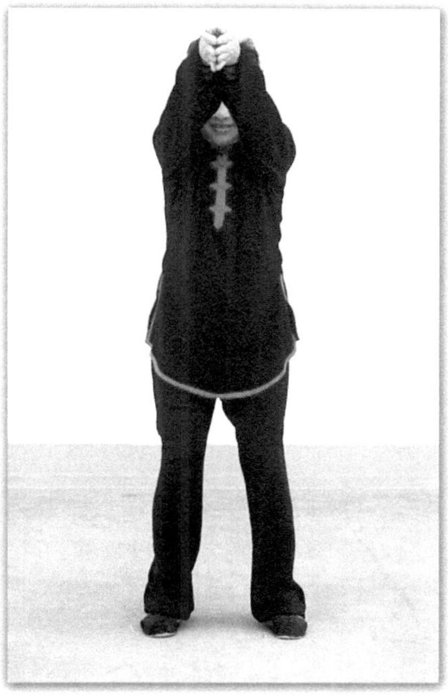

Richten Sie Ihren Oberkörper, beginnend von der Lendenwirbelsäule, langsam auf. Kreisen Sie mit den Schultern zuerst nach oben dann nach hinten. Dadurch werden die aneinander gelegten Hände von den Schultern nach oben mitgenommen und beschreiben ebenfalls eine bogenförmige Bewegung. Führen Sie die Bewegungen der Arme kontinuierlich weiter, bis sich die Hände über dem Kopf befinden.

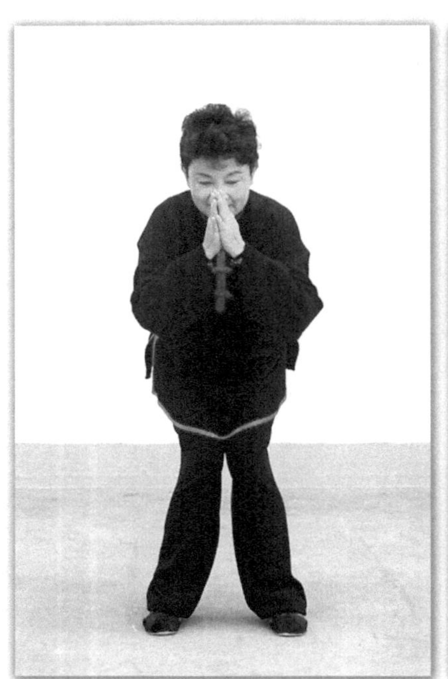

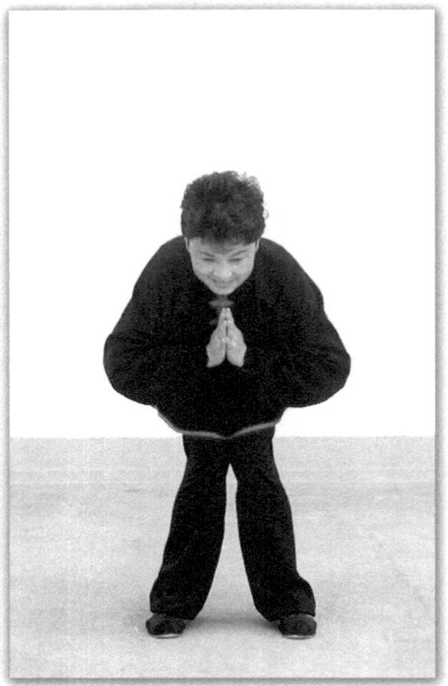

Gehen Sie in die sitzende Position und lassen Sie dabei die Schultern nach hinten unten sinken. Führen Sie die Hände bis zum Brustbein *Tanzhong*-Punkt (*Ren*-Leitbahn 17). Die Fingerspitzen zeigen nach oben, so dass sich die beiden Daumen (*Shaoshang*-Punkte, Lungen-Leitbahn11) auf Brusthöhe (*Tanzhong*-Punkt *Ren*-Leitbahn 17) befinden. Pressen Sie sanft beide Oberschenkel gegeneinander. Der Oberkörper ist nach vorne gebeugt und der Blick nach unten gerichtet.

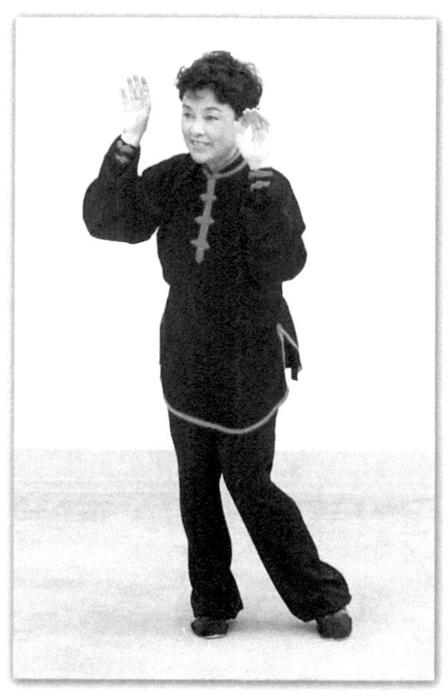

Richten Sie sich wieder auf und heben Sie die Arme, so dass die Handflächen nach vorne weisen. Verlagern Sie Ihr Körpergewicht auf den rechten Fuß. Dabei schieben Sie das Becken nach rechts. Pressen Sie sanft den linken Oberschenkel gegen den rechten Oberschenkel. Das rechte Knie ist leicht gebeugt, der linke Fuß steht auf der Fußspitze. Der Daumen der rechten Hand und der Zeigefinger der linken Hand befinden sich jeweils auf Höhe der Augenwinkel.

Der Abschnitt „Den Schmetterling jagen in der Mitte" ist hier beendet.

Den Schmetterling jagen in Richtung Westen

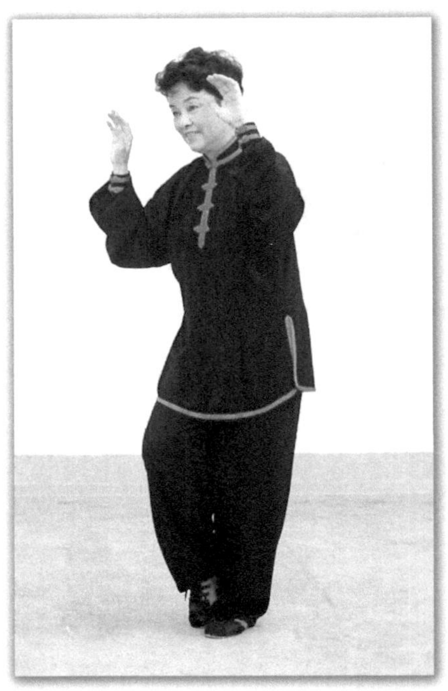

Setzen Sie den linken Fuß so ab, dass die Fußspitze nach Südwest zeigt. Verlagern Sie Ihr Körpergewicht dann auf den linken Fuß und setzen Sie die Fußspitze des rechten Fußes neben den linken Fuß. Drehen Sie den Rumpf leicht nach rechts. Schieben Sie die Hüfte nach links und pressen Sie sanft den rechten Oberschenkel gegen den linken Oberschenkel. Das linke Knie ist leicht gebeugt. Der Daumen der linken Hand und der Zeigefinger der rechten Hand befinden sich jeweils auf Höhe der Augenwinkel.

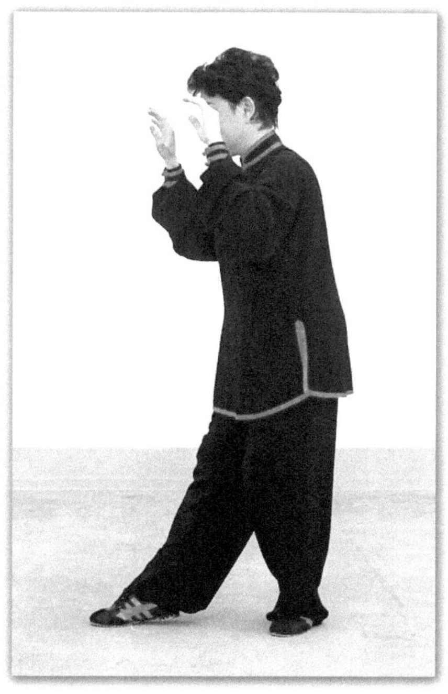

Drehen Sie den Rumpf weiter nach Westen. Setzen Sie den Fußballen des rechten Fußes einen halben Schritt nach vorne Richtung Westen.

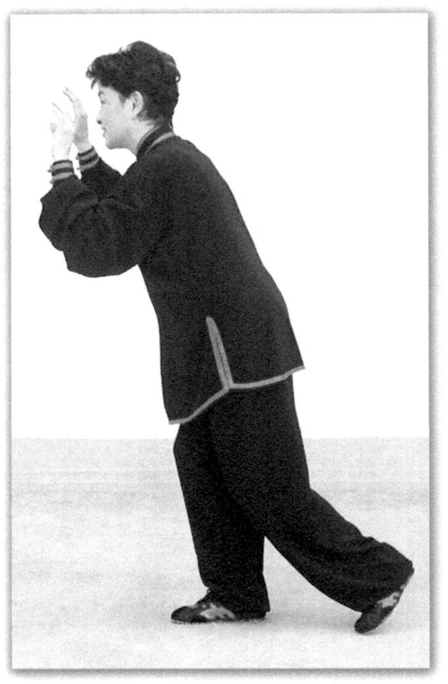

Verlagern Sie Ihr Körpergewicht auf den rechten Fuß. Schieben Sie die Hüfte nach rechts und pressen Sie sanft den linken Oberschenkel gegen den rechten Oberschenkel. Das rechte Knie bleibt leicht gebeugt, und der linke Fuß steht auf den Fußspitzen. Der Daumen der rechten Hand und der Zeigefinger der linken Hand befinden sich jeweils auf Höhe der Augenwinkel.

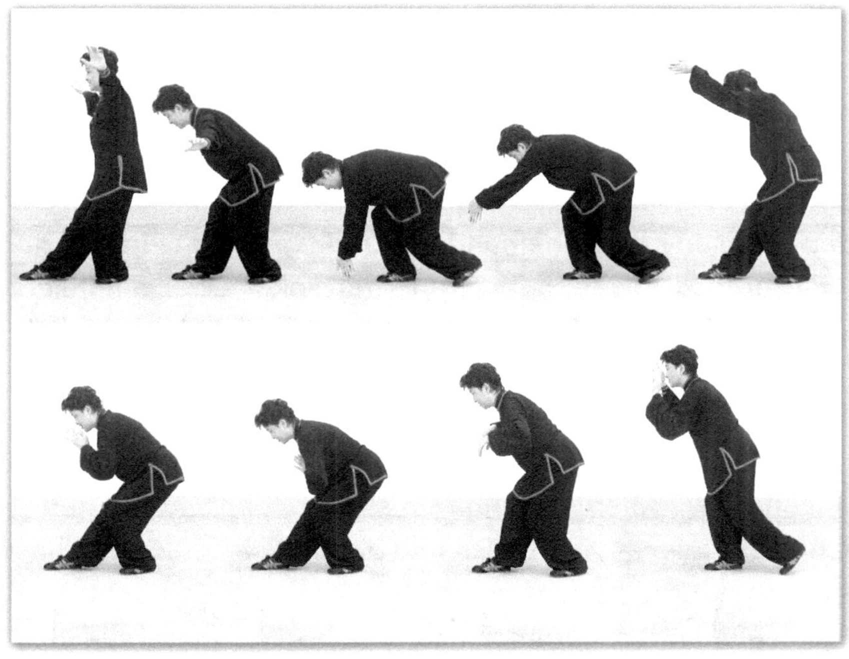

Wiederholen Sie die Bewegungsabfolge den „Schmetterling jagen“ wie beschrieben.

Verlagern Sie Ihr Körpergewicht auf das linke Bein und setzen Sie den linken Fuß so auf,
dass die Fußspitze nach links weist. Gleichzeitig führen Sie beide Arme seitlich nach
außen. Die Handflächen weisen nach unten. Der rechte Fuß steht auf dem Fußballen.

Sinken Sie im linken Bein und lassen Sie die Hände seitlich sinken. Dabei neigen Sie den Oberkörper etwas nach vorne.

Pressen Sie sanft den rechten Oberschenkel gegen den linken Oberschenkel.

Verlagern Sie Ihr Körpergewicht wieder auf den rechten Fuß und beugen Sie das rechte Knie. Gleichzeitig beugen Sie den Oberkörper nach vorne und lassen beide Hände weiter seitlich sinken. Legen Sie dann die Handflächen unterhalb des rechten Knies aneinander. Der linke Fuß steht auf der Fußspitze. Pressen Sie sanft den linken Oberschenkel gegen den rechten Oberschenkel. Ihr Blick ist nach unten gerichtet.

Richten Sie den Oberkörper, beginnend von der Lendenwirbelsäule, langsam auf. Kreisen Sie mit den Schultern zuerst nach oben und dann nach hinten. Dadurch werden die aneinander gelegten Hände von den Schultern nach oben mitgenommen und beschreiben ebenfalls eine bogenförmige Bewegung.

Verlagern Sie Ihr Körpergewicht nach hinten auf das linke Bein. Führen Sie die Bewegungen der Arme kontinuierlich weiter, bis sich die Hände über dem Kopf befinden.

Sinken Sie im linken Bein. Gleichzeitig lassen Sie die Schultern nach hinten unten sinken, so dass die Hände bis zum Brustbein *Tanzhong*-Punkt (*Ren*-Leitbahn 17) geführt werden. Die Fingerspitzen zeigen nach oben, so dass sich die beiden Daumen (*Shaoshang*-Punkte, Lungen-Leitbahn11) auf Brusthöhe (*Tanzhong*-Punkt *Ren*-Leitbahn 17) befinden.

Lassen Sie die Unterarme sinken und trennen Sie die Hände voneinander. Die Handflächen weisen zum Boden. Beginnen Sie mit der Verlagerung Ihres Körpergewicht auf den rechten Fuß.

Strecken Sie das rechte Bein, bis dieses nur noch leicht gebeugt ist. Schieben Sie die Hüfte nach rechts und Sie pressen sanft den linken Oberschenkel gegen den rechten Oberschenkel. Der linke Fuß steht auf der Fußspitze. Heben Sie die Hände so, dass die Handflächen nach vorne weisen. Der Daumen der rechten Hand und der Zeigefinger der linken Hand befinden sich jeweils auf Höhe der Augenwinkel. Die Finger bleiben natürlich gebeugt, so wie die Krallen von Katzen beim Jagen.

Der Abschnitt „Den Schmetterling jagen in Richtung Westen“ ist hier beendet.

Den Schmetterling jagen in Richtung Norden

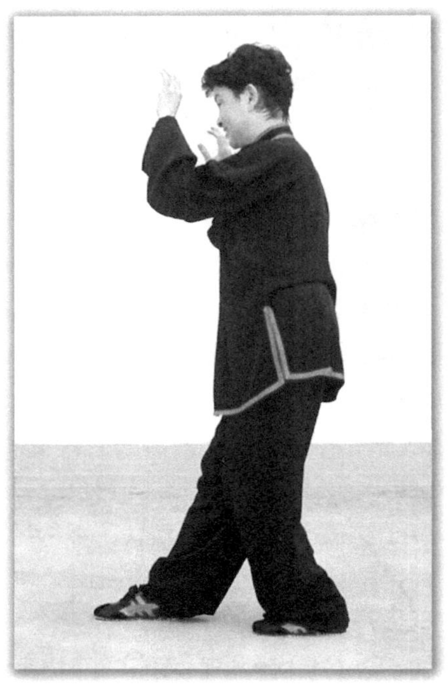

Drehen Sie den linken Fuß etwas nach rechts, so dass die Fußspitze nach Nordwest zeigt. Verlagern Sie Ihr Körpergewicht auf den linken Fuß und drehen Sie den Körper Richtung Nordwest. Schieben Sie die Hüfte nach links und pressen Sie sanft den rechten Oberschenkel gegen den linken Oberschenkel. Das linke Knie ist leicht gebeugt. Der rechte Fuß steht auf der Fußspitze. Der Daumen der linken Hand und der Zeigefinger der rechten Hand befinden sich jeweils auf Höhe der Augenwinkel.

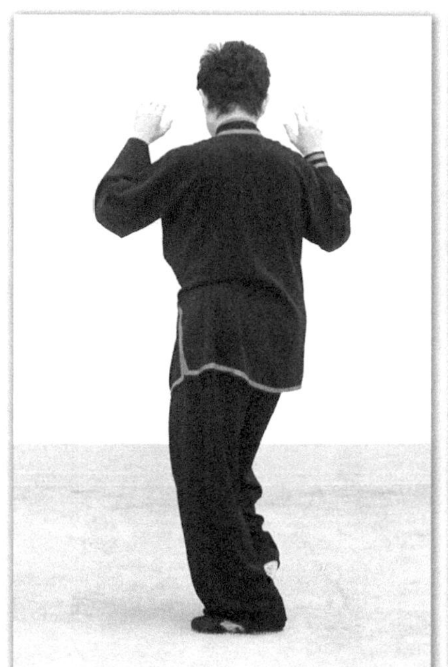

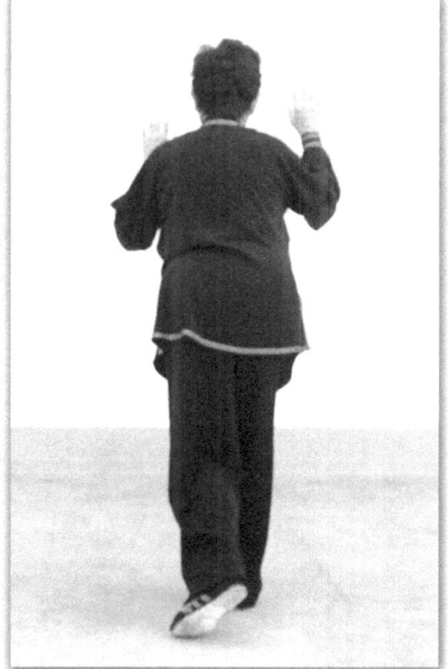

Setzen Sie die Fußspitze des rechten Fußes zuerst neben den linken Fuß und dann einen halben Schritt nach vorne Richtung Norden. Der rechte Fuß beschreibt dabei eine L-förmige Bewegung. Verlagern Sie Ihr Körpergewicht auf den rechten Fuß. Schieben Sie die Hüfte nach rechts und pressen Sie sanft den linken Oberschenkel gegen den rechten Oberschenkel. Das rechte Knie bleibt leicht gebeugt, und der linke Fuß steht auf der Fußspitze. Der Daumen der rechten Hand und der Zeigefinger der linken Hand befinden sich jeweils auf Höhe der Augenwinkel.

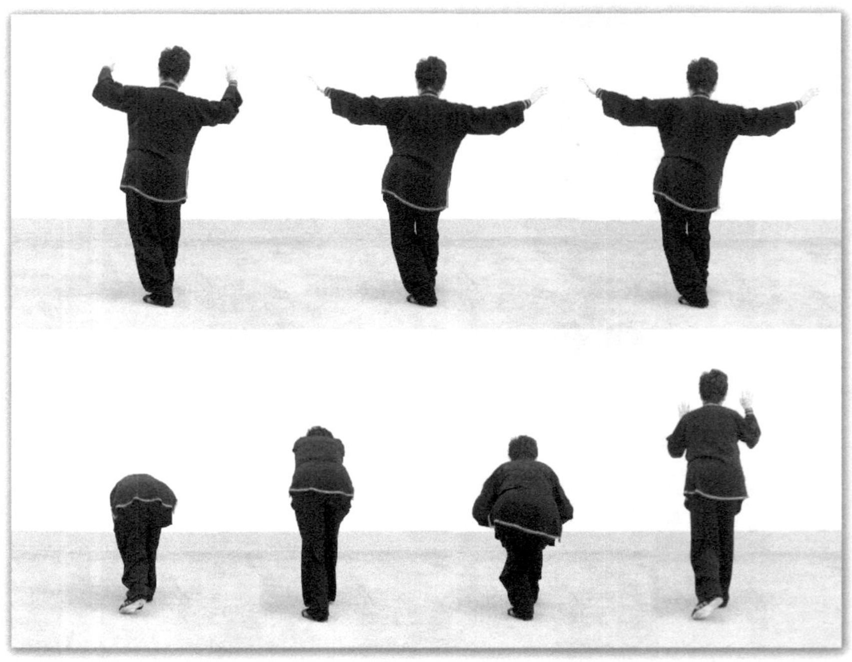

Wiederholen Sie die Bewegungsabfolge den „Schmetterling jagen" wie beschrieben.

Verlagern Sie Ihr Körpergewicht auf das linke Bein und setzen Sie den linken Fuß so auf,
dass die Fußspitze nach links weist. Gleichzeitig führen Sie beide Arme seitlich nach
außen. Die Handflächen weisen nach unten. Der rechte Fuß steht auf dem Fußballen.

Sinken Sie im linken Bein und lassen Sie die Hände seitlich sinken. Dabei neigen Sie den Oberkörper etwas nach vorne.

Pressen Sie sanft den rechten Oberschenkel gegen den linken Oberschenkel.

Verlagern Sie Ihr Körpergewicht wieder auf den rechten Fuß und beugen Sie das rechte Knie. Gleichzeitig beugen Sie den Oberkörper nach vorne und lassen beide Hände weiter seitlich sinken. Legen Sie dann die Handflächen unterhalb des rechten Knies aneinander. Der linke Fuß steht auf der Fußspitze. Pressen Sie sanft den linken Oberschenkel gegen den rechten Oberschenkel. Ihr Blick ist nach unten gerichtet.

Richten Sie den Oberkörper, beginnend von der Lendenwirbelsäule, langsam auf. Kreisen Sie mit den Schultern zuerst nach oben und dann nach hinten. Dadurch werden die aneinander gelegten Hände von den Schultern nach oben mitgenommen und beschreiben ebenfalls eine bogenförmige Bewegung.

Verlagern Sie Ihr Körpergewicht nach hinten auf das linke Bein. Führen Sie die Bewegungen der Arme kontinuierlich weiter, bis sich die Hände über dem Kopf befinden.

Sinken Sie im linken Bein. Gleichzeitig lassen Sie die Schultern nach hinten unten sinken, so dass die Hände bis zum Brustbein *Tanzhong*-Punkt (*Ren*-Leitbahn 17) geführt werden. Die Fingerspitzen zeigen nach oben, so dass sich die beiden Daumen (*Shaoshang*-Punkte, Lungen-Leitbahn 11) auf Brusthöhe (*Tanzhong*-Punkt *Ren*-Leitbahn 17) befinden.

Lassen Sie die Unterarme sinken und trennen Sie die Hände voneinander. Die Handflächen weisen zum Boden. Beginnen Sie mit der Verlagerung Ihres Körpergewicht auf den rechten Fuß.

Strecken Sie das rechte Bein, bis dieses nur noch leicht gebeugt ist. Schieben Sie die Hüfte nach rechts und Sie pressen sanft den linken Oberschenkel gegen den rechten Oberschenkel. Der linke Fuß steht auf der Fußspitze. Heben Sie die Hände so, dass die Handflächen nach vorne weisen. Der Daumen der rechten Hand und der Zeigefinger der linken Hand befinden sich jeweils auf Höhe der Augenwinkel. Die Finger bleiben natürlich gebeugt, so wie die Krallen von Katzen beim Jagen.

Damit ist der Abschnitt „Den Schmetterling in Richtung Norden jagen“ beendet.

Zurück zur Ausgangsposition

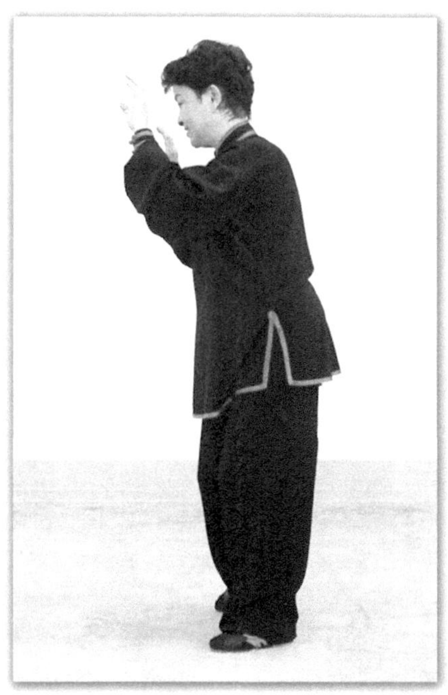

Drehen Sie den Oberkörper und den linken Fuß nach links, so dass die Fußspitze des linken Fußes nach Südwest zeigt.
Verlagern Sie Ihr Körpergewicht auf den linken Fuß.
Schieben Sie die Hüfte nach links und pressen Sie sanft den rechten Oberschenkel gegen den linken Oberschenkel. Das linke Knie bleibt leicht gebeugt und der rechte Fuß steht auf der Fußspitze. Der Daumen der linken Hand und der Zeigefinger der rechten Hand befinden sich jeweils auf Höhe der Augenwinkel.
Sie blicken nach Westen.

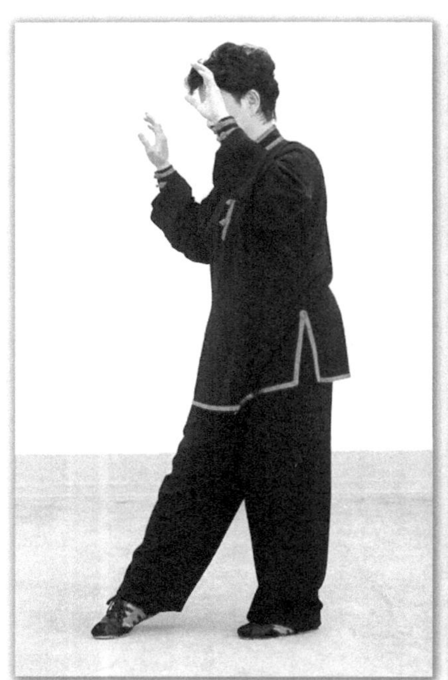

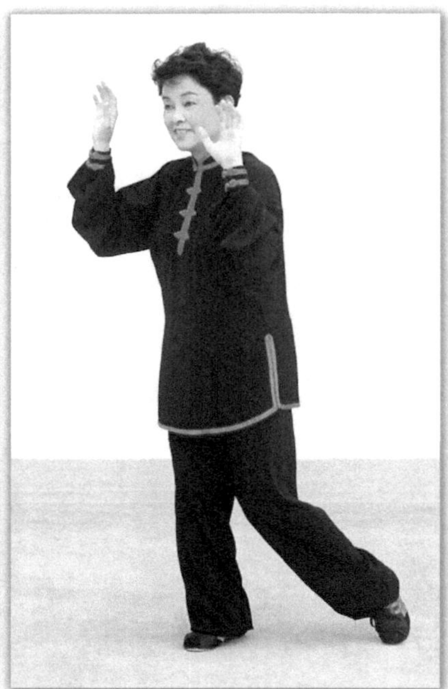

Setzen Sie den rechten Fuß auf dem Fußballen Richtung Südwest auf. Beide Füße zeigen in die gleiche Richtung. Verlagern Sie Ihr Körpergewicht auf den rechten Fuß. Schieben Sie die Hüfte nach rechts und pressen Sie sanft den linken Oberschenkel gegen den rechten Oberschenkel. Das rechte Knie bleibt leicht gebeugt und der linke Fuß steht auf der Fußspitze. Der Daumen der rechten Hand und der Zeigefinger der linken Hand befinden sich jeweils auf Höhe der Augenwinkel. Sie blicken nach Südwest.

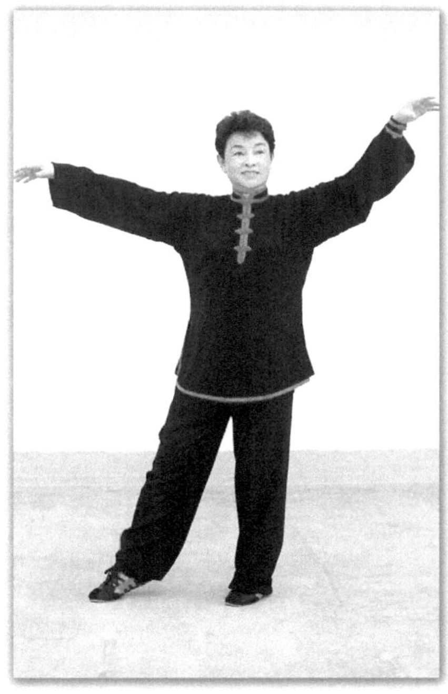

Verlagern Sie Ihr Körpergewicht auf den linken Fuß und breiten Sie die Arme seitlich aus. Der rechte Fuß steht auf der Fußspitze. Blicken Sie nach Süden.

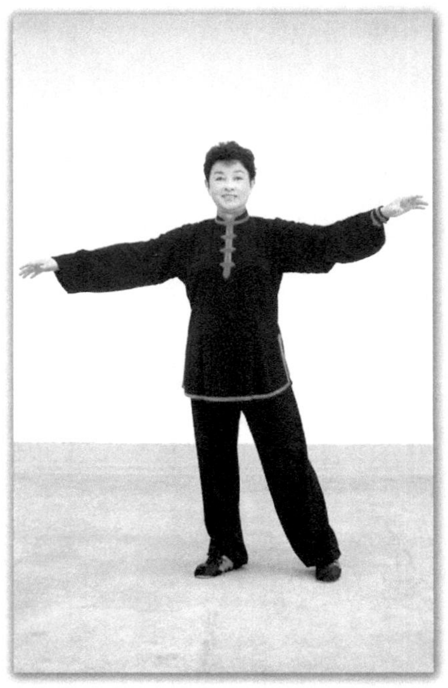

Verlagern Sie Ihr Körpergewicht auf den rechten Fuß und lassen Sie die Arme langsam sinken. Drehen Sie dabei den linken Fuß, so dass die Fußspitze Richtung Süden zeigt. Der linke Fuß steht auf der Fußspitze.

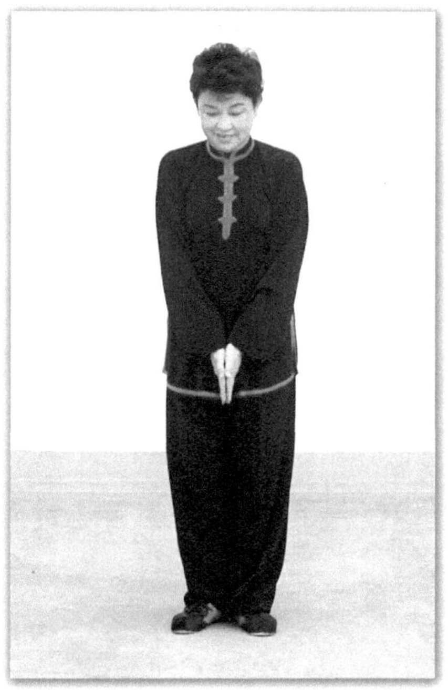

Verlagern Sie Ihr Körpergewicht auf den linken Fuß und setzen Sie den rechten Fuß an den linken Fuß. Beide Fersen berühren sich und die Fußspitzen zeigen etwas nach außen. Legen Sie die Handflächen vor dem Schambein aneinander und neigen Sie den Oberkörper leicht nach vorne.

Abschlussübung: Abschließen, Leiten und Führen

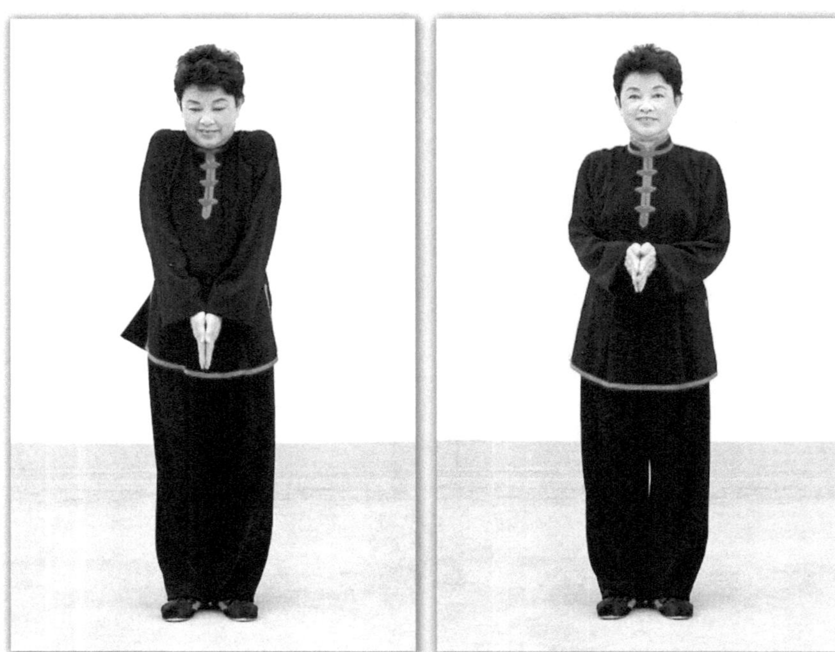

Atmen Sie ein und ziehen Sie die Schultern hoch. Führen Sie die aneinander gelegten Hände - die Fingerspitzen weisen nach unten - an der Mittellinie des Rumpfes entlang der *Ren*-Leitbahn nach oben, bis die Handgelenke (*Shenmen*-Punkte, Herz-Leitbahn 7) auf Höhe des Bauchnabels (*Shenque*-Punkt, *Ren*-Leitbahn 8) angekommen sind.

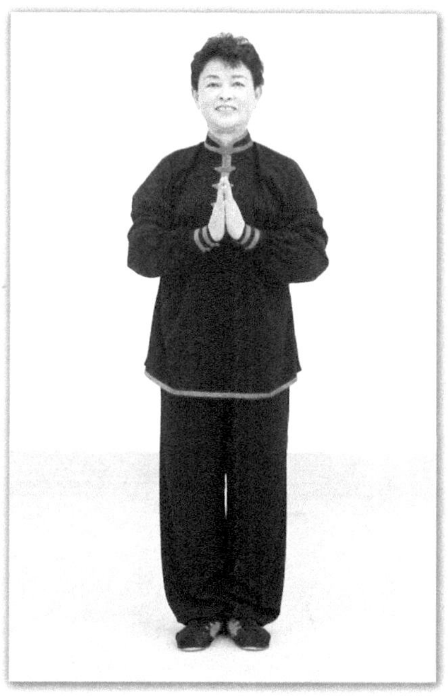

Lassen Sie die Schultern nach hinten unten sinken und atmen Sie aus. Die Ellbogen sinken und die Fingerspitzen werden nach oben gerichtet. Die Handgelenke befinden sich auf Höhe des unteren Endes des Brustbeins (*Tanzhong*-Punkt, *Ren*-Leitbahn 17).

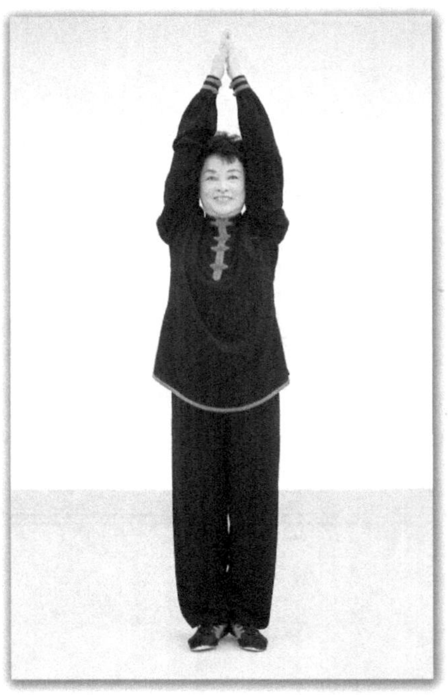

Mit der nächsten Einatmung heben Sie die Fersen langsam vom Boden. Gleichzeitig strecken Sie die beiden aneinander gelegten Hände nach oben über den Kopf.

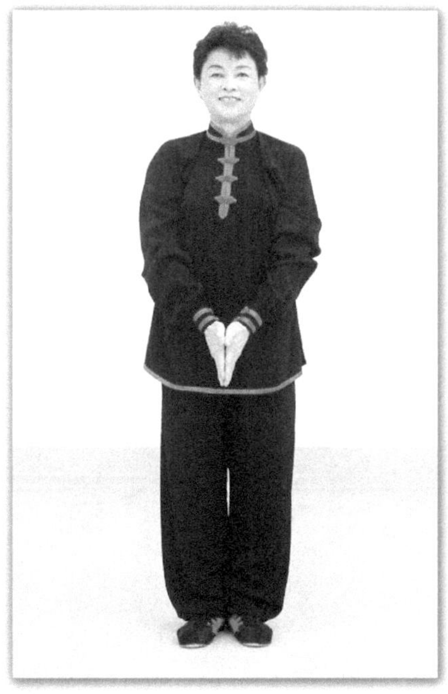

Nachdem die Hände den höchsten Punkt erreicht haben, lassen Sie die Fersen wieder mit der Ausatmung zu Boden sinken. Gleichzeitig sinken beide Hände zunächst bis zum Brustbein (*Tanzhong*-Punkt, *Ren*-Leitbahn 17). Dann drehen Sie die Fingerspitzen wieder nach unten und führen die Hände abwärts bis vor den Bereich des Schambeins (*Zhongji*-Punkt, *Ren*-Leitbahn 3).

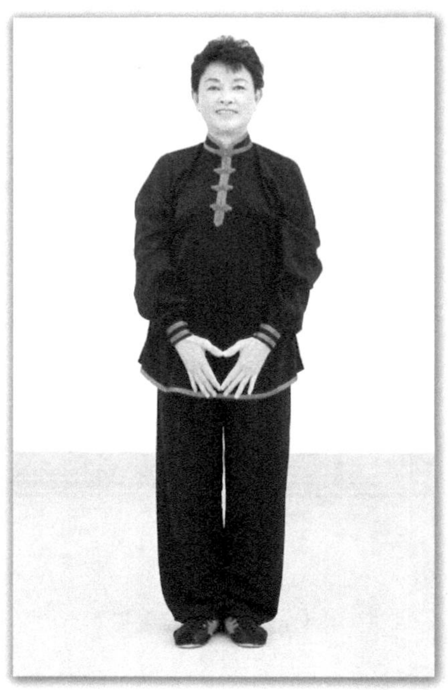

Bilden Sie mit dem Tigermaul - Bereich zwischen Daumen und Zeigefinger - der linken und rechten Hand vor dem Unterbauch die Form eines Pfeilvierecks. Dabei liegen die Daumen (*Shaoshang*-Punkte, Lungen-Leitbahn 11) jeweils rechts und links der Mittellinie des Rumpfes am oberen Rand des Schambeins auf den *Henggu*-Punkten (Nieren-Leitbahn 11).

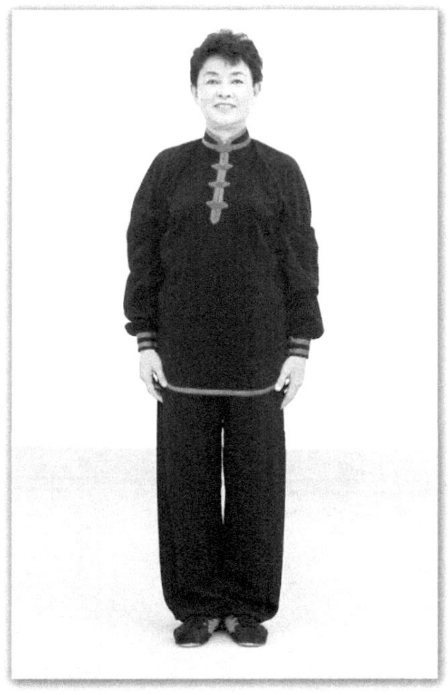

Legen Sie die Hände wieder seitlich an die Oberschenkel.

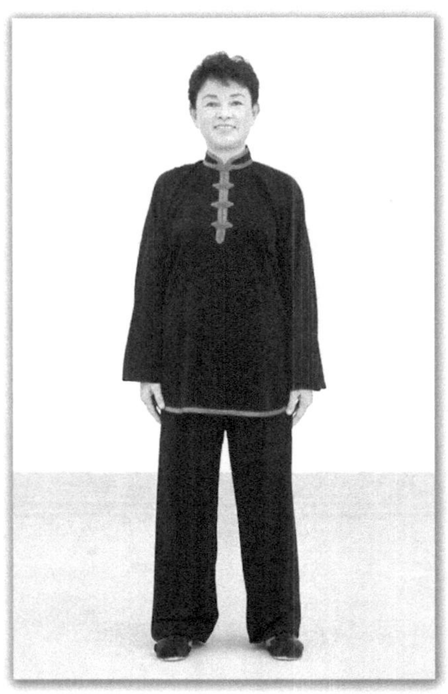

Zum Schluss setzen Sie den linken Fuß zur Seite und kehren zur Ausgangsposition zurück.

Falls Sie die Übung „Die flinke Katze jagt den Schmetterling" mehrmals wiederholen möchten, fangen Sie direkt nach der Übung wieder mit der Übung „Den Schmetterling in Richtung Osten jagen" an.

Theorie und Wirkung

- Die Bewegungen der Übung „Die flinke Katze jagt den Schmetterling“ verkörpert den typischen Charakter des Huichungong:

- Die Übung betont die Wechselwirkung zwischen den menschlichen Aktivitäten und den Fünf Elementen und legt Wert darauf, diese miteinander zu vereinigen. Aufgrund der geschickten Bewegungsausführung in verschiedenen Richtungen wirkt die Übung auf die Durchlässigkeit der Leitbahnen, auf die Pflege der Essenz, *Qi* und des Geistes, sowie auf die Ausgewogenheit von *Yin* und *Yang*. Diese trägt dazu bei, den Gesundheitszustand im allgemein zu verbessern, das Altwerden zu verzögern und das Leben zu verlängern

- Die ganzheitlichen, geschmeidigen und sanften Bewegungen wirken positiv auf die Wirbelsäule, Gelenke, Knochen und Sehnen. In der Praxis hat diese Übung eine therapeutische Wirkung auf Osteophyten (knöcherne Auswüchse) im Bereich der Hals- und Lendenwirbelsäule und bei Arthritis (entzündliche Gelenkerkrankung). Bei regelmäßigem üben können Sie sich auf leichte und flinke Schritte freuen.

- Durch die Vorwärts- und Rückwärtsbewegungen des Körpers und durch die sanfte Bewegung im Hüftbereich, kann der Lendenbereich gezielt trainiert werden. Gleichzeitig werden die inneren Organe z.B. der Darm, die Leber, der Magen und der Milz massiert und reguliert. Aus diesem Grund kann diese Übung Beschwerden im Verdauungstrakt vorbeugen. Außerdem kann sie auch zur Gewichtsreduzierung beitragen.

- Die Übung wird nach Osten, Süden, in der Mitte, Westen und Norden in 5 verschiedenen Richtungen ausgeführt. In jeder Richtung gibt es steigende, sinkende, öffnende und schließende Bewegungen in Verbindung mit der Atmung. Jede dieser 5 Richtungen enthält 3 Ebenen: Oben, welches den Himmel symbolisiert. Unten symbolisiert die Erde und die Mitte steht für den Menschen. Das bedeutet, wir nehmen das essenzielle *Qi* von Himmel und Erde auf und führen dies dann zur Mitte, zum Menschen. Dadurch kann das Lungen-*Qi* ungehindert fließen, das Wahre-*Qi* gepflegt werden und die Vermehrung von Blut und *Qi* begünstigt werden. Dies kann eine vorbeugende Wirkung auf Bronchitis (Entzündung der Schleimhaut in den Bronchien), Lungenemphysem (Lungenbläschen teilweise überdehnt und zerstört) und grippale Erkrankungen haben.

- Das Wesentliche bei dieser Übung liegt in der Pflege des endokrinen Systems, insbesondere der Pflege der Geschlechtsdrüsen. Deshalb ist diese Übung wirksam gegen chronische Erkrankungen, die durch die Störung des endokrinen Systems verursacht sind. Darüber hinaus wirkt sie auch gegen gestörte sexuelle Funktion, Prostatitis (Entzündung der männlichen Vorsteherdrüse), häufige Harnentleerung, Neurasthenie und Vergesslichkeit.

Merkmale und was es zu beachten gilt

- Die Übung „Die flinke Katze jagt den Schmetterling“ wird nach Osten, Süden, zur Mitte, nach Westen und Norden in 5 Richtungen ausgeführt. In jeder Richtung besteht die Bewegung aus 6 Phasen. So drehen Sie z.B. den Rumpf in Phase 1 in die gewünschte Bewegungsrichtung. In der zweiten Phase setzen Sie den Fuß in die entsprechende Richtung. Die Beziehungen zwischen den 5 Richtungen und den Fünf Elementen sowie den Fünf Elementen und fünf Organen sind die jeweiligen Kernpunkte dieser Übung. Die Orientierung im Raum wird hier besonders betont.

- „Die flinke Katze jagt den Schmetterling“ ist nicht nur eine Orientierungsübung, sondern auch eine Imitationsübung. Dabei werden die Gestik, die flinken und geschmeidigen Bewegungen der Katze imitiert. Jede Bewegung soll durch Leichtigkeit, Geschmeidigkeit und Sanftheit geprägt sein. Sei es die Armbewegung, die Fingerhaltung, das Fußanheben oder die Körperdrehung, das Fußsetzen und das Schieben der Hüfte. Der Blick soll Wachsamkeit und Freude beim „Jagen" ausdrücken. Wenn Sie auf diese Merkmale achten, dann können Sie mit halbem Aufwand doppelten Erfolg erzielen.

- Bei der Bewegung „Den Schmetterling jagen" sollen Sie die Hände natürlich und entspannt strecken, die Finger bleiben locker aber nicht schlaff. Die Handhaltung sieht so aus, als ob Sie einen Handball umfassen würden, damit soll eine verstärkte *Qi*-Empfindung erreicht werden. Das führt dazu, dass die Drei-Hand-*Yin*-Leitbahnen und Drei-Hand-*Yang*-Leitbahnen durchlässig gemacht, das Himmels-*Qi* und das Erde-*Qi* mit dem eigenen *Qi* besser verbunden werden kann. Nur so kann eine Vereinigung von Himmel, Erde und Mensch erlangt werden.

- Die Bewegung „Den Schmetterling jagen" besteht in jeder Richtung aus 6 Phasen. In jeder Phase sollen Sie beachten, dass die beiden Oberschenkel sanft gegeneinander gepresst werden. Insbesondere der obere Teile der beiden Oberschenkel - Schrittbereich - soll eng miteinander verbunden werden. Dabei sollte jedoch eine angemessene, lockere Kraftanwendung erfolgen.

- In der fünften Phase achten Sie auf die zusammengelegten Hände. Die beiden Hände beschreiben einen Bogen, der von unten nach oben, dann nach hinten und wieder nach unten verläuft. Der Ursprung dieser Handbewegungen sind jedoch die kreisenden Bewegungen der Schultern. Die Bewegungen in der tiefen Sitzposition führen Sie mit Sanftheit und Elastizität aus. So werden die unteren Extremitäten beim Huichungong gezielt trainiert.

- Achten Sie auf die Koordination. Die Übung wird in 5 verschiedenen Richtungen und in drei Dimensionen durchgeführt.

Verbinden Sie die fließenden, geschmeidigen Bewegungen mit einer sanften Atmung, so dass Essenz, *Qi*, Geist und der Körper mit einander vereint werden können.

- Nutzen Sie die positiven Vorstellungsbilder. In der Vorstellung sind Sie diese hübsche, flinke und gesunde Katze. In einer Natur, wo grüne und üppige Bäume wachsen und gedeihen, die Blumen in Frühlingswind duften, spielt diese Katze mit dem eigenen Körper. Nebenbei jagt sie verspielt ein paar bunten und niedlichen Schmetterlingen hinterher. Es herrscht eine harmonische und fröhliche Stimmung.

Übung 7: Der Kranich streckt sich

Unsere chinesischen Vorfahren waren der Meinung, dass der Kranich ein langes Leben genießt und nannten ihn deshalb „unsterblicher Kranich". Der Philosoph *Zhuangzi schrieb* in seinem Buch über Atmung, Leiten und Führen: „Atme tief, langsam ein und aus, stoße das Verbrauchte ab, nehme das Frische auf, bewege den Hals wie ein Bär und strecke dich wie es der Kranich tut. Ebendas führt zur Langlebigkeit". *Huichungong* schätzt den Rat von *Zhuangzi* sehr, und legt großen Wert auf die eleganten und lockeren Bewegungen des Kranichs. Seine anmutigen Streckbewegungen unterscheiden ihn von anderen Vögel. Inspiriert von den Bewegungen des Kranichs ist diese Imitationsübung entstanden.

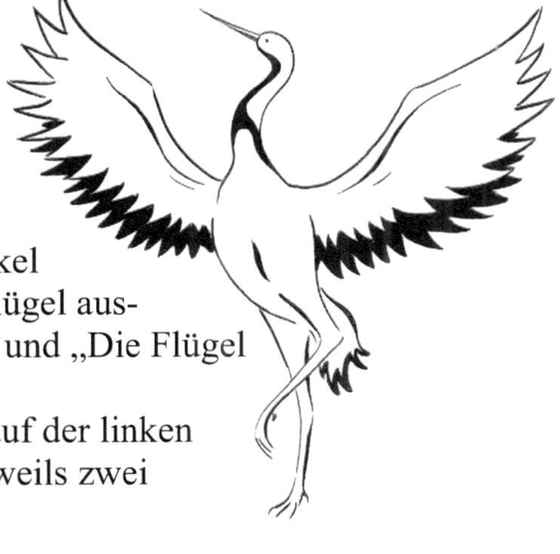

Die Übung besteht aus der Bewegung zur linken Seite und der Bewegung zur rechten Seite. Zu jeder Seite besteht die Übung wiederum aus den 6 Phasen: „Die Ferse anheben", „Den Oberschenkel anheben", „Ausstrecken", „Die Flügel ausbreiten", „Die Flügel schwingen" und „Die Flügel schließen.

Die Übung wird abwechselnd auf der linken Seite und auf der rechten Seite jeweils zwei Mal wiederholt.

In Ruhe ein- und ausatmen (Xujing)

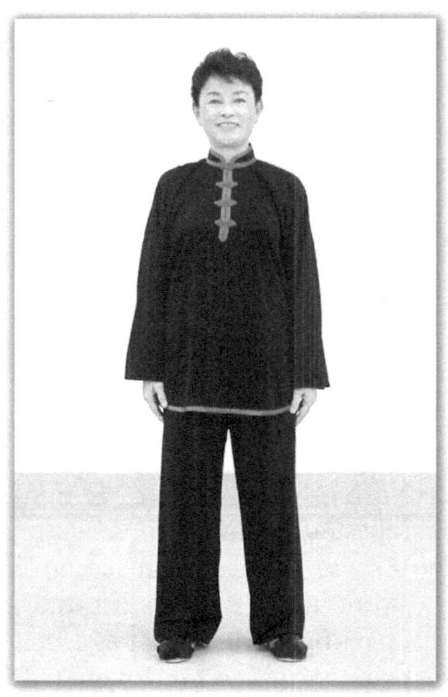

Stehen Sie in schulterbreiter Fußhaltung mit dem Gesicht Richtung Süden. Sie bleiben ruhig und gelassen, mit einem Lächeln im Gesicht. Legen Sie die Hände seitlich an die Oberschenkel, so dass die Mittelfinger (*Fengshi*-Punkte, Herzbeutel-Leitbahn 9) die Oberschenkel (*Fengshi*-Punkte, Gallenblasen-Leitbahn 31) seitlich sanft berühren.

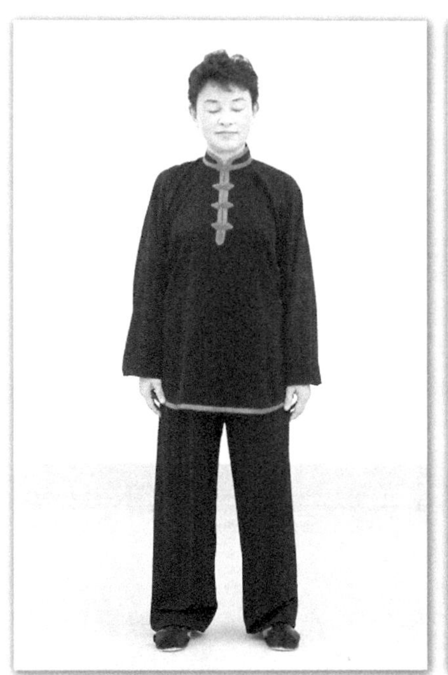

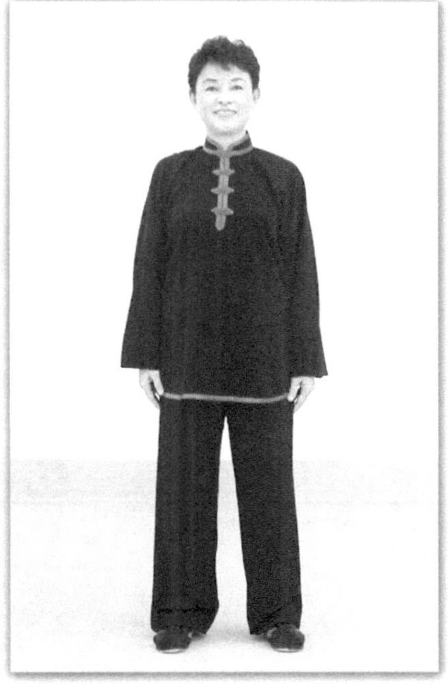

Nehmen Sie eine lockere und optimal entspannte Körperhaltung ein. Der Kopf und die Wirbelsäule sind aufgerichtet. Schließen Sie sanft die Augen und ziehen Sie das Kinn ein wenig zurück. Richten Sie Ihren Blick nach innen. Atmen Sie 1-mal ein und aus, dabei denken Sie beim Einatmen an Ruhe und beim Ausatmen an Entspannung. Öffnen Sie langsam die Augen.

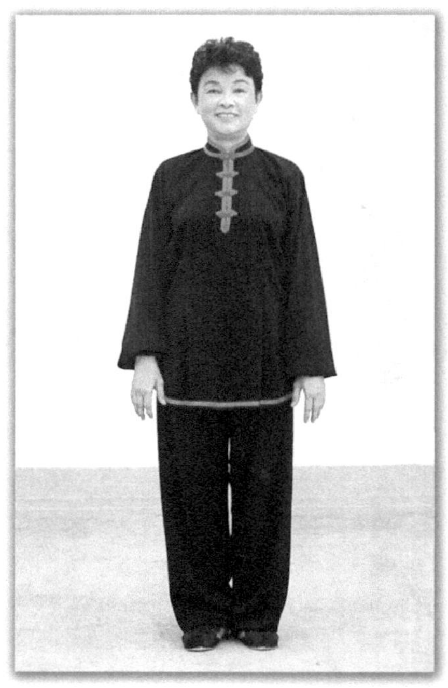

Verlagern Sie Ihr Körpergewicht auf das rechte Bein und setzen den linken Fuß neben den rechten, so dass beide Fersen sich berühren und die Fußspitzen leicht nach außen weisen.

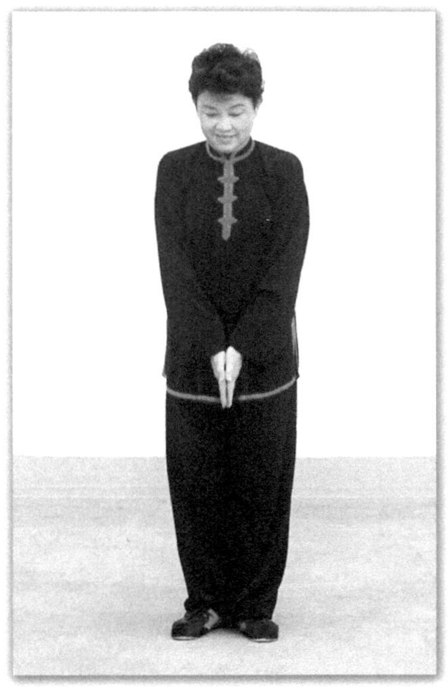

Neigen Sie den Oberkörper etwas nach vorne. Sie führen beide Hände vor das Schambein und legen die Handflächen aneinander.

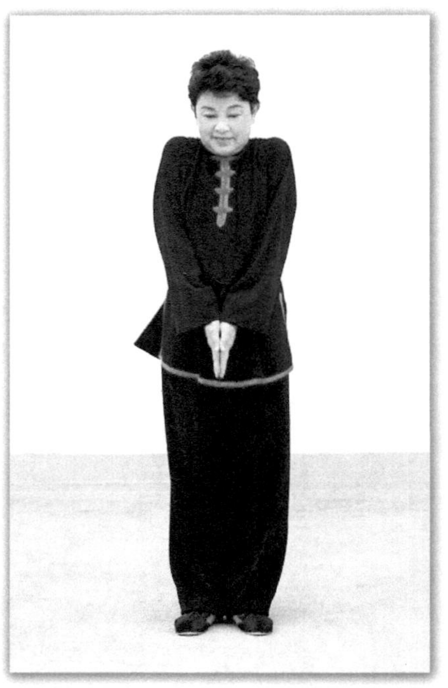

Atmen Sie ein und ziehen Sie die Schultern hoch. Führen Sie die aneinander gelegten Hände - die Fingerspitzen weisen nach unten - an der Mittellinie des Rumpfes entlang der *Ren*-Leitbahn nach oben, bis die Handgelenke (*Shenmen*-Punkte, Herz-Leitbahn 7) auf Höhe des Bauchnabels (*Shenque*-Punkt, *Ren*-Leitbahn 8) angekommen sind.

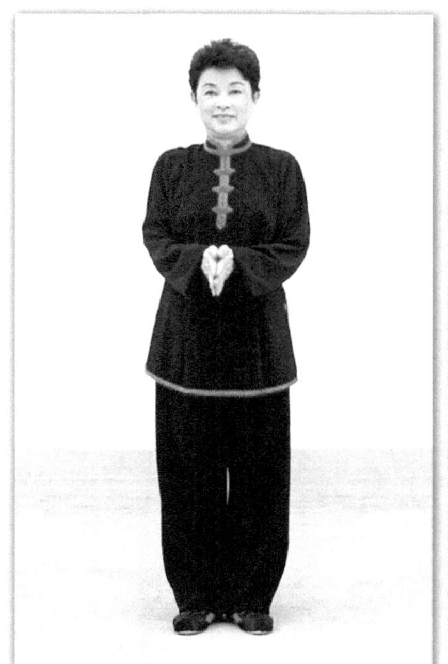
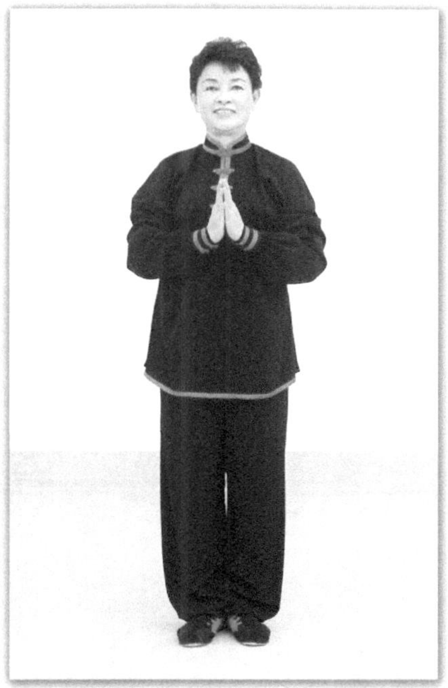

Lassen Sie die Schultern nach hinten sinken und atmen Sie aus, so dass die Ellbogen ebenfalls sinken und die Fingerspitzen nach oben gerichtet werden. Die Handgelenke befinden sich auf Höhe des unteren Endes des Brustbeins (*Tanzhong*-Punkt, *Ren*-Leitbahn 17).

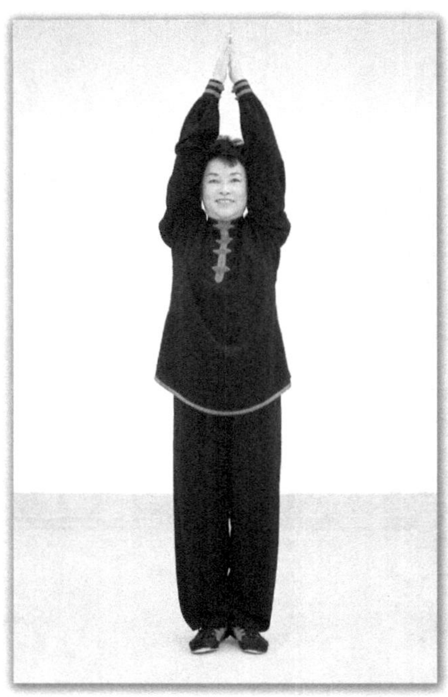

Führen Sie die Hände weiter nach oben bis über den Kopf. Gleichzeitig lösen Sie die beiden Fersen vom Boden.

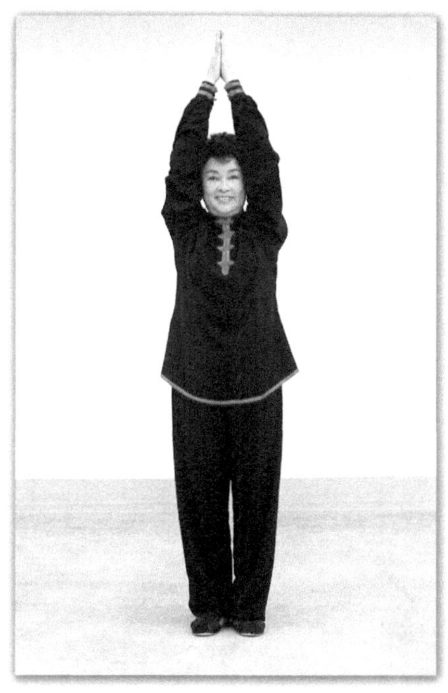

Nachdem Sie den höchsten Punkt erreicht haben, lassen Sie die Fersen wieder zum Boden sinken.

Bewegung zur linken Seite - Die Ferse anheben (Ansatzpunkt zum zweiten Durchgang)

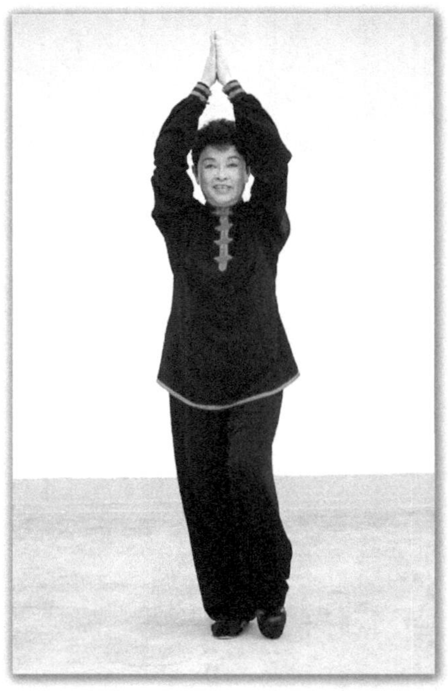

Verlagern Sie Ihr Körpergewicht auf das rechte Bein. Heben Sie die Ferse des linken Fußes an, so dass der linke Fuß auf der Fußspitze steht.

Den Oberschenkel anheben

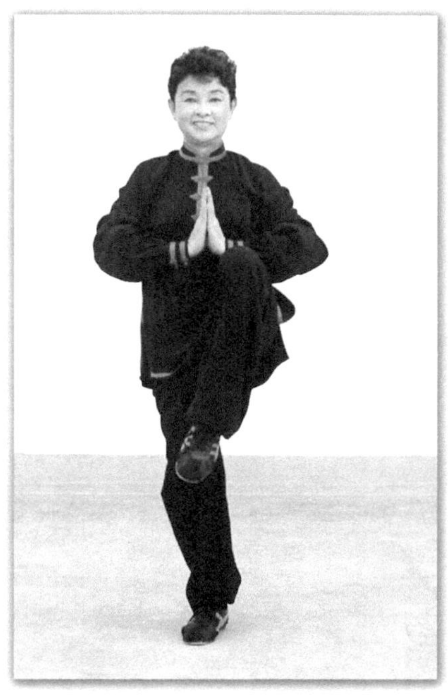

Führen Sie die aneinander gelegten Hände nach unten bis auf Brusthöhe (*Tanzhong*-Punkt, *Ren*-Leitbahn 17). Die Fingerspitzen zeigen nach wie vor nach oben. Gleichzeitig heben Sie das linke Bein an, so dass sich das Knie etwa auf Höhe des Bauchnabels befindet. Unterschenkel und Fußgelenk sind entspannt, die Fußspitze zeigt nach unten. Ihr Blick ist nach Süden (geradeaus) gerichtet.

Ausstrecken

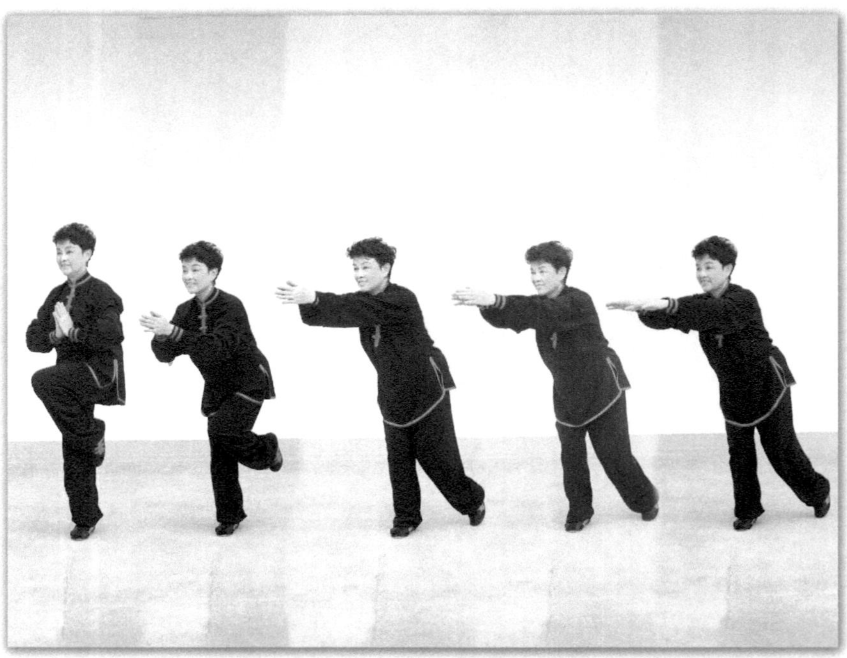

Drehen Sie den Rumpf nach rechts in Richtung Südwest. Beugen Sie das rechte Knie und strecken Sie langsam die Arme in Richtung Südwest aus. Gleichzeitig strecken Sie das linke Bein nach hinten in Richtung Nordost. Setzen Sie anschließend die Spitze des linken Fußes nach hinten auf den Boden. Danach trennen Sie beide Hände voneinander und drehen die Handflächen nach unten. Pressen Sie sanft den linken Oberschenkel gegen den rechten Oberschenkel.

Die Flügel ausbreiten

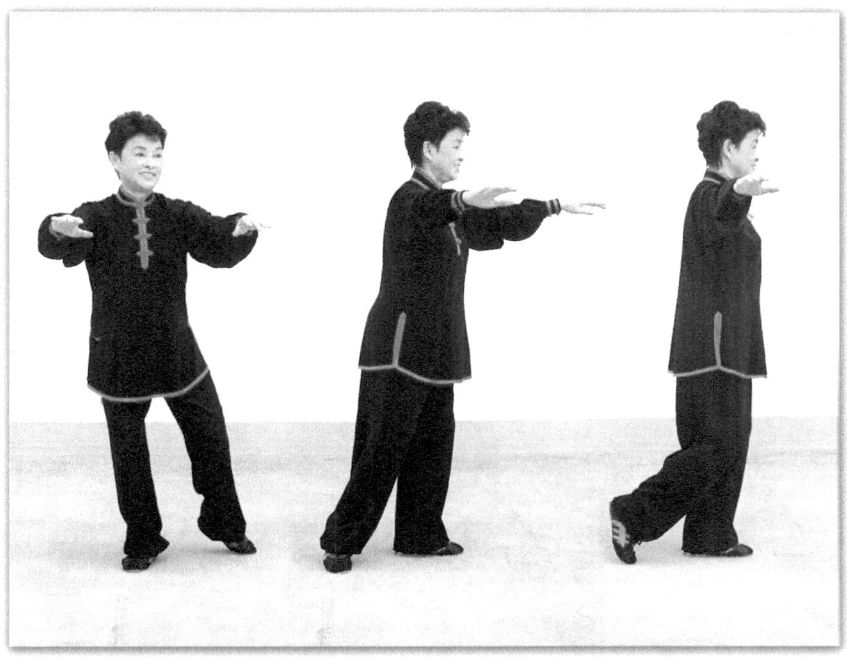

Drehen Sie den Rumpf und den linken Fuß langsam nach links in Richtung Osten, dabei breiten Sie allmählich beide Arme seitlich aus wie zwei Flügel.

Sobald die linke Fußspitze nach Osten zeigt, verlagern Sie das Körpergewicht auf den linken Fuß und heben die rechte Ferse an. Pressen Sie sanft den rechten Oberschenkel gegen den linken Oberschenkel. Die Arme sind seitlich ausgestreckt und der Blick ist nach Osten gerichtet.

Die Flügel schwingen

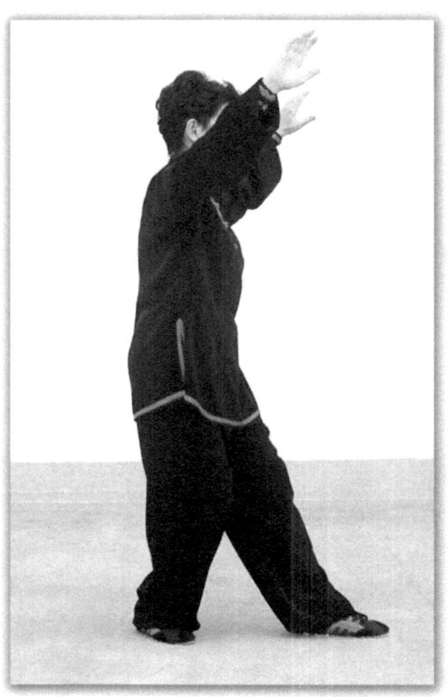

Verlagern Sie das Körpergewicht nach hinten auf den rechten Fuß und lassen Sie dabei die Ferse zu Boden sinken. Die Fußspitze des rechten Fußes zeigt schräg nach außen Richtung Südost. Gleichzeitig schwingen Sie beide Hände nach oben. Die Ellbogen und Handgelenke bleiben locker und entspannt.

Das linke Bein ist unbelastet (Leerer Schritt) und der linke Fuß steht auf dem Fußballen.

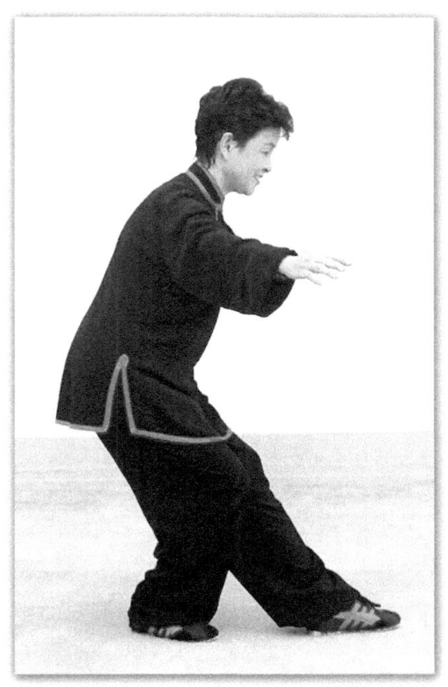

Setzen Sie sich leicht nach hinten, in dem Sie im rechten Bein sinken. Lockern Sie die Schultern und schwingen Sie die Arme nach vorne unten. Die Handflächen weisen zum Boden. Der Blick ist nach vorne unten gerichtet.

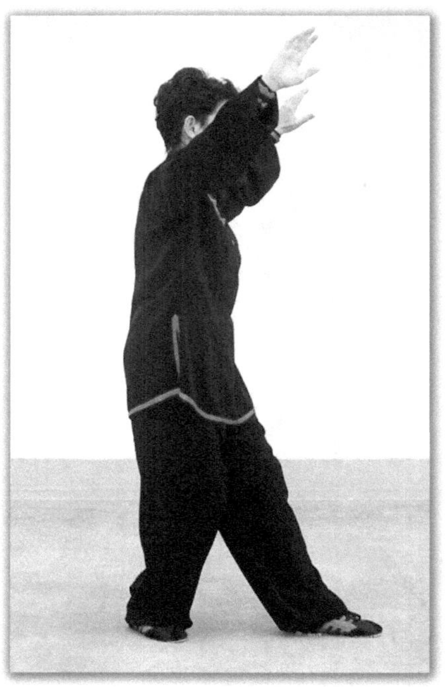

Strecken Sie das hintere Bein wieder und schwingen Sie dabei beide Arme wieder nach oben, wie die Flügel eines Kranichs.

Die Flügel schließen

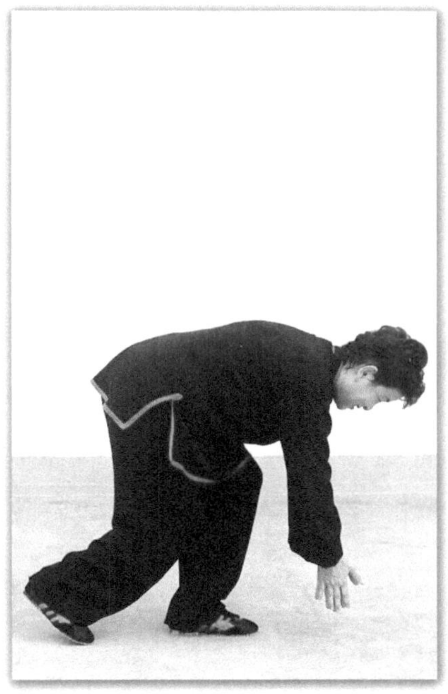

Verlagern Sie Ihr Körpergewicht auf den linken Fuß und beugen Sie das linke Knie. Neigen sie den Rumpf nach vorne und lassen Sie dabei beide Arme nach vorne unten sinken. Legen Sie die Handflächen vor dem linken Fuß aneinander. Der rechte Fuß steht auf der Fußspitze. Pressen Sie sanft den rechten Oberschenkel gegen den linken Oberschenkel. Der Blick ist nach unten gerichtet.

Bewegung zur rechten Seite - Die Ferse anheben

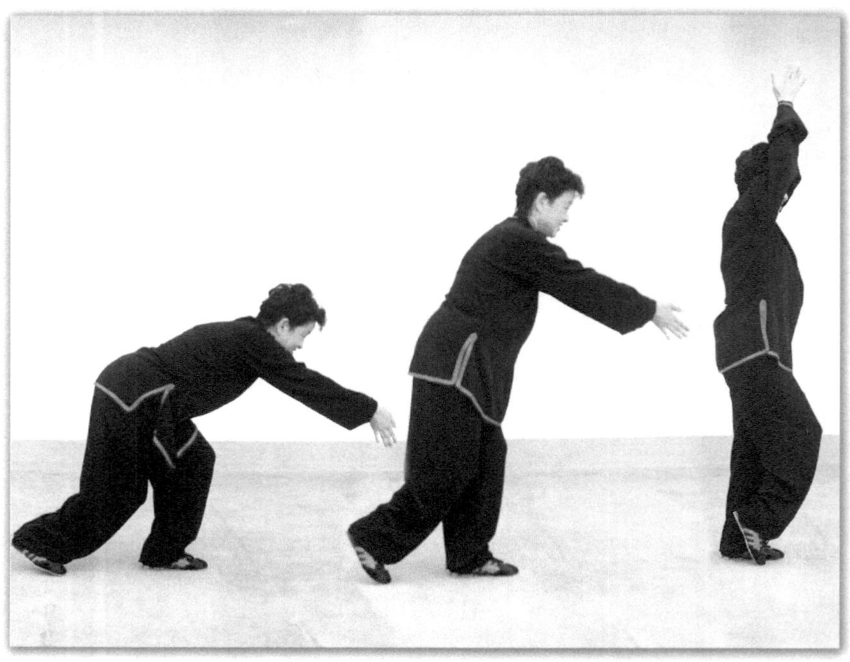

Mit dem Aufrichten des Rumpfes strecken Sie das linke Bein. Führen Sie die aneinander gelegten Hände bogenförmig nach oben über den Kopf. Setzen Sie den rechten Fuß mit der Fußspitze neben den linken Fuß.

Den Oberschenkel anheben

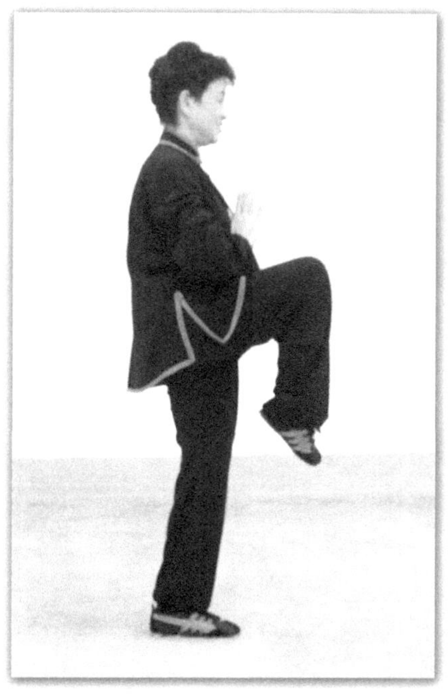

Führen Sie die aneinander gelegten Hände nach unten bis auf Brusthöhe (*Tanzhong*-Punkt, *Ren*-Leitbahn 17). Die Fingerspitzen zeigen nach wie vor nach oben. Gleichzeitig heben Sie das rechte Bein an, so dass sich das Knie etwa auf Höhe des Bauchnabels befindet. Unterschenkel und Fußgelenk sind entspannt, die Fußspitze zeigt nach unten. Ihr Blick ist nach Osten (geradeaus) gerichtet.

Ausstrecken

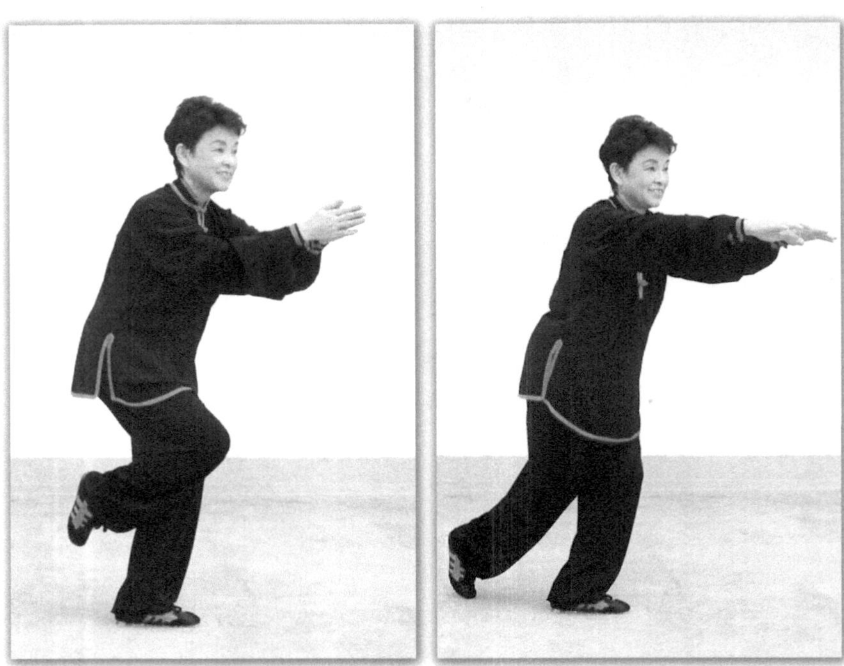

Drehen Sie den Rumpf nach rechts in Richtung Südost. Beugen Sie das linke Knie und strecken Sie langsam die Arme in Richtung Südost aus. Gleichzeitig strecken Sie das rechte Bein nach hinten in Richtung Nordwest. Setzen Sie anschließend die Spitze des rechten Fußes nach hinten auf den Boden. Danach trennen Sie beide Hände voneinander und drehen die Handflächen nach unten. Pressen Sie sanft den rechten Oberschenkel gegen den linken Oberschenkel.

Die Flügel ausbreiten

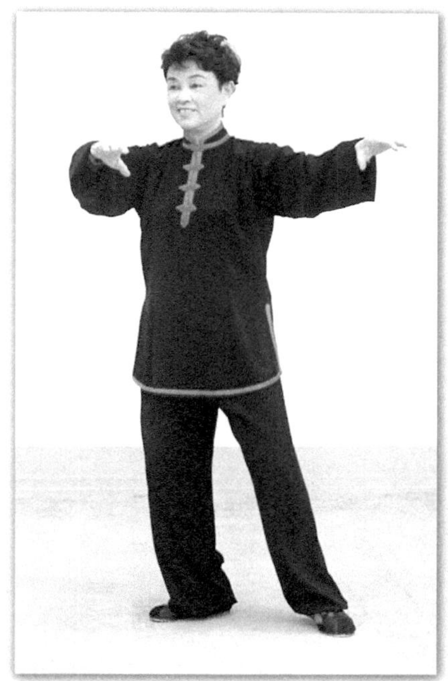
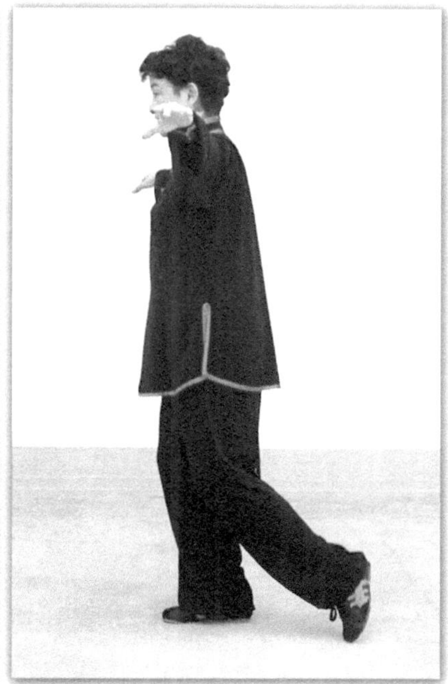

Drehen Sie den Rumpf und den rechten Fuß langsam nach rechts in Richtung Westen, dabei breiten Sie allmählich beide Arme seitlich aus wie zwei Flügel.
Sobald die rechte Fußspitze nach Westen zeigt, verlagern Sie das Körpergewicht auf den rechten Fuß und heben die linke Ferse an. Pressen Sie sanft den linken Oberschenkel gegen den rechten Oberschenkel. Die Arme sind seitlich ausgestreckt und der Blick ist nach Westen gerichtet.

Die Flügel schwingen

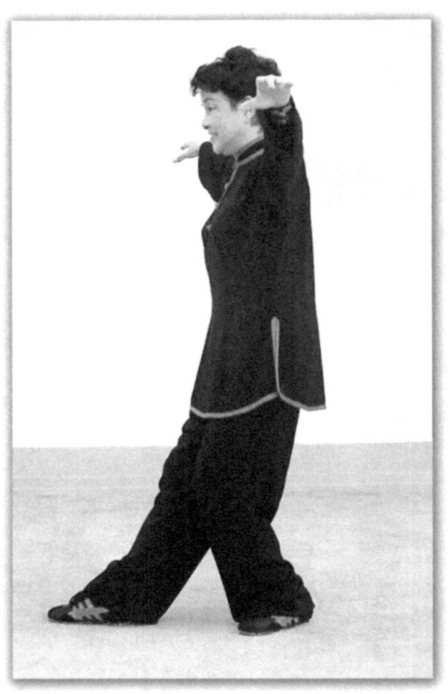

Verlagern Sie das Körpergewicht nach hinten auf den linken Fuß und lassen Sie dabei die Ferse zu Boden sinken. Die Fußspitze des linken Fußes zeigt schräg nach außen Richtung Südwest. Gleichzeitig schwingen Sie beide Hände nach oben. Die Ellbogen und Handgelenke bleiben locker und entspannt.

Das rechte Bein ist unbelastet (Leerer Schritt) und der rechte Fuß steht auf dem Fußballen.

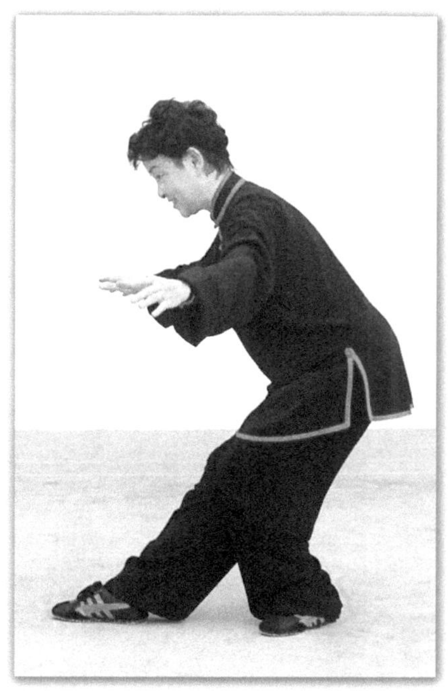

Setzen Sie sich leicht nach hinten, in dem Sie im linken Bein sinken. Lockern Sie die Schultern und schwingen Sie die Arme nach vorne unten. Die Handflächen weisen zum Boden. Der Blick ist nach vorne unten gerichtet.

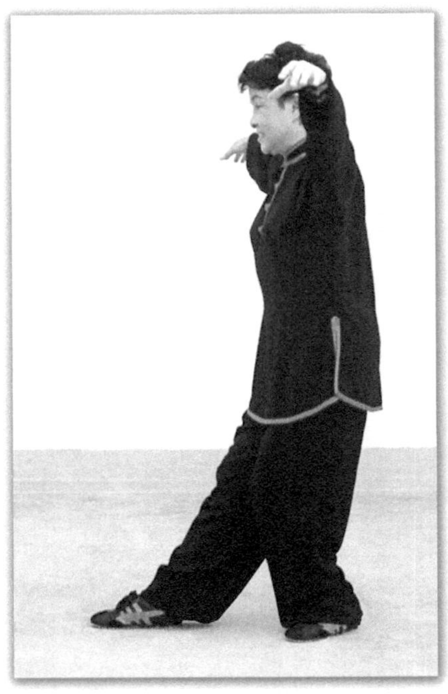

Strecken Sie das hintere Bein wieder und schwingen Sie dabei beide Arme wieder nach oben, wie die Flügel eines Kranichs.

Die Flügel schließen

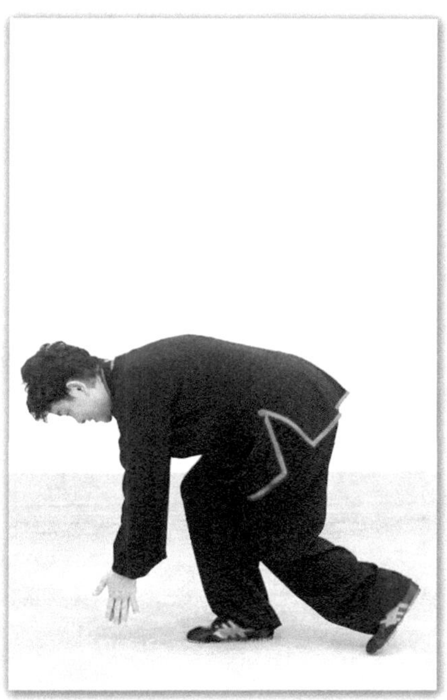

Verlagern Sie Ihr Körpergewicht auf den rechten Fuß und beugen Sie das rechte Knie. Neigen sie den Rumpf nach vorne und lassen Sie dabei beide Arme nach vorne unten sinken. Legen Sie die Handflächen vor dem rechten Fuß aneinander.

Der linke Fuß steht auf der Fußspitze. Pressen Sie sanft den linken Oberschenkel gegen den rechten Oberschenkel. Der Blick ist nach unten gerichtet.

Die Ferse anheben

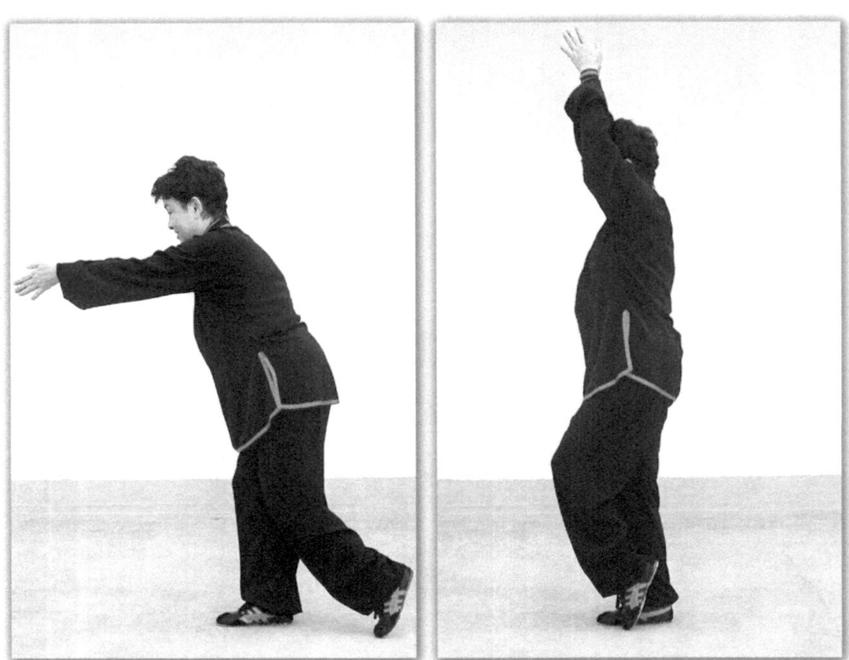

Mit dem Aufrichten des Rumpfes strecken Sie das rechte Bein. Führen Sie die aneinander gelegten Hände bogenförmig nach oben über den Kopf. Setzen Sie den linken Fuß mit der Fußspitze neben den rechten Fuß.

Den Oberschenkel anheben

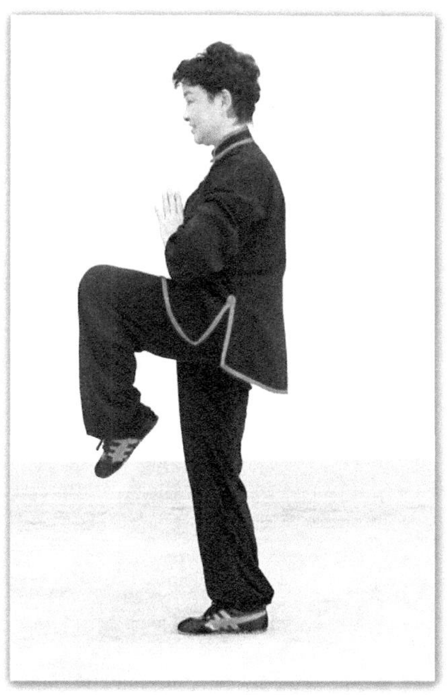

Führen Sie die aneinander gelegten Hände nach unten bis auf Brusthöhe (*Tanzhong*-Punkt, *Ren*-Leitbahn 17). Die Fingerspitzen zeigen nach wie vor nach oben. Gleichzeitig heben Sie das linke Bein an, so dass sich das Knie etwa auf Höhe des Bauchnabels befindet. Unterschenkel und Fußgelenk sind entspannt, die Fußspitze zeigt nach unten. Ihr Blick ist nach Westen (geradeaus) gerichtet.

Ausstrecken

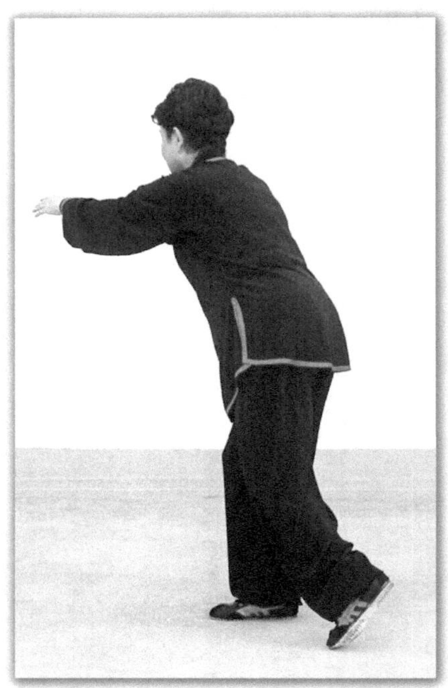

Drehen Sie den Rumpf nach rechts in Richtung Nordwest. Beugen Sie das rechte Knie und strecken Sie langsam die Arme in Richtung Nordwest aus. Gleichzeitig strecken Sie das linke Bein nach hinten in Richtung Südost. Setzen Sie anschließend die Spitze des linken Fußes nach hinten auf den Boden. Danach trennen Sie beide Hände voneinander und drehen die Handflächen nach unten. Pressen Sie sanft den linken Oberschenkel gegen den rechten Oberschenkel.

Die Flügel ausbreiten

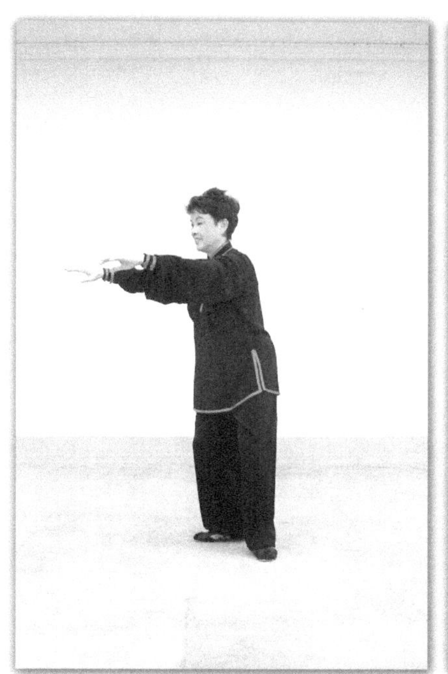

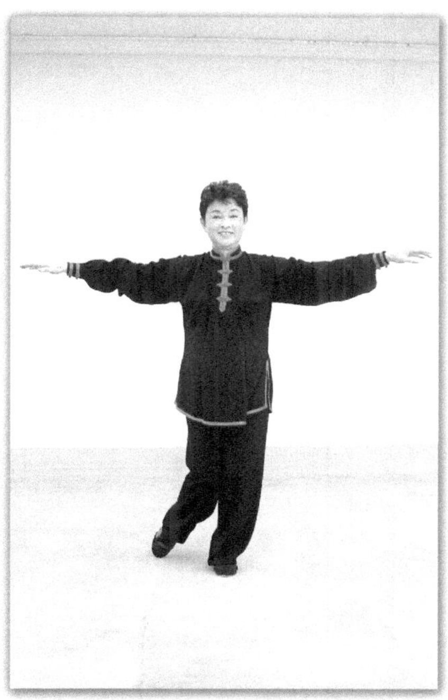

Drehen Sie den Rumpf und den linken Fuß langsam nach links in Richtung Süden, dabei breiten Sie allmählich beide Arme seitlich aus wie zwei Flügel.
Sobald die linke Fußspitze nach Süden zeigt, verlagern Sie das Körpergewicht auf den linken Fuß und heben die rechte Ferse an. Pressen Sie sanft den rechten Oberschenkel gegen den linken Oberschenkel. Die Arme sind seitlich ausgestreckt und der Blick ist nach Süden gerichtet.

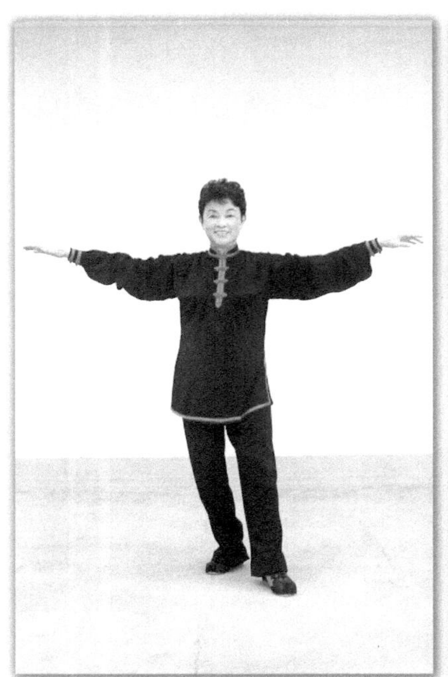
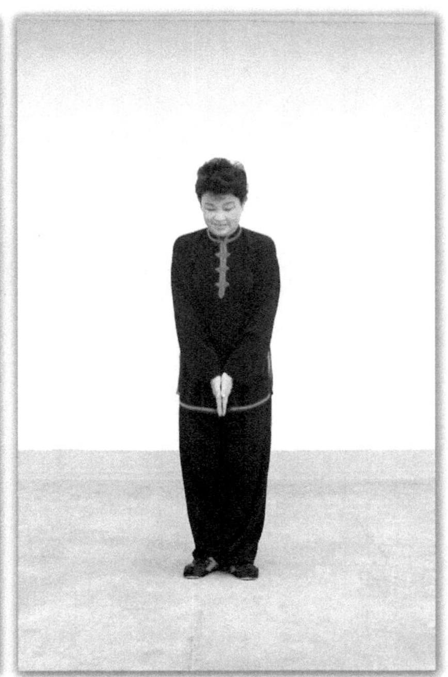

Verlagern Sie Ihr Körpergewicht auf das rechte Bein und lassen Sie dabei die Ferse zu Boden sinken. Setzen Sie den linken Fuß neben den rechten, so dass beide Fersen sich berühren und die Fußspitzen leicht nach außen weisen. Legen Sie beide Handflächen vor dem Schambein zusammen und neigen Sie den Oberkörper leicht nach vorne.

Abschluss oder Übergang zum zweiten Durchgang

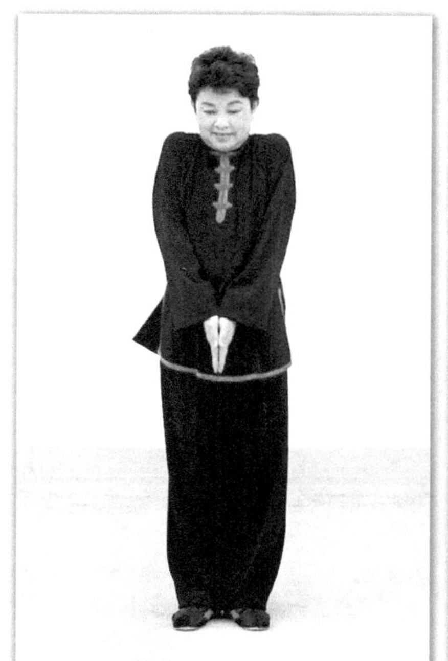

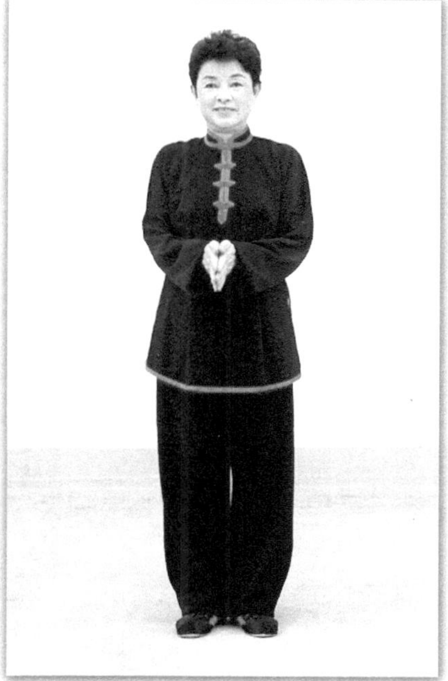

Atmen Sie ein und ziehen Sie die Schultern hoch. Führen Sie die aneinander gelegten Hände - die Fingerspitzen weisen nach unten - an der Mittellinie des Rumpfes entlang der *Ren*-Leitbahn nach oben, bis die Handgelenke (*Shenmen*-Punkte, Herz-Leitbahn 7) auf Höhe des Bauchnabels (*Shenque*-Punkt, *Ren*-Leitbahn 8) angekommen sind.

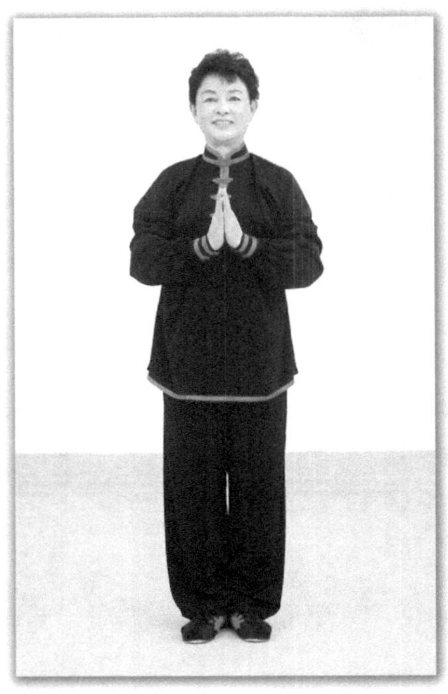

Lassen Sie die Schultern nach hinten unten sinken und atmen Sie aus. Die Ellbogen sinken und die Fingerspitzen werden nach oben gerichtet. Die Handgelenke befinden sich auf Höhe des unteren Endes des Brustbeins (*Tanzhong*-Punkt, *Ren*-Leitbahn 17).

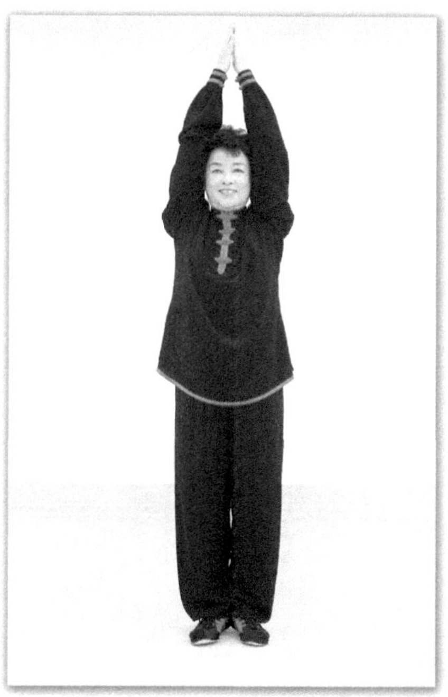

Mit der nächsten Einatmung heben Sie die Fersen langsam vom Boden. Gleichzeitig strecken Sie die beiden aneinander gelegten Hände nach oben über den Kopf.

An dieser Stelle beginnen Sie mit dem Ansatzpunkt zum zweiten Durchgang.

Abschlussübung: Abschließen, Leiten und Führen

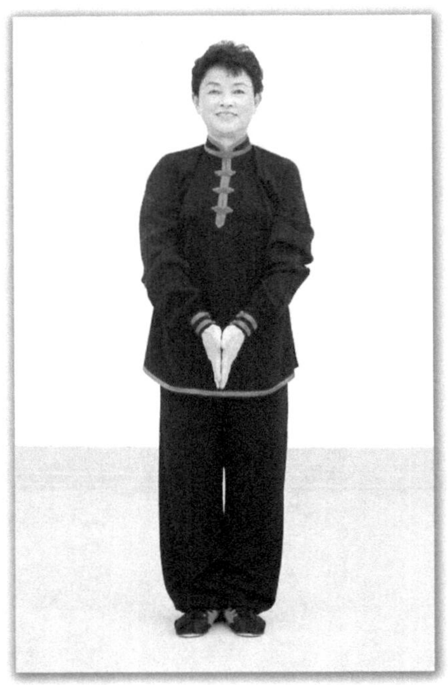

Nachdem die Hände den höchsten Punkt erreicht haben, lassen Sie die Fersen wieder mit der Ausatmung zu Boden sinken. Gleichzeitig sinken beide Hände zunächst bis zum Brustbein (*Tanzhong*-Punkt, *Ren*-Leitbahn 17). Dann drehen Sie die Fingerspitzen wieder nach unten und führen die Hände abwärts bis vor den Bereich des Schambeins (*Zhongji*-Punkt, *Ren*-Leitbahn 3).

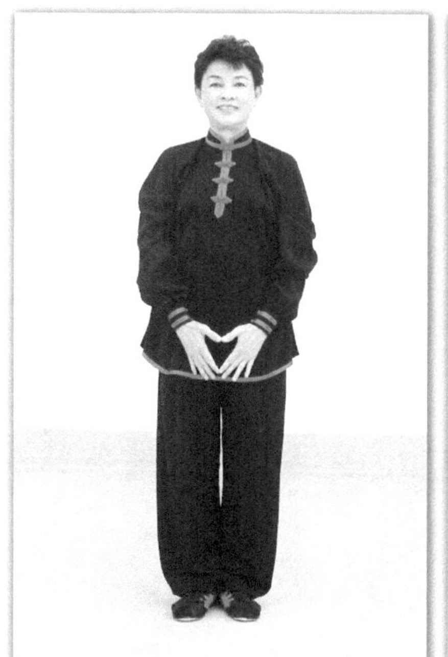

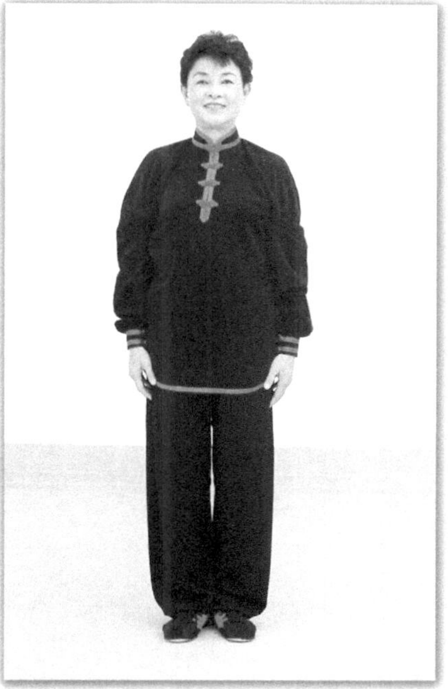

Bilden Sie mit dem Tigermaul - Bereich zwischen Daumen und Zeigefinger - der linken und rechten Hand vor dem Unterbauch die Form eines Pfeilvierecks. Dabei liegen die Daumen (*Shaoshang*-Punkte, Lungen-Leitbahn 11) jeweils rechts und links der Mittellinie des Rumpfes am oberen Rand des Schambeins auf den *Henggu*-Punkten (Nieren-Leitbahn 11). Legen Sie die Hände wieder seitlich an die Oberschenkel.

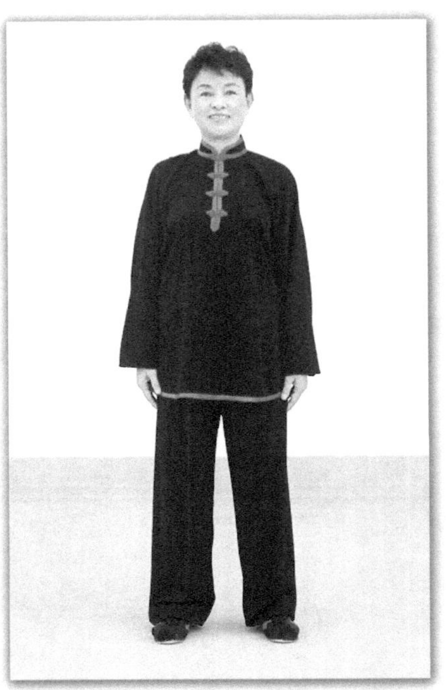

Zum Schluss setzen Sie den linken Fuß zur Seite und kehren zur Ausgangsposition zurück.

Theorie und Wirkung

- Die streckenden Bewegungen der Extremitäten und die beugenden Bewegungen des Rumpfes fördern die Durchlässigkeit der Drei-Hand-*Yin*-Leitbahnen, der Drei-Hand-*Yang*-Leitbahnen, der Drei-Fuß-*Yin*-Leitbahnen, der Drei-Fuß-*Yang*-Leitbahnen, der *Ren*-Leitbahn und der *Du*-Leitbahn. Dadurch können *Qi* und Blut ungehindert fließen.

- Das Trainieren des unteren *Dantian* wird bei vielen Bewegungen groß geschrieben, wie bei „Den Oberschenkel anheben", „Ausstrecken", „Die Flügel ausbreiten", „Die Flügel schwingen", „Die Flügel schwingen" und „Die Flügel schließen". Solche gezielten Bewegungen wirken regulierend auf die innere Sekretion.

- Während der Übung wird das Körpergewicht öfters von einem Bein auf das andere verlagert. Dadurch kann das Gleichgewicht geschult und die Koordinationsfähigkeit verbessert werden.

- Die Übung macht die Wirbelsäule flexibel und geschmeidig. Insbesondere die Brustwirbelsäule und die Lendenwirbelsäule werden dabei in einer elastischen Bewegung gebeugt und gestreckt. Diese Bewegung zählt zu den zehn charakteristischen Bewegungsformen der Wirbelsäule im *Huichungong*.

- Das regelmäßige Üben verbessert die Geschmeidigkeit und Sanftheit des Körpers und verzögert die Alterungserscheinungen der Extremitäten.

Merkmale und was es zu beachten gilt

- Die Übung besteht aus den 6 Phasen: „Die Ferse anheben", „Den Oberschenkel anheben", „Ausstrecken", „Die Flügel ausbreiten", „Die Flügel schwingen" und „Die Flügel schließen". Die Bewegungsübergänge sollen klar, geschmeidig und fließend ausgeführt werden. Achten Sie sowohl auf die Koordination von Extremitäten und Rumpfbewegung, als auch auf die korrekte Verlagerung des Körpergewichtes.

- Die hebenden und sinkenden sowie öffnenden und schließenden Bewegungen der Arme sollen ihren Ursprung im Schulterbereich haben. Die Entspannung erfolgt von den Schultergelenken über Ellenbogen bis zu den Handgelenken. Was die unteren Extremitäten betrifft, sollen die beugenden und streckenden Bewegungen der Beine vom Hüftbereich abgeleitet werden. Die Entspannung soll in der Reihenfolge Hüftgelenke, Kniegelenke und Sprunggelenke stattfinden. Dies ist eine geschickte Methode, um die 12 Haupt-Leitbahnen zu regulieren und altersbedingte Beschwerden der Extremitäten zu verringern.

- In jeder Phase der Übung sollen Sie die Oberschenkel sanft gegeneinander pressen. In Phase 1, 2 und 3 besteht die Gefahr, diese Bewegungsanforderung zu vernachlässigen. In Phase 4, 5 und 6 hingegen sollen Sie darauf achten, die pressende Bewegung nicht zu kräftig auszuführen. Die Kraftanwendung soll angemessen sein.

- Beim Übergang von Phase 3 zu Phase 4 drehen Sie den Fuß zuerst auf dem großen Zeh. Erst nach der Drehung setzen Sie dann die Ferse auf den Boden und verlagern Ihr Körpergewicht.

- Manche Bewegungen wie z.B. „Den Oberschenkel anheben" stellen an ältere und gesundheitlich geschwächte Übende möglicherweise eine zu hohe Anforderung. Deswegen empfehlen wir solchen Übenden, das Bein nicht zu hoch zu heben. Übungen wie z.B. „Die Flügel schließen" sollen eher in einer höheren Position ausgeführt werden. Die Intensität der Bewegungen soll der individuellen Konstitution entsprechend angepasst werden. Die natürliche Bewegungsausführung ist viel wichtiger, als das Streben nach hoher Intensität der Bewegung.

- In dieser Übung wird die natürliche Atmung angewendet. Wenn Sie beginnen diese Übung zu erlernen, ist es noch nicht notwendig, nach der Verbindung von Bewegung und Atmung zu streben. Später, wenn Sie mit der Übung vertraut sind, kann es schon sein, dass Sie für die 6 Phasen nur 3 Atemzüge benötigen. Versuchen Sie jedoch nicht, solch einen Atemrhythmus zu erzwingen. Durch regelmäßiges und kontinuierliches Üben wird sich ein langsamer Atemrhythmus von alleine einstellen.

- Verwenden Sie positive Vorstellungsbilder. Während des Übens stellen Sie sich vor, Sie wären ein Kranich. Sie tanzen anmutig in einer paradiesischen Umgebung und fühlen sich behaglich. Unsere chinesischen Vorfahren waren der Meinung, dass die positive Vorstellung das Leben verlängern kann. Wenn Sie jeden Tag *Huichungong* praktizieren und sich dabei wie ein Kranich beim Ausstrecken wohl fühlen, dann können Sie damit zur eigenen Langlebigkeit beitragen.

Übung 8: Der göttliche Hirsch bewegt den Schwanz

Hirsch und Schildkröte zählen zu den langlebigen Tieren. Die Daoisten sind dem Phänomen der Langlebigkeit auf den Grund gegangen. Sie haben über die Ursachen der Langlebigkeit geforscht und sind zu der Erkenntnis gekommen: „Der Hirsch bewegt seinen Schwanz geschickt, so dass die *Du*-Leitbahn durchgängig gemacht werden kann. Die Schildkröte atmet durch die Nase tief ein und aus, dabei kann die *Ren*-Leitbahn durchgängig gemacht werden." Die Bewegungen der beiden Tiere wurden von dem bekannten Arzt *Li Shi Zhen* (1518-1593) sehr hoch geschätzt. In dieser Übung werden die Bewegungen des Hirsches imitiert.

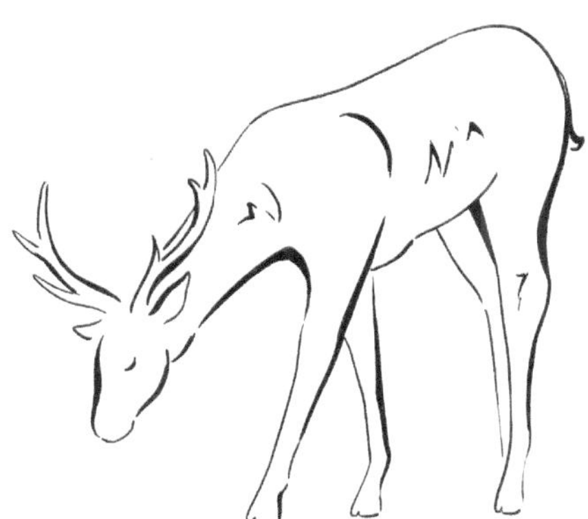

In Ruhe ein- und ausatmen (*Xujing*)

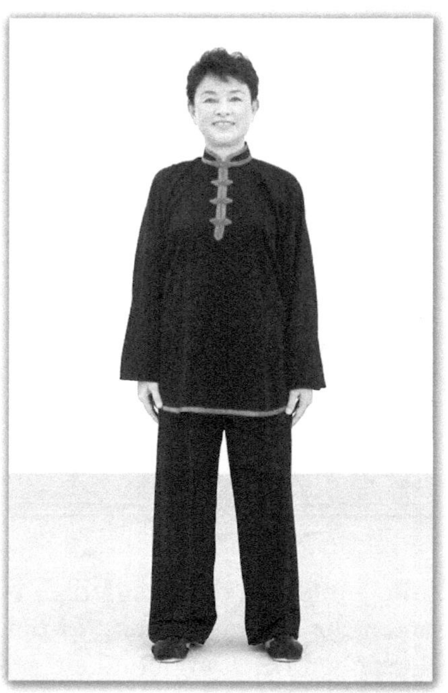

Stehen Sie in schulterbreiter Fußhaltung mit dem Gesicht Richtung Süden. Sie bleiben ruhig und gelassen, mit einem Lächeln im Gesicht. Legen Sie die Hände seitlich an die Oberschenkel, so dass die Mittelfinger (*Zhongchong*-Punkte, Herzbeutel-Leitbahn 9) die Oberschenkel (*Fengshi*-Punkte, Gallenblasen-Leitbahn 31) seitlich sanft berühren.

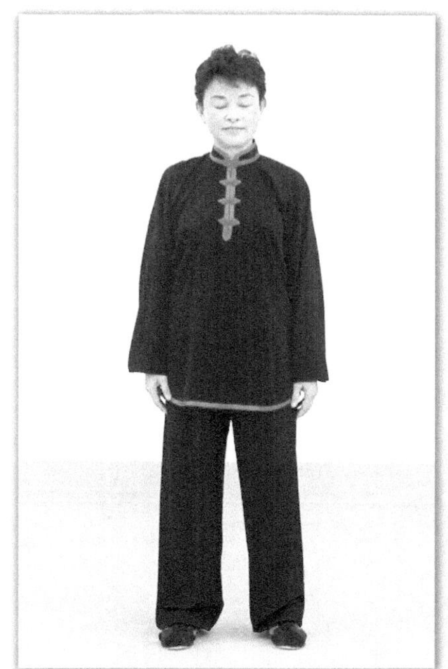
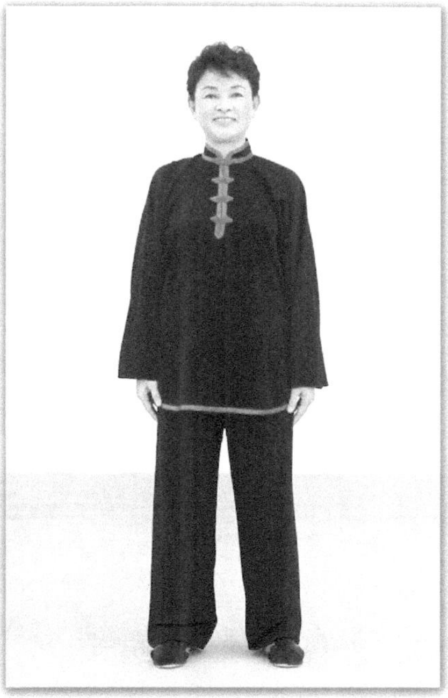

Nehmen Sie eine lockere und optimal entspannte Körperhaltung ein. Der Kopf und die Wirbelsäule sind aufgerichtet. Schließen Sie sanft die Augen und ziehen Sie das Kinn ein wenig zurück. Richten Sie Ihren Blick nach innen. Atmen Sie 1-mal ein und aus, dabei denken Sie beim Einatmen an Ruhe und beim Ausatmen an Entspannung. Öffnen Sie langsam die Augen.

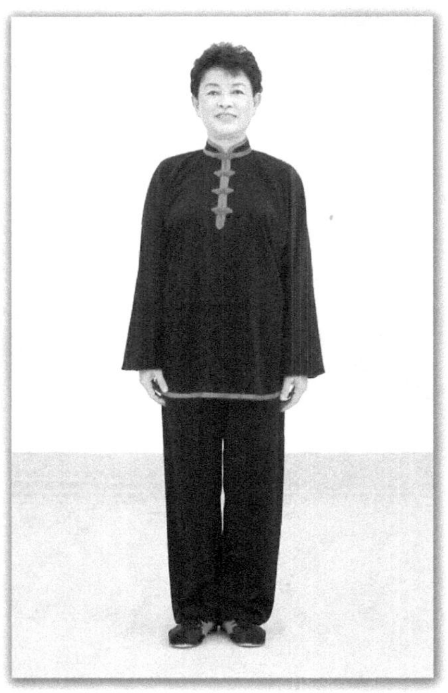

Verlagern Sie Ihr Körpergewicht auf das rechte Bein und setzen den linken Fuß neben den rechten, so dass beide Fersen sich berühren und die Fußspitzen leicht nach außen weisen.

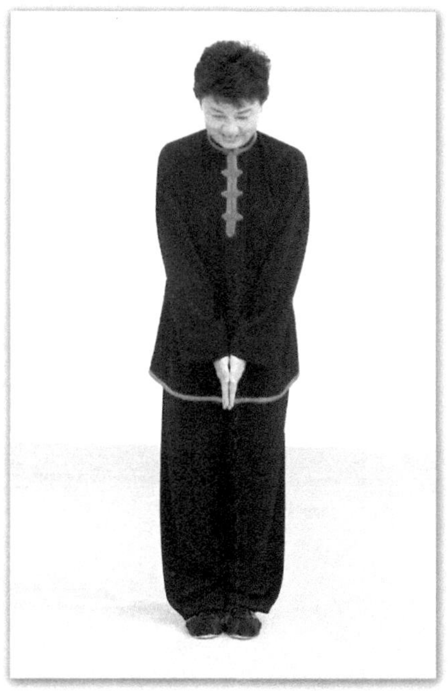

Neigen Sie den Oberkörper etwas nach vorne. Sie führen beide Hände vor das Schambein und legen die Handflächen aneinander. Nehmen Sie beide Fußspitzen nach innen, so dass die Füße nun parallel stehen.

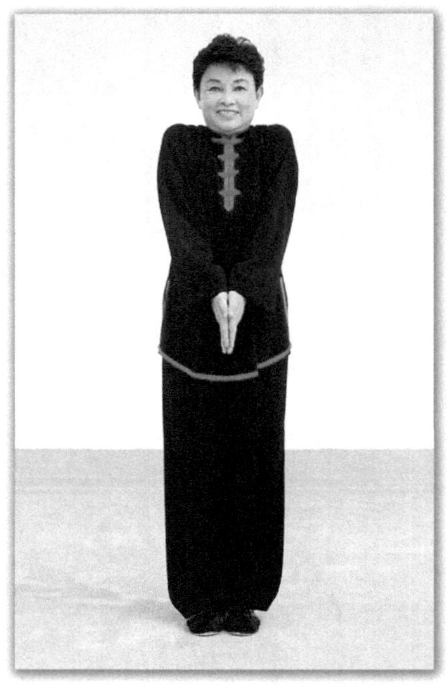

Atmen Sie ein und ziehen Sie die Schultern hoch. Führen Sie die aneinander gelegten Hände - die Fingerspitzen weisen nach unten - an der Mittellinie des Rumpfes entlang der *Ren*-Leitbahn nach oben, bis die Handgelenke (*Shenmen*-Punkte, Herz-Leitbahn 7) auf Höhe des Bauchnabels (*Shenque*-Punkt, *Ren*-Leitbahn 8) angekommen sind.

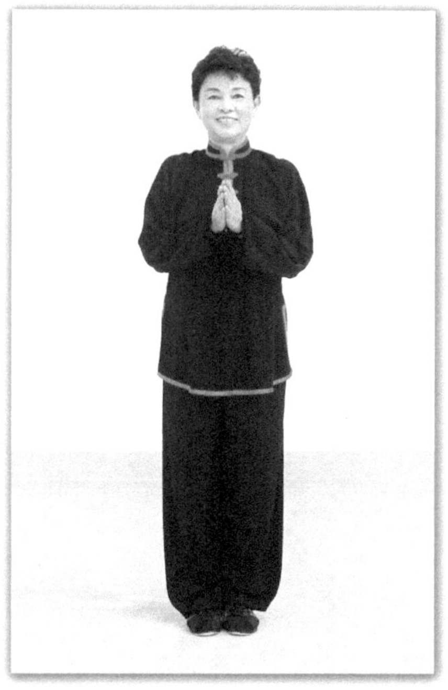

Lassen Sie die Schultern nach hinten sinken und atmen Sie aus, so dass die Ellbogen ebenfalls sinken und die Fingerspitzen nach oben gerichtet werden. Die Handgelenke befinden sich auf Höhe des unteren Endes des Brustbeins (*Tanzhong*-Punkt, *Ren*-Leitbahn 17).

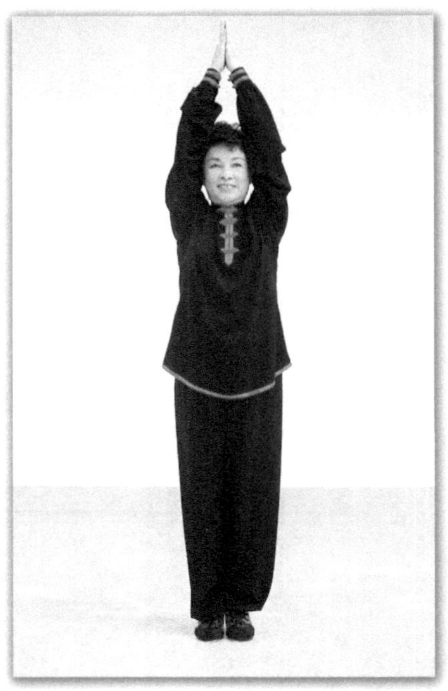

Führen Sie die Hände weiter nach oben bis über den Kopf. Gleichzeitig lösen Sie die beiden Fersen vom Boden.

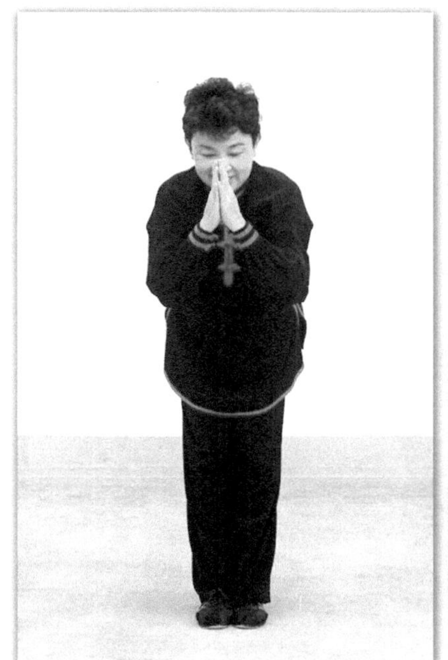

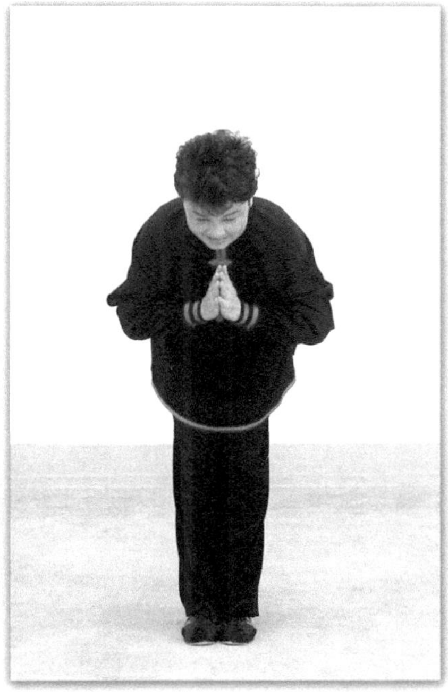

Lassen Sie die Fersen wieder zu Boden sinken. Führen Sie die Hände vor das Gesicht und beugen Sie den Rumpf nach vorne.

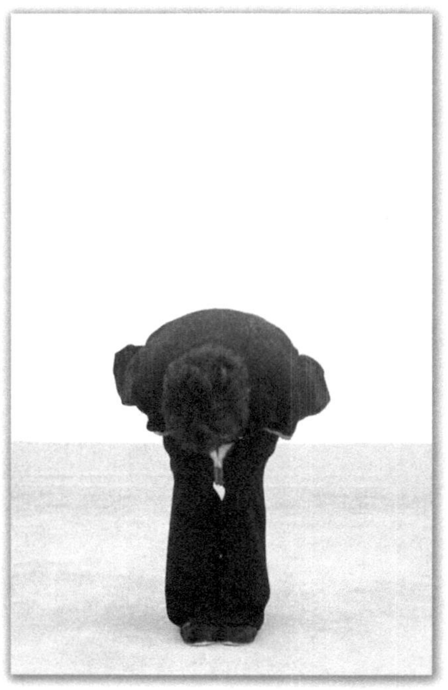

Gehen Sie in eine leicht sitzende Position. Legen Sie die aneinander gelegten Hände zwischen die Oberschenkel, so dass die Handrücken auf den *Xuehai*-Punkten (Milz-Leitbahn 10) - ca. 2 daumenbreit oberhalb des Kniegelenkes - liegen. Achten Sie darauf, den Schulter-Nacken-Bereich entspannt zu lassen. Der Blick ist nach unten gerichtet.

Den Schwanz bewegen und zur linken Seite blicken

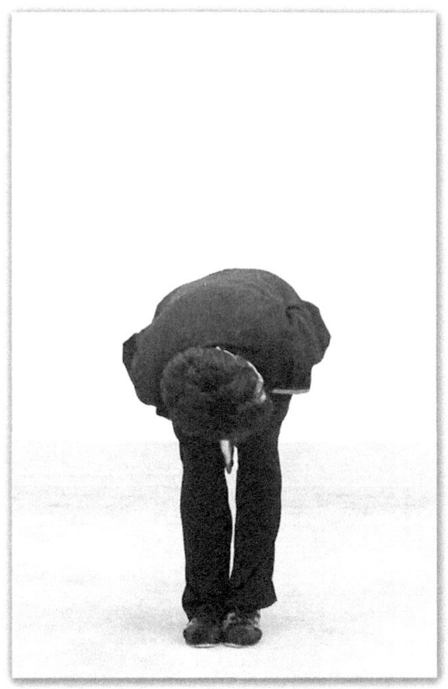

Heben Sie langsam die linke Ferse an. Strecken Sie das linke Bein, wodurch die linke Körperseite - Becken und Schulter - angehoben werden. Dabei drehen Sie allmählich den Kopf nach links und der Blick geht zur linken Seite.
Dadurch, dass die Handrücken jeweils auf den *Xuehai*-Punkten (Milz-Leitbahn 10) liegen bleiben, wandert die linke Hand zuerst nach oben und hinten. Es entsteht eine reibende Bewegung der Handflächen gegeneinander.
Dabei soll der linke *Laogong*-Punkt (Herzbeutel-Leitbahn 8) den Kontakt zur rechten Handfläche nicht verlieren.
Das Körpergewicht ist jetzt auf das rechte Bein verlagert.

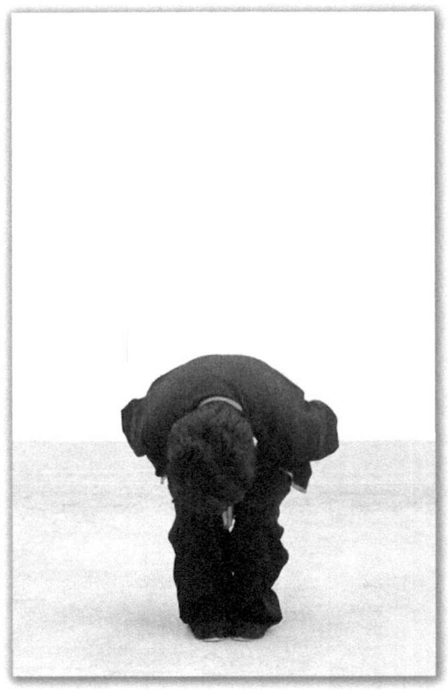

Lassen sie die linke Ferse wieder zu Boden sinken. Die linke Hand reibt nun weiter von oben nach unten gegen die rechte Hand.

Drehen Sie den Kopf wieder langsam zurück zur Mitte. Der Blick ist jetzt nach unten gerichtet. Beide Schultern sind entspannt und befinden sich auf einer Höhe. Das Körpergewicht ist nun wieder auf beiden Füßen gleichmäßig verteilt.

Den Schwanz bewegen und zur rechten Seite blicken

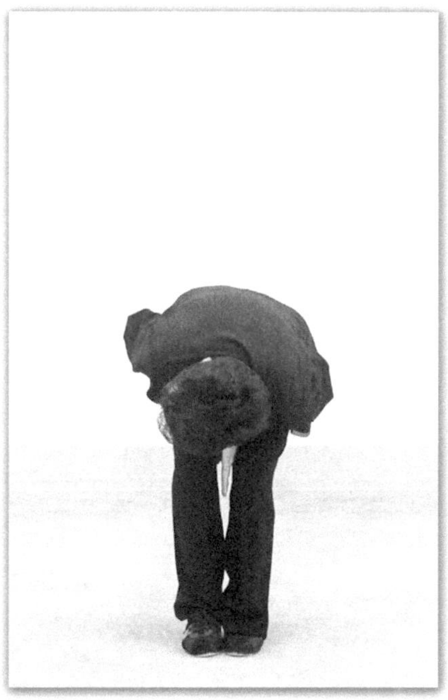

Sie wiederholen die Bewegungsausführung nun zur rechten Seite.

Heben Sie langsam die rechte Ferse an. Strecken Sie das rechte Bein, wodurch die rechte Körperseite - Becken und Schulter - angehoben werden. Dabei drehen Sie allmählich den Kopf nach rechts und der Blick geht zur rechten Seite.

Dadurch, dass die Handrücken jeweils auf den *Xuehai*-Punkten (Milz-Leitbahn 10) liegen bleiben, wandert die rechte Hand zuerst nach oben und hinten. Es entsteht eine reibende Bewegung der Handflächen gegeneinander.

Dabei soll der rechte *Laogong*-Punkt (Herzbeutel-Leitbahn 8) den Kontakt zur linken Handfläche nicht verlieren.

Das Körpergewicht ist jetzt auf das linke Bein verlagert.

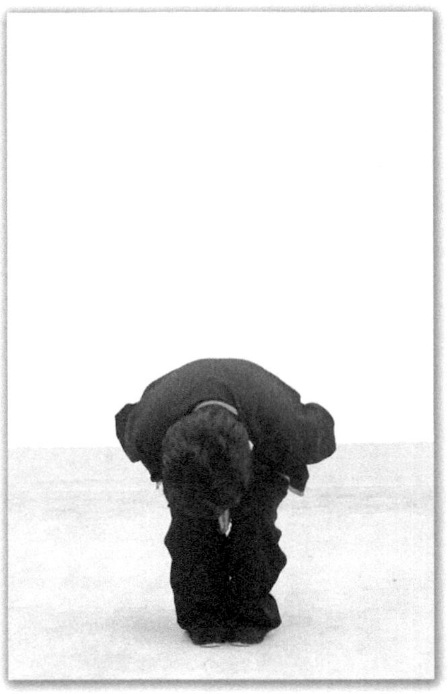

Lassen sie die rechte Ferse wieder zu Boden sinken. Die rechte Hand reibt nun weiter von oben nach unten gegen die linke Hand.
Drehen Sie den Kopf wieder langsam zurück zur Mitte. Der Blick ist jetzt nach unten gerichtet. Beide Schultern sind entspannt und befinden sich auf einer Höhe. Das Körpergewicht ist nun wieder auf beiden Füßen gleichmäßig verteilt.

Abschluss

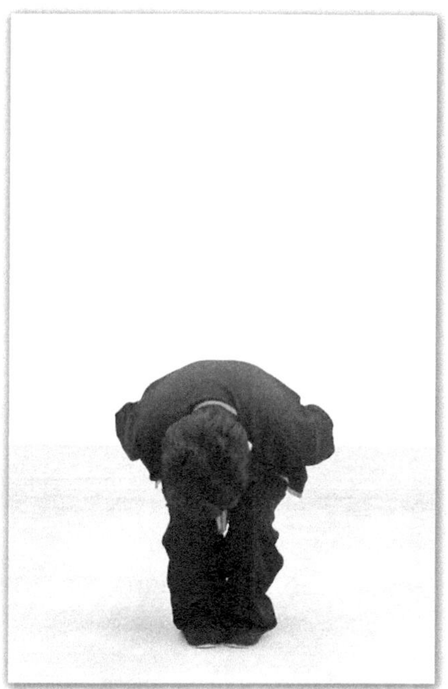

Diese Übung wird 8-mal auf beiden Seiten wiederholt. Dabei atmen Sie natürlich ein und aus. Die Aufmerksamkeit ruht auf dem Steißbein (*Changqiang*-Punkt, *Du*-Leitbahn 1, auch *Weilü*-Bereich genannt), sodass eine Empfindung von Wärme in diesem Bereich entsteht.

Nach der letzten Wiederholung auf der rechten Seite bleibt der Kopf in der Mitte. Der Blick ist nach unten gerichtet. Ihr Körpergewicht ist auf beiden Füßen gleichmäßig verteilt.

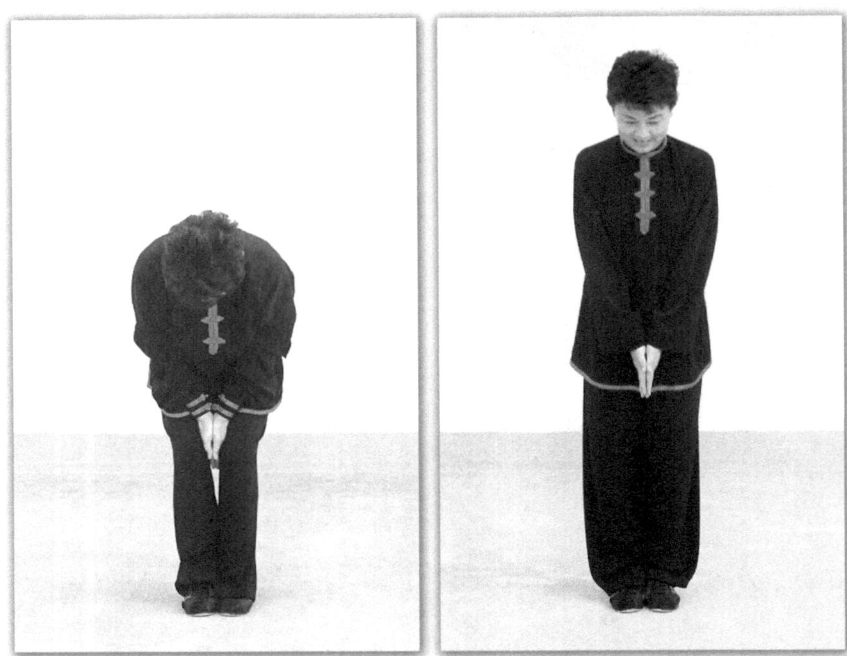

Sie richten sich langsam Wirbel für Wirbel auf und strecken dabei die Beine. Führen Sie beide Hände vor das Schambein.

Abschlussübung: Abschließen, Leiten und Führen

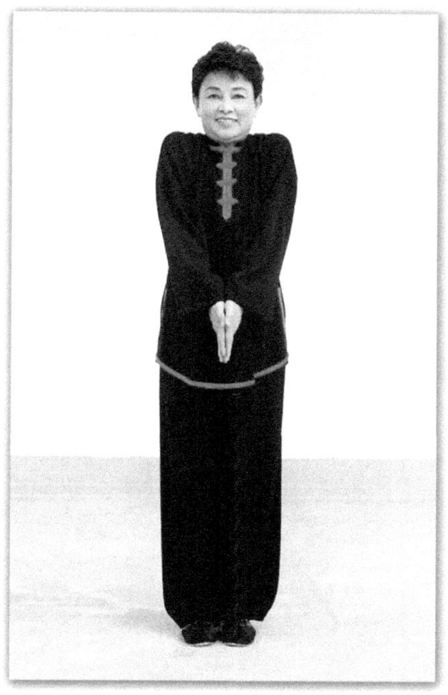

Atmen Sie ein und ziehen Sie die Schultern hoch. Führen Sie die aneinander gelegten Hände - die Fingerspitzen weisen nach unten - an der Mittellinie des Rumpfes entlang der *Ren*-Leitbahn nach oben, bis die Handgelenke (*Shenmen*-Punkte, Herz-Leitbahn 7) auf Höhe des Bauchnabels (*Shenque*-Punkt, *Ren*-Leitbahn 8) angekommen sind.

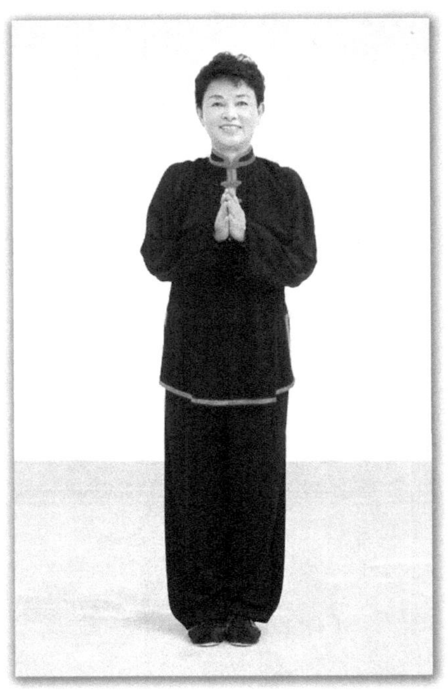

Lassen Sie die Schultern nach hinten unten sinken und atmen Sie aus. Die Ellbogen sinken und die Fingerspitzen werden nach oben gerichtet. Die Handgelenke befinden sich auf Höhe des unteren Endes des Brustbeins (*Tanzhong*-Punkt, *Ren*-Leitbahn 17).

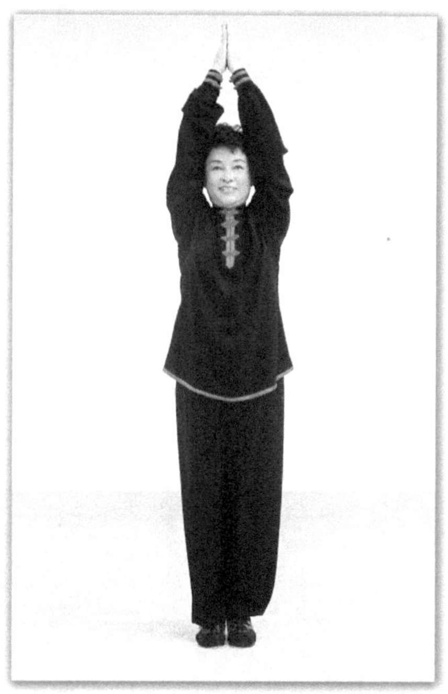

Mit der nächsten Einatmung heben Sie die Fersen langsam vom Boden. Gleichzeitig strecken Sie die beiden aneinander gelegten Hände nach oben über den Kopf.

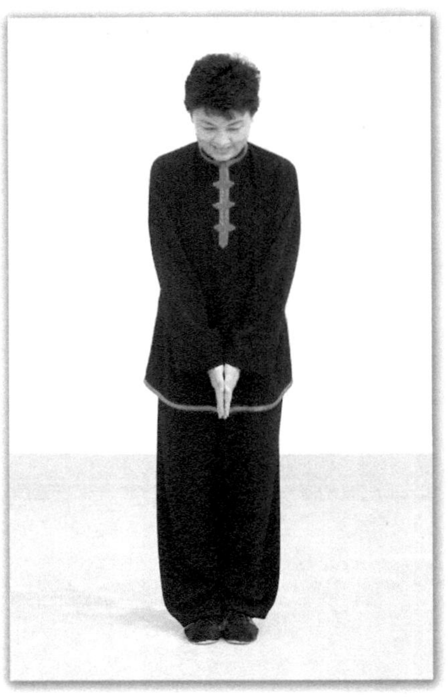

Nachdem die Hände den höchsten Punkt erreicht haben, lassen Sie die Fersen wieder mit der Ausatmung zu Boden sinken. Gleichzeitig sinken beide Hände zunächst bis zum Brustbein (*Tanzhong*-Punkt, *Ren*-Leitbahn 17). Dann drehen Sie die Fingerspitzen wieder nach unten und führen die Hände abwärts bis vor den Bereich des Schambeins (*Zhongji*-Punkt, *Ren*-Leitbahn 3).

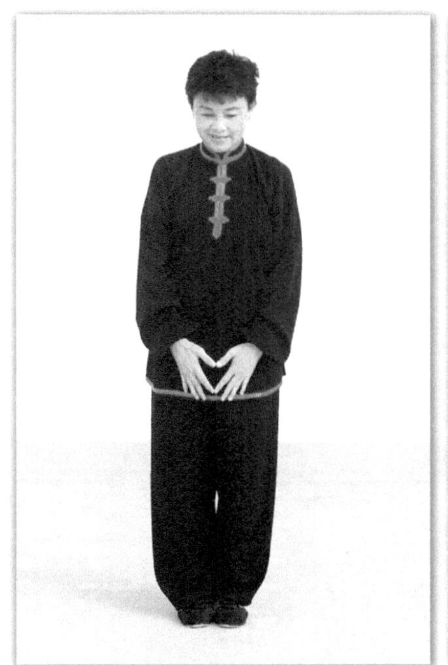

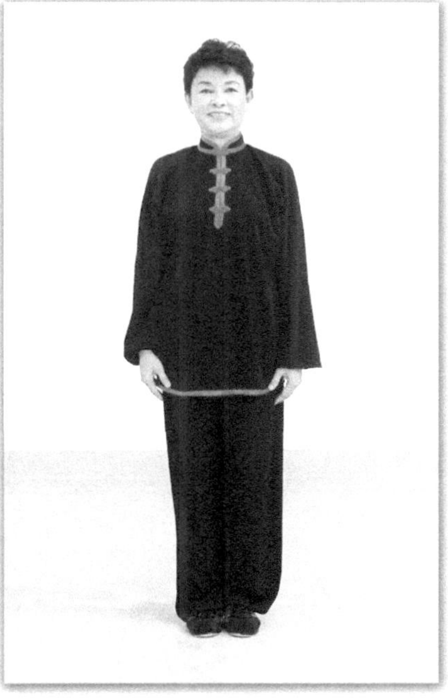

Bilden Sie mit dem Tigermaul - Bereich zwischen Daumen und Zeigefinger - der linken und rechten Hand vor dem Unterbauch die Form eines Pfeilvierecks. Dabei liegen die Daumen (*Shaoshang*-Punkte, Lungen-Leitbahn 11) jeweils rechts und links der Mittellinie des Rumpfes am oberen Rand des Schambeins auf den *Henggu*-Punkten (Nieren-Leitbahn 11). Legen Sie die Hände wieder seitlich an die Oberschenkel.

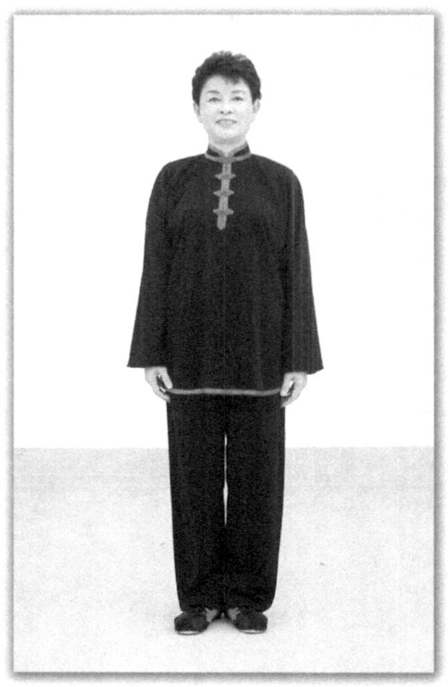

Öffnen Sie Fußspitzen etwas nach außen und atmen Sie 1-mal ein und aus.

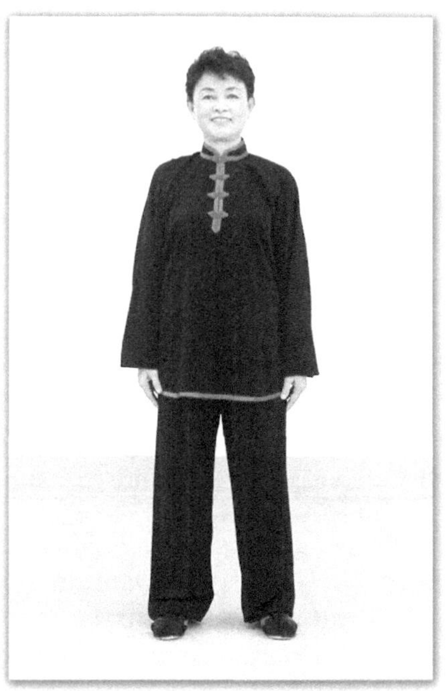

Zum Schluss setzen Sie den linken Fuß zur Seite und kehren zur Ausgangsposition zurück.

Anmerkungen

Atmen Sie während der gesamten Übung natürlich. Verwenden Sie dabei positive Vorstellungsbilder aus der Jugend. In Ihrer Vorstellung wird der Körper mit *Jing-Qi* gefüllt.

Theorie und Wirkung

- Seit jeher haben die Daoisten und Ärzte der Traditionellen Chinesischen Medizin der Durchlässigkeit der *Ren-* und *Du-*Leitbahn eine große Bedeutung beigemessen. In dieser Übung werden der *Weilü-* und *Huiyin*-Bereich wiederholt bewegt und stimuliert, welche die Durchlässigkeit der *Ren-* und *Du*-Leitbahn begünstigt.

- Durch das ständige gegenseitige Reiben und Massieren der beiden Oberschenkel wird der Dammbereich (*Huiyin*-Punkt, *Ren*-Leitbahn 1) stimuliert. Dadurch können die *Ren-*, *Du-* und *Chong*-Leitbahn durchlässig gemacht werden. Außerdem werden die Geschlechtsdrüsen angeregt und das endokrine System wird reguliert.

- Die gezielten Bewegungen im Bereich der Hüften, der Oberschenkel und des Gesäßes können dazu beitragen, das überschüssige Fett in diesen Bereichen allmählich abzubauen. Mit der Zeit kann eine Gewichtsreduzierung erzielt werden.

- Durch die Schulterbewegungen und Drehung im Hals-Nacken-Bereich kann die Flexibilität der Schultergelenke erhöht werden. Ebenso kann die Blutversorgung im Gehirn dadurch verbessert werden. Gleichzeitig werden viele Akupunkturpunkte wie z.B. *Jianjing* (Gallenblasen-Leitbahn 21), *Quepen* (Magen-Leitbahn 12), *Tianding* (Dickdarm-Leitbahn 17), *Tianchuang* (Dünndarm-Leitbahn 16), *Tianyou* (Drei Erwärmer-Leitbahn 16) und *Tianzhu* (Blasen-Leitbahn 10) stimuliert. Die Durchlässigkeit der Drei-Hand-*Yang*-Leitbahnen und der Drei-Fuß-*Yang*-Leitbahnen kann verbessert werden. Darüber hinaus werden die *Zangfu* Organe intensiv massiert.

- Durch die Kombination von einseitigem Anheben der Ferse, der Hüfte und der Schulter entsteht eine besondere Bewegung der Wirbelsäule. Diese Bewegung wirkt günstig auf das Nerv-Muskel-System im Bereich der Wirbelsäule und kann Osteophyten (knöcherne Auswüchse) an den Wirbelkörpern vorbeugen.

Merkmale und was es zu beachten gilt

- Zuerst sollen Sie auf die geschlossene Fußhaltung achten. Dabei bleiben die Füße, Knie und Oberschenkel zusammen. Der Rumpf wird leicht nach vorne geneigt, so dass der Dammbereich (*Huiyin*-Bereich) dabei sanft massiert werden kann.

- Mit der Ausatmung entspannen Sie den Nackenbereich. Sie drehen den Kopf wieder zurück zur Mitte und lassen diesen dann locker hängen.

- Die reibende Bewegung der Hände entsteht durch die gegenläufige Bewegung der Knie. Dabei findet eine kreisende Bewegung der Hände gegeneinander statt. Die „aktive" Hand bewegt sich im Verhältnis zur „passiven" Hand zuerst nach oben und hinten und dann nach vorne und unten. Diese Bewegungsausführung reguliert die Drei-Fuß-*Yin*-Leitbahnen und die Drei-Fuß-*Yang*-Leitbahnen. Sie koordiniert harmonisch die Bewegungen der unteren Extremitäten (Hüfte, Knie, Sprunggelenke und Zehen) mit denen der oberen Extremitäten (Schulter, Ellenbogen, Handgelenke und Finger). Dadurch kann eine ganzheitliche Harmonie des Körpers erzielt werden.

- Die drehende Bewegung im Hals-Nacken-Bereich soll besonders sanft und entspannt ausgeführt werden. Dadurch werden einerseits die Muskeln im Schulter-Nacken-Bereich (z.B. Kapuzenmuskel) und Halsbereich (z.B. Kopfwender) sowie Sehnen und Bänder trainiert, anderseits kann die Blutversorgung verbessert werden.

- Um den Steißbein-Bereich (*Weilü*-Bereich) zu stimulieren, die *Ren*-Leitbahn und *Du*-Leitbahn zu verbinden, achten Sie drauf, dass der Scheitelpunkt (*Baihui*-Punkt, *Du*-Leitbahn 20) und der Steißbein-Bereich (*Changqiang*-Punkt, *Du*-Leitbahn 1) ungefähr auf einer horizontalen Linie bleiben.

- Beginnen Sie zuerst wieder mit einer natürlichen Atmung. Erst wenn Sie mit der Übung vertraut sind, verwenden Sie die umgekehrte Bauchatmung. Jede Bewegung zu einer Seite wird mit einem Atemzug kombiniert. Bei aufsteigender Bewegung und Drehung des Kopfes zur Seite atmen Sie ein. Dabei arbeiten Sie mit der Vorstellung, dass das *Qi* vom *Huiyin*-Punkt (*Ren*-Leitbahn 1) entspringt, dann über den *Changqiang*-Punkt (*Du*-Leitbahn 1) und weiter der *Du*-Leitbahn entlang aufwärts bis zum Endpunkt der *Du*-Leitbahn dem *Yinjiao*-Punkt (*Du*-Leitbahn 28) fließt. Bei der sinkenden Bewegung und Drehung des Kopfes zurück zur Mitte atmen Sie aus. Sie stellen sich vor, dass das *Qi* vom Kinn (*Chengjiang*-Punkt, *Ren*-Leitbahn 24) auf der *Ren*-Leitbahn entlang abwärts bis zum Dammbereich (*Huiyin*-Punkt, *Ren*-Leitbahn1) fließt. Dabei achten Sie darauf, dass diese Führung der Vorstellung eher sanft als stark auszuführen ist. Solches Üben begünstigt die spätere *Qi*-Zirkulation auf dem kleinen Himmelskreislauf (*Ren*- und *Du*-Leitbahn).

- Die gesamte Übung soll geschmeidig, entspannt und fließend ausgeführt werden. Vermeiden Sie unnötige und ungeschickte Kraftanwendung.

- Verwenden Sie eine positive Vorstellung: Stellen Sie sich selbst als den göttlichen Hirsch vor, der sich in einer wunderschönen Umgebung befindet, in Gesellschaft eines Unsterblichen, Körper und Schwanz genüsslich und fröhlich bewegend. Zusammen mit dem Unsterblichen genießen Sie das Glück der Langlebigkeit.

Übung 9: Die göttliche Schildkröte zieht den Hals zusammen

Die charakteristischen Bewegungen in dieser Übung sind der eingezogene Hals, die hochgezogenen Schultern, der runde Rücken und der eingezogene Bauch. Die Körperhaltung ähnelt der sich ausruhenden göttlichen Schildkröte, wodurch der Name dieser Übung entstanden ist. Da die Arme wiederholt kreisende Bewegungen beschreiben, wird diese Übung auch als „Übung der wiederholten Kreise“ bezeichnet.

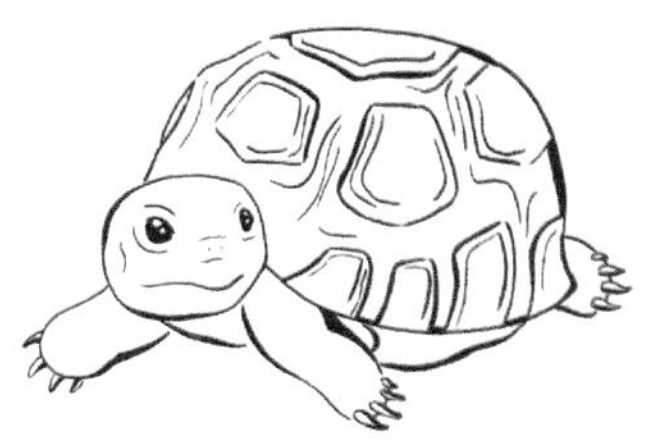

Die Übung besteht aus den folgenden Abschnitten:

- Ausführung der Bewegung zur linken Seite:
    - Den Ball halten auf der linken Seite
    - Den Ball halten auf der rechten Seite
    - Die galoppierende Haltung auf der linken Seite
    - Die Schultern hochziehen zum 1. Mal
    - Nach vorne neigen und die Schulter entspannen
    - Den Drei-Erwärmer regulieren
    - Den *Qi*-Ball von unten nach vorne oben tragen
    - Die Schultern hochziehen zum 2. Mal
    - Nach vorne neigen und die Schulter entspannen
    - Den Drei-Erwärmer regulieren
    - Den *Qi*-Ball von unten nach oben und dann nach vorne tragen
    - Die Schultern hochziehen zum 3. Mal
- Ausführung der Bewegung zur rechten Seite:
    - Den Ball halten auf der rechten Seite
    - Den Ball halten auf der linken Seite
    - Die galoppierende Haltung auf der rechten Seite
    - Die Schultern hochziehen zum 1. Mal
    - Nach vorne neigen und die Schulter entspannen
    - Den Drei-Erwärmer regulieren
    - Den *Qi*-Ball von unten nach vorne oben tragen
    - Die Schultern hochziehen zum 2. Mal
    - Nach vorne neigen und die Schulter entspannen
    - Den Drei-Erwärmer regulieren
    - Den *Qi*-Ball von unten nach oben und dann nach vorne tragen
    - Die Schultern hochziehen zum 3. Mal
    - Den Ball halten auf der linken Seite
    - Den Ball halten auf der rechten Seite
    - Abschluss
- Abschlussübung

In Ruhe ein- und ausatmen (*Xujing*)

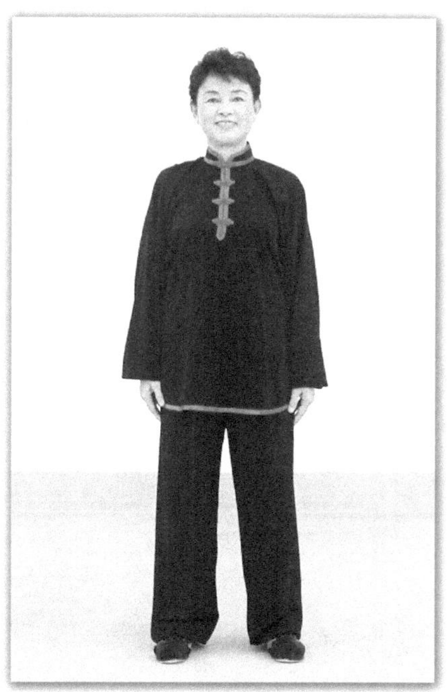

Stehen Sie in schulterbreiter Fußhaltung mit dem Gesicht Richtung Süden. Sie bleiben ruhig und gelassen, mit einem Lächeln im Gesicht. Legen Sie die Hände seitlich an die Oberschenkel, so dass die Mittelfinger (*Zhongchong*-Punkte, Herzbeutel-Leitbahn 9) die Oberschenkel (*Fengshi*-Punkte, Gallenblasen-Leitbahn 31) seitlich sanft berühren.

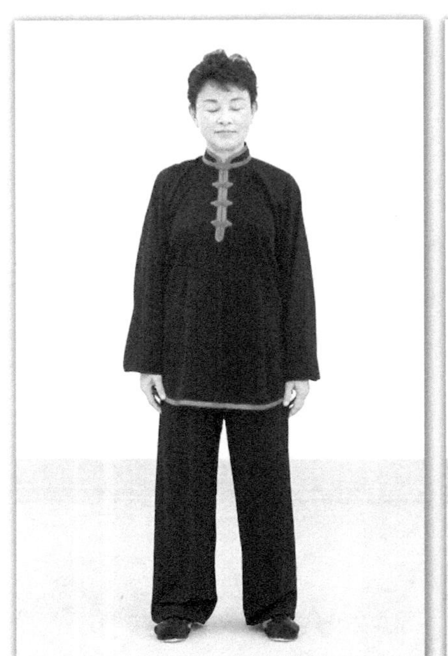
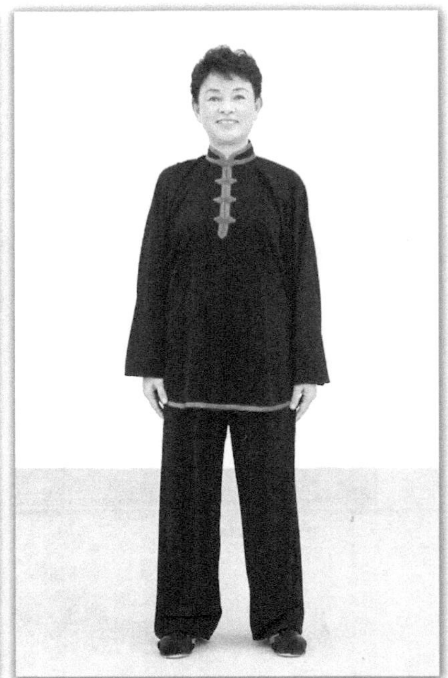

Nehmen Sie eine lockere und optimal entspannte Körperhaltung ein. Der Kopf und die Wirbelsäule sind aufgerichtet. Schließen Sie sanft die Augen und ziehen Sie das Kinn ein wenig zurück. Richten Sie Ihren Blick nach innen. Atmen Sie 1-mal ein und aus, dabei denken Sie beim Einatmen an Ruhe und beim Ausatmen an Entspannung. Öffnen Sie langsam die Augen.

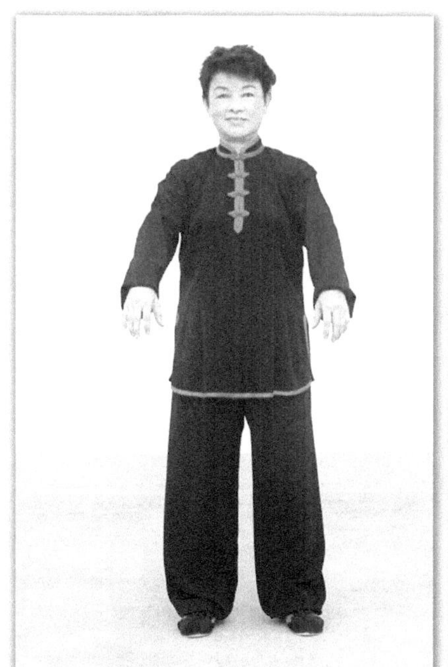

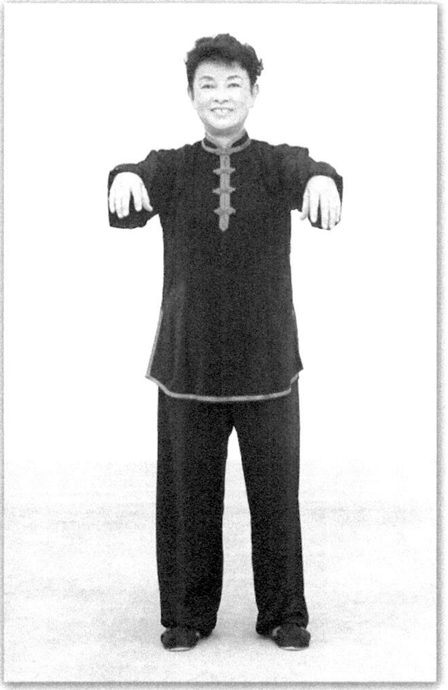

Heben Sie langsam beide Hände vor dem Körper, bis sich die Handgelenke auf Schulterhöhe befinden. Dabei zeigen die beiden Handflächen nach unten und die Handgelenke sind locker.

Ausführung der Bewegung zur linken Seite - Den Ball halten auf der linken Seite

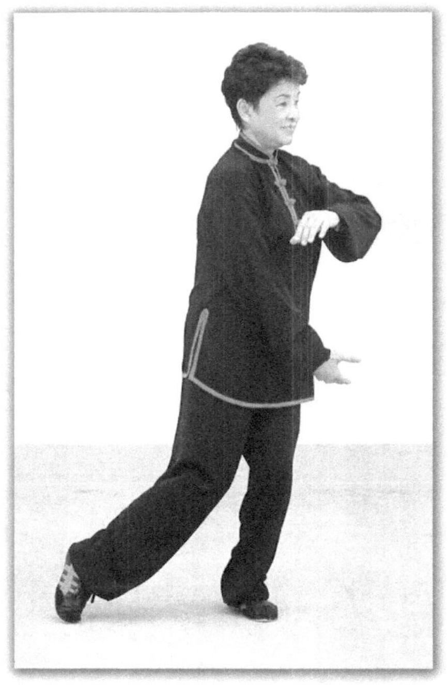

Verlagern Sie Ihr Körpergewicht auf den linken Fuß und drehen Sie den Oberkörper nach links Richtung Südosten. Lassen Sie die rechte Hand vor die Körpermitte auf Höhe des Unterbauches (*Dantian*) sinken und führen Sie die linke Hand vor das Brustbein (den Ball halten). Der rechte Fuß steht auf der Fußspitze. Pressen Sie den rechten Oberschenkel sanft gegen den linken Oberschenkel. Ihr Blick ist nach Südosten gerichtet.

Den Ball halten auf der rechten Seite

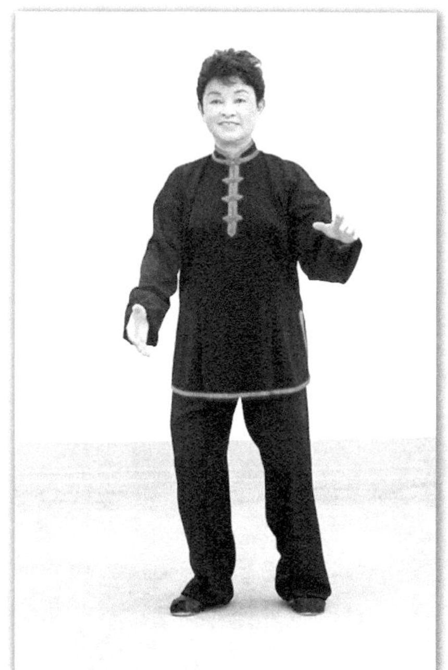
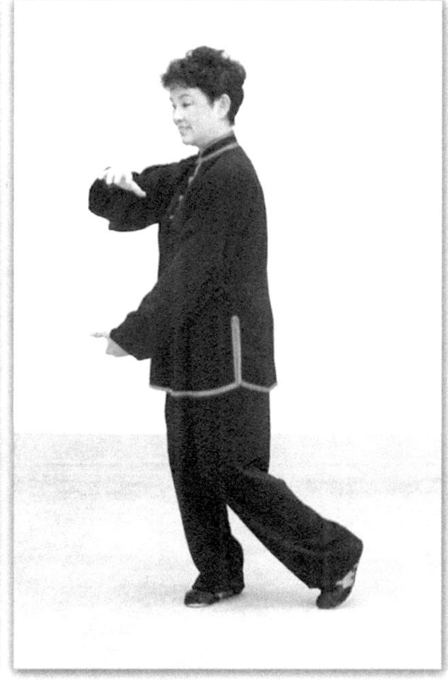

Drehen Sie den Oberkörper wieder zurück zur Mitte und setzen Sie den rechten Fuß in die Ausgangsposition zurück. Verlagern Sie Ihr Körpergewicht auf den rechten Fuß und drehen Sie den Oberkörper nach rechts Richtung Südwesten. Dabei drehen Sie den imaginären Ball in einer kontinuierlichen Bewegung einmal um 180 Grad, so dass sich nun die rechte Hand vor dem Brustbein befindet und die linke vor dem Unterbauch. Der linke Fuß steht auf der Fußspitze. Pressen Sie den linken Oberschenkel sanft gegen den rechten Oberschenkel. Ihr Blick ist nach Südwesten gerichtet.

Die galoppierende Haltung auf der linken Seite

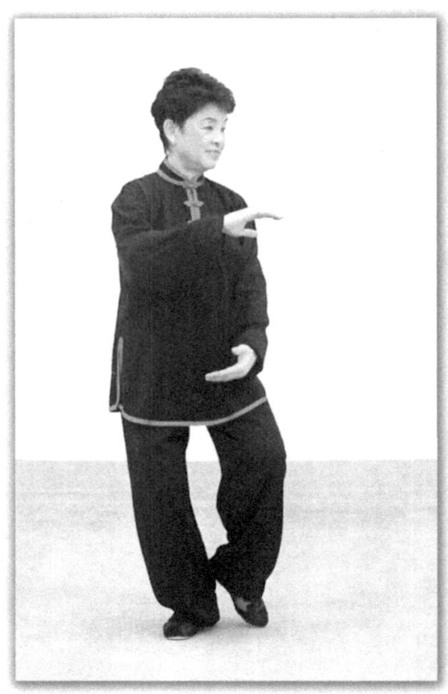

Lassen Sie Ihr Körpergewicht auf dem rechten Bein. Drehen Sie den Oberkörper - öffnende Bewegung in der rechten Hüfte - nach links Richtung Südosten. Dabei behalten Sie die Arm- und Handhaltung bei. Ihr Blick ist nach Osten gerichtet.

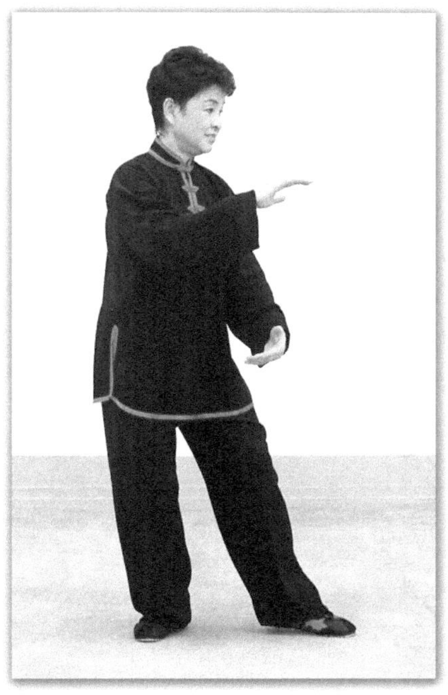

Setzen Sie den linken Fuß einen Schritt nach vorne Richtung Osten. Dabei setzen Sie zuerst den Fußballen und dann den gesamten Fuß auf.

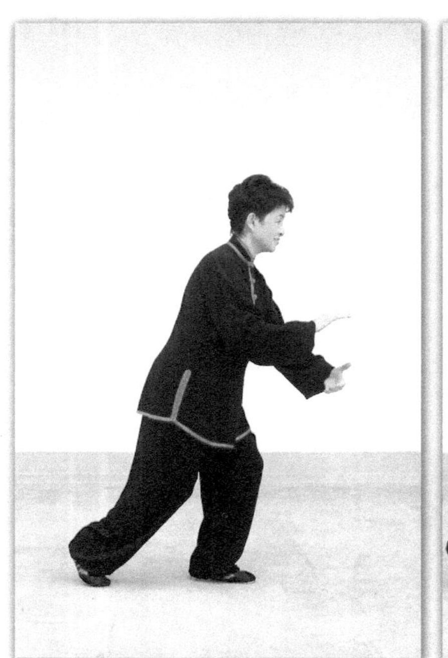
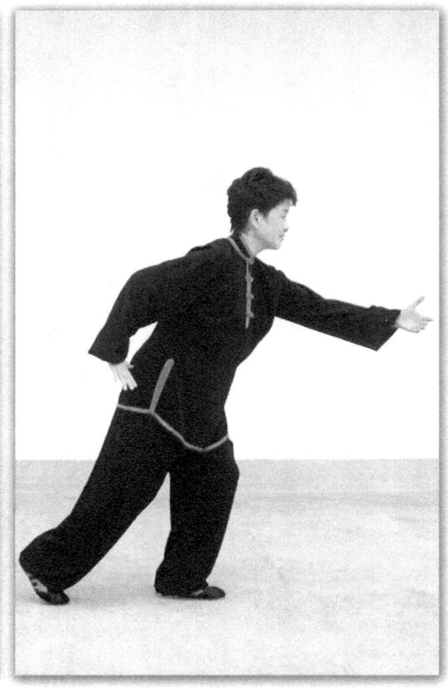

Verlagern Sie Ihr Körpergewicht zuerst auf den linken Fuß. Strecken Sie den gerundeten linken Arm nach vorne aus, die Handfläche zeigt zum Körper. Führen Sie die rechte Hand seitlich an das Gesäß. Mit dem Daumen (*Shaoshang*-Punkt, Lungen-Leitbahn 11) drücken Sie kurz seitlich am Gesäß (*Huantiao*-Punkt, Gallenblasen-Leitbahn 30). Der Oberkörper ist leicht nach vorne gebeugt. Der rechte Fuß steht auf dem Fußballen.

Die Schultern hochziehen zum 1. Mal

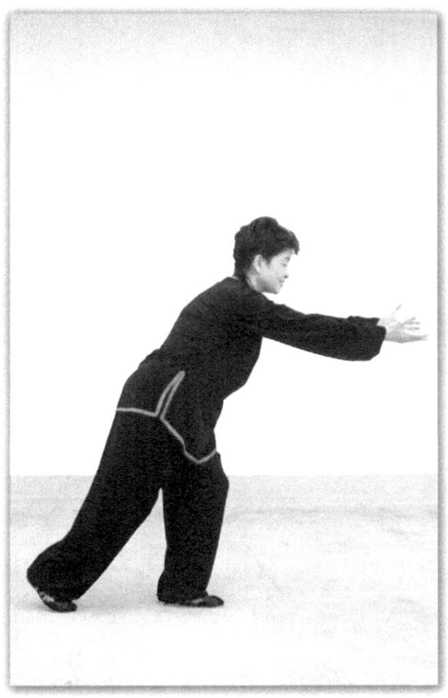

Strecken Sie nun beide Arme nach vorne bis auf Schulterhöhe aus. Drehen Sie dabei die Handflächen nach oben.

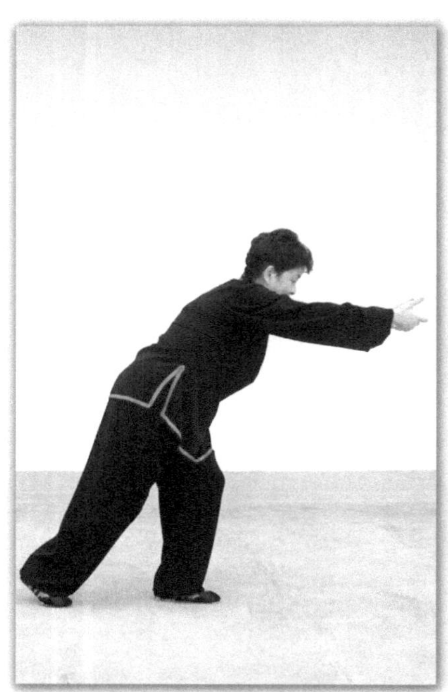
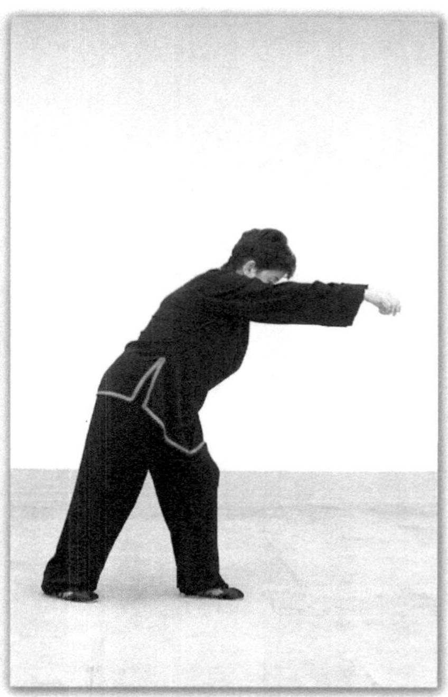

Rollen Sie die Finger nacheinander ein und drehen Sie dabei die Handrücken nach oben. Die Einrollbewegung der Finger beginnt mit dem kleinen Finger und endet mit dem Daumen. Die Handform sieht nun aus wie die Krallen einer Schildkröte. Lassen Sie den rechten Fuß vollständig auf den Boden sinken, so dass die Fußspitze nach Südosten zeigt.

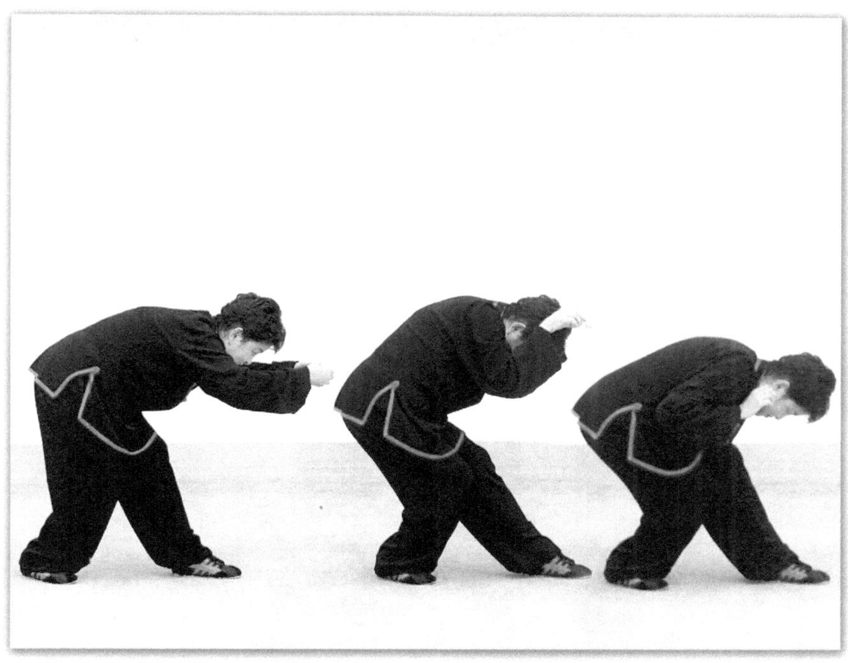

Verlagern Sie Ihr Körpergewicht allmählich nach hinten und beugen Sie dabei das hintere Bein. Gleichzeitig ziehen Sie den Hals ein und die Schultern hoch wie eine Schildkröte. Ziehen Sie die Hände zum Kopf. Beugen Sie die Ellenbogen, runden Sie den Rücken und ziehen Sie den Bauch ein. Der Oberkörper sieht nun aus wie der Rücken einer Schildkröte. Die Hände befinden sich seitlich neben dem Kopf und der linke Fuß ist nur wenig belastet. Pressen Sie die Oberschenkel sanft gegeneinander. Ihr Blick ist zum Boden gerichtet.

Nach vorne neigen und die Schulter entspannen

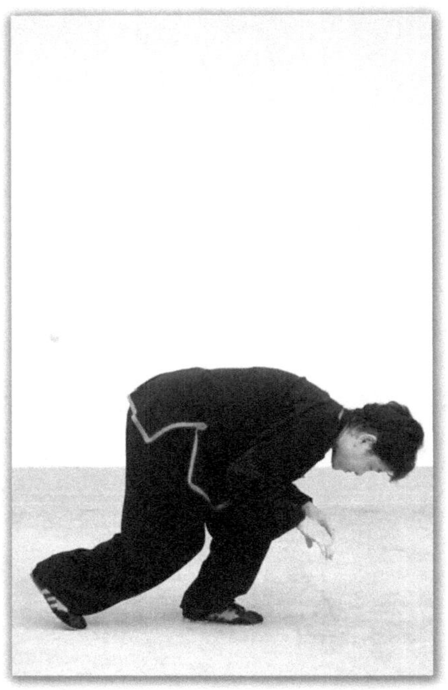

Verlagern Sie Ihr Körpergewicht nach vorne auf den linken Fuß. Dabei entspannen Sie Hals und Schultern. Lockern Sie Finger und Handgelenke. Der rechte Fuß steht auf der Fußspitze. Pressen Sie sanft beide Oberschenkel gegeneinander.

Den Drei-Erwärmer regulieren

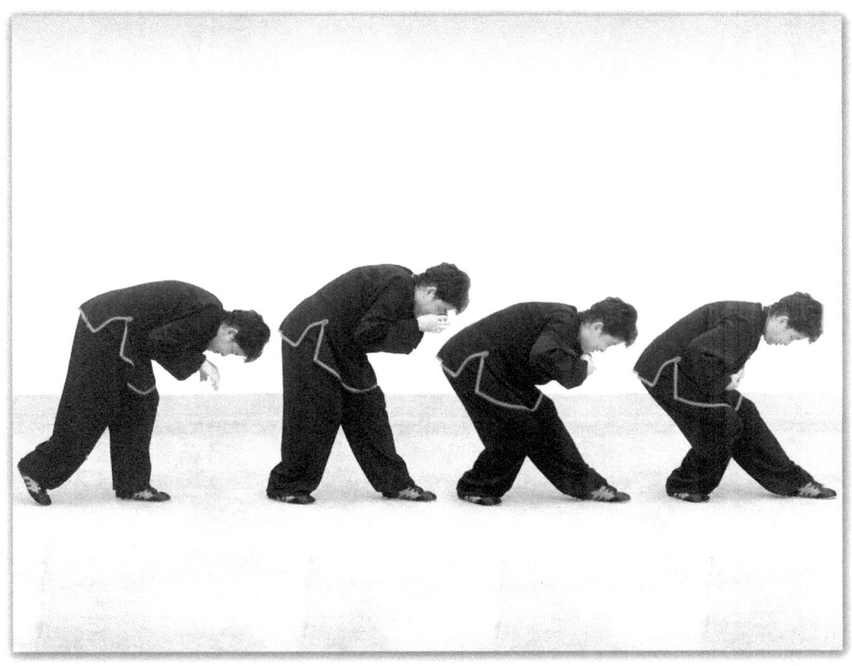

Strecken Sie das linke Bein und richten Sie den Oberkörper etwas auf. Verlagern Sie allmählich Ihr Körpergewicht auf das hintere Bein. Dabei kreisen Sie mit den Schultern zuerst nach oben und dann nach hinten.
Drehen Sie die Handflächen so, dass die (*Laogong*-Punkte, Herzbeutel-Leitbahn 8) Richtung Brustbein (*Tiantu*-Punkt, *Ren*-Leitbahn 22) zeigen. Führen Sie die Hände vom *Tiantu*-Punkt weiter abwärts bis zum Unterbauch (*Zhongji*-Punkt, *Ren*-Leitbahn 3). Die Handflächen (*Laogong*-Punkte) zeigen zum Unterbauch (*Zhongji*-Punkt). Pressen Sie sanft beide Oberschenkel gegeneinander. Ihr Blick ist nach unten gerichtet.

Den *Qi*-Ball von unten nach vorne oben tragen

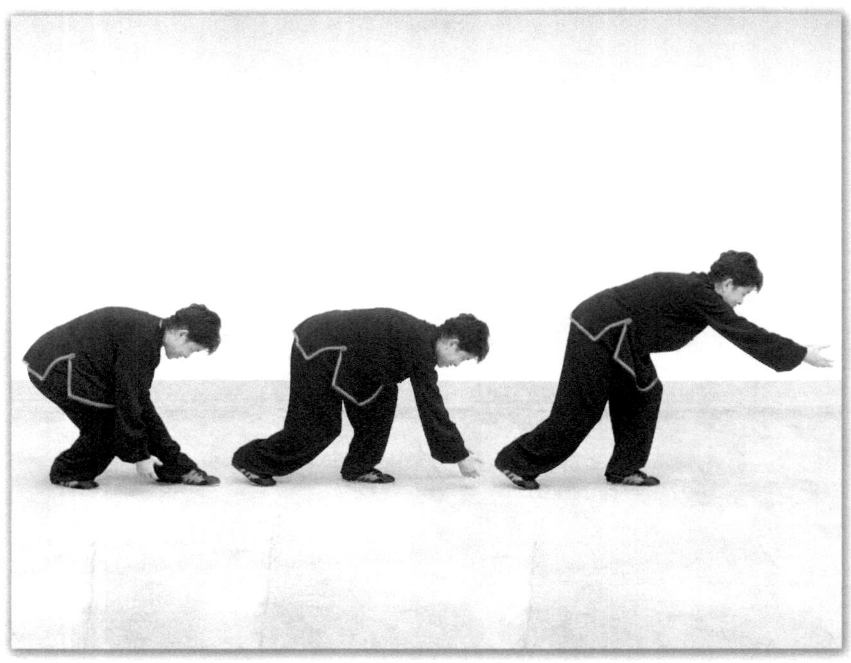

Entspannen Sie die Arme und lassen Sie diese nach unten sinken. Verlagern Sie Ihr Körpergewicht allmählich auf das vordere Bein. Heben Sie einen imaginären *Qi*-Ball in einer bogenförmigen Bewegung von unten nach vorne oben bis auf Schulterhöhe. Der rechte Fuß steht auf der Fußspitze. Pressen Sie sanft den rechten Oberschenkel gegen den linken Oberschenkel. Ihr Blick ist nach vorne auf den imaginären *Qi*-Ball gerichtet.

Die Schultern hochziehen zum 2. Mal

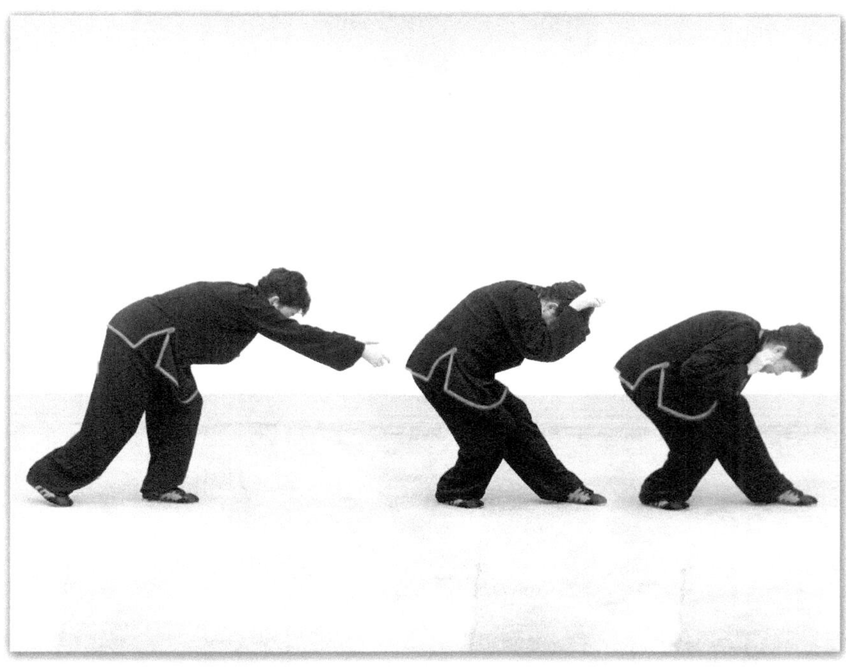

Rollen Sie die Finger nacheinander ein und drehen Sie dabei die Handrücken nach oben. Die Einrollbewegung der Finger beginnt mit dem kleinen Finger und endet mit dem Daumen. Die Handform sieht nun aus wie die Krallen einer Schildkröte. Lassen Sie den rechten Fuß vollständig auf den Boden sinken, so dass die Fußspitze nach Südosten zeigt.

Verlagern Sie Ihr Körpergewicht allmählich nach hinten und beugen Sie dabei das hintere Bein. Gleichzeitig ziehen Sie den Hals ein und die Schultern hoch wie eine Schildkröte. Ziehen Sie die Hände zum Kopf. Beugen Sie die Ellenbogen, runden Sie den Rücken und ziehen Sie den Bauch ein. Der Oberkörper sieht nun aus wie der Rücken einer Schildkröte. Die Hände befinden sich seitlich neben dem Kopf und der linke Fuß ist nur wenig belastet. Pressen Sie die Oberschenkel sanft gegeneinander. Ihr Blick ist zum Boden gerichtet.

Nach vorne neigen und die Schulter entspannen

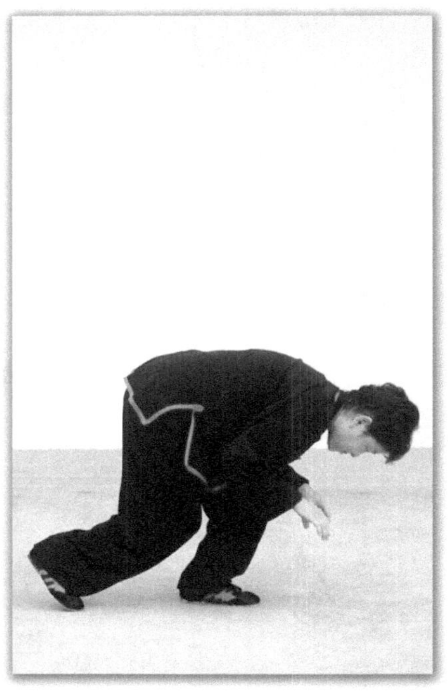

Verlagern Sie Ihr Körpergewicht nach vorne auf den linken Fuß. Dabei entspannen Sie Hals und Schultern. Lockern Sie Finger und Handgelenke. Der rechte Fuß steht auf der Fußspitze. Pressen Sie sanft beide Oberschenkel gegeneinander.

Den Drei-Erwärmer regulieren

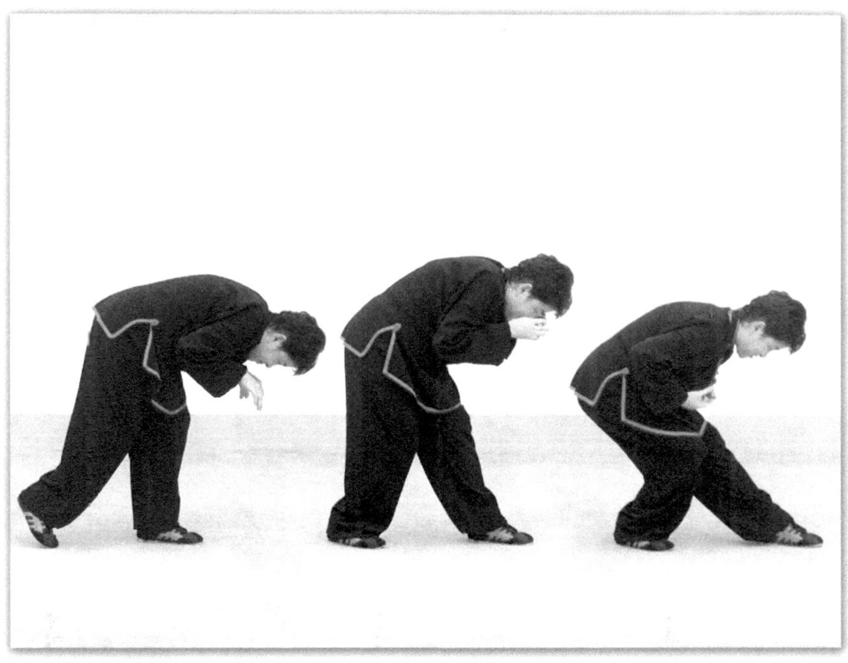

Strecken Sie das linke Bein und richten Sie den Oberkörper etwas auf. Verlagern Sie allmählich Ihr Körpergewicht auf das hintere Bein. Dabei kreisen Sie mit den Schultern zuerst nach oben und dann nach hinten.
Drehen Sie die Handflächen so, dass die (*Laogong*-Punkte, Herzbeutel-Leitbahn 8) Richtung Brustbein (*Tiantu*-Punkt, *Ren*-Leitbahn 22) zeigen. Führen Sie die Hände vom *Tiantu*-Punkt weiter abwärts bis zum Unterbauch (*Zhongji*-Punkt, *Ren*-Leitbahn 3). Die Handflächen (*Laogong*-Punkte) zeigen zum Unterbauch (*Zhongji*-Punkt). Pressen Sie sanft beide Oberschenkel gegeneinander. Ihr Blick ist nach unten gerichtet.

Den *Qi*-Ball von unten nach oben und dann nach vorne tragen

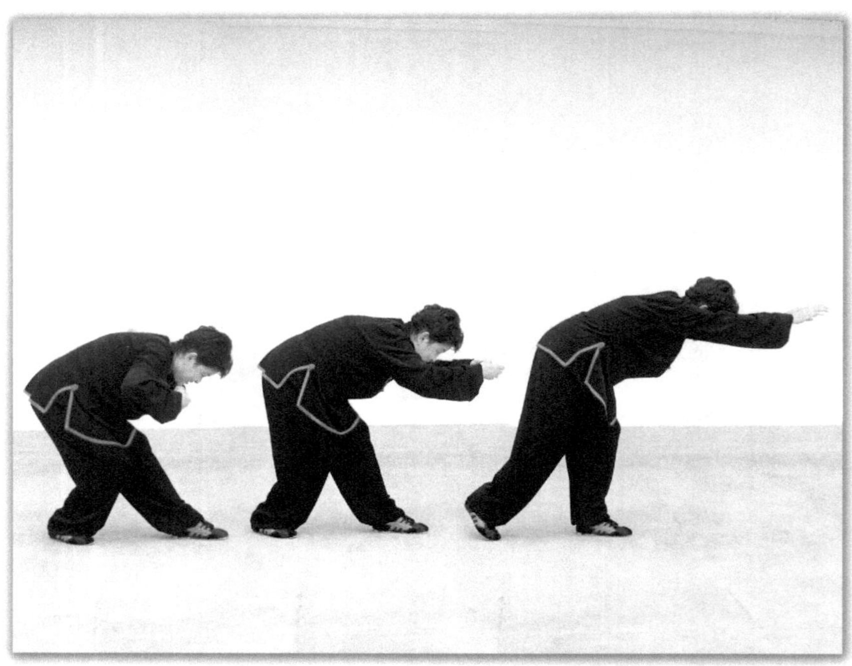

Verlagern Sie Ihr Körpergewicht allmählich auf das vordere Bein und strecken Sie dies. Dabei führen Sie die Hände vom Unterbauch (*Zhongji*-Punkt, *Ren*-Leitbahn 3) wieder aufwärts entlang der *Ren*-Leitbahn. Die Handflächen zeigen weiterhin zum Körper. Erst wenn die Hände auf Gesichtshöhe angelangt sind, strecken Sie die Arme nach vorne und drehen die Handflächen nach unten. Der hintere Fuß steht auf der Fußspitze. Ihr Blick ist nach unten gerichtet.

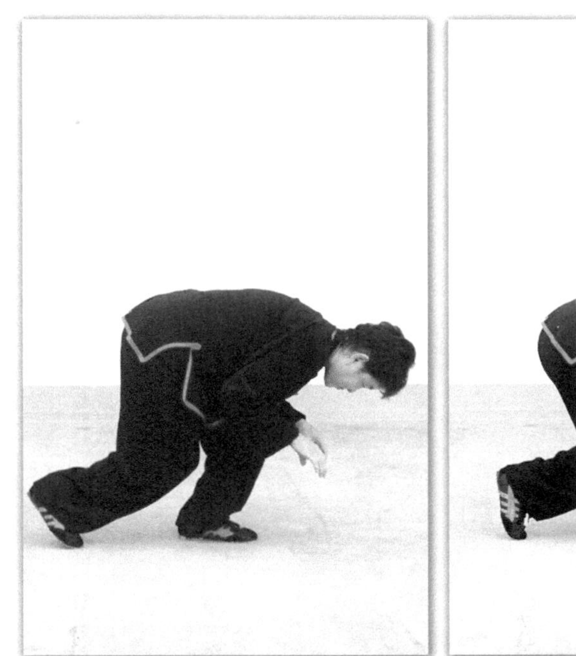
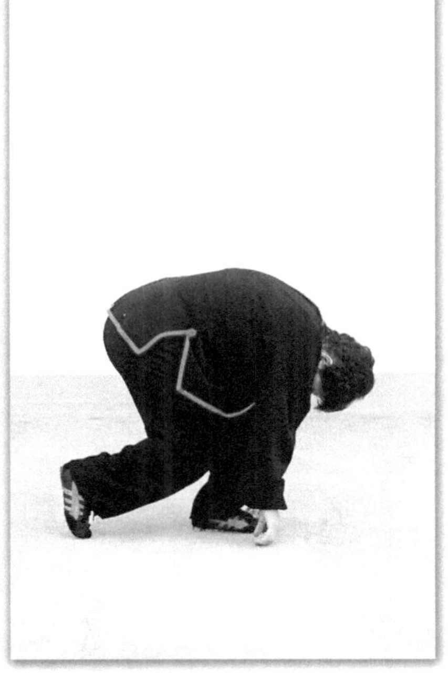

Sinken Sie im vorderen Bein. Entspannen Sie Hals, Schultern, Arme, Handgelenke und Oberkörper. Der Oberkörper ist gerundet wie der Rücken einer Schildkröte. Der recht Fuß steht auf der Fußspitze. Pressen Sie den rechten Oberschenkel sanft gegen den linken Oberschenkel.

Die Schultern hochziehen zum 3. Mal

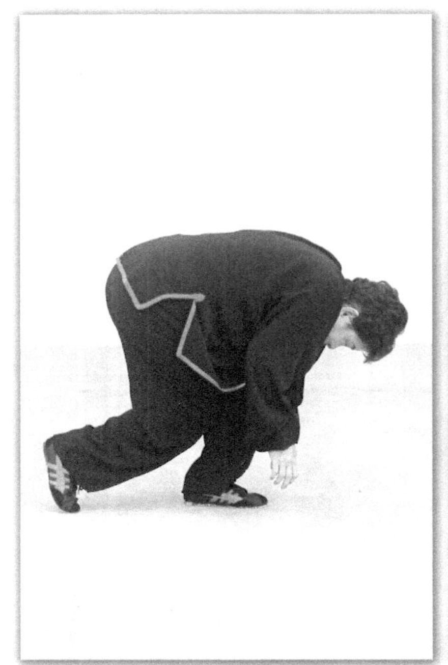

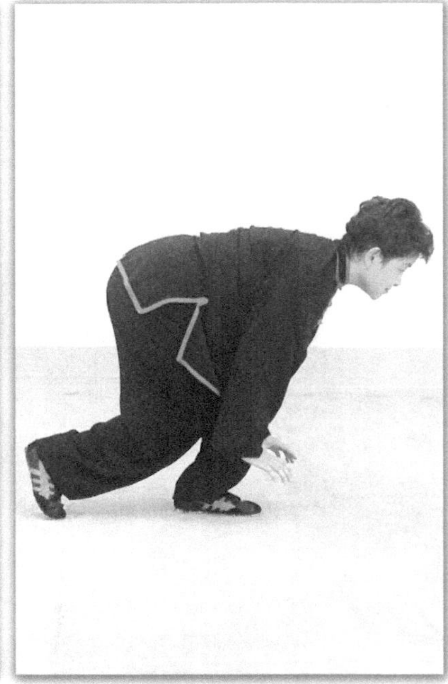

Ziehen Sie die Schultern nach oben und den Bauch ein. Beugen Sie die Ellenbogen und die Handgelenke, so dass die Handflächen zum Boden weisen. Strecken Sie den Kopf leicht nach oben, wodurch der Rücken gestreckt wird. Ihr Blick ist nach vorne gerichtet. Ihr Körpergewicht ruht immer noch auf dem linken Fuß. Der rechte Fuß steht auf der Fußspitze. Pressen Sie sanft den rechten Oberschenkel gegen den linken Oberschenkel.
Damit sind die 12 Bewegungen zur linken Seite abgeschlossen.
Beginnen Sie nun mit den Bewegungen zur rechten Seite.

Den Ball halten auf der rechten Seite

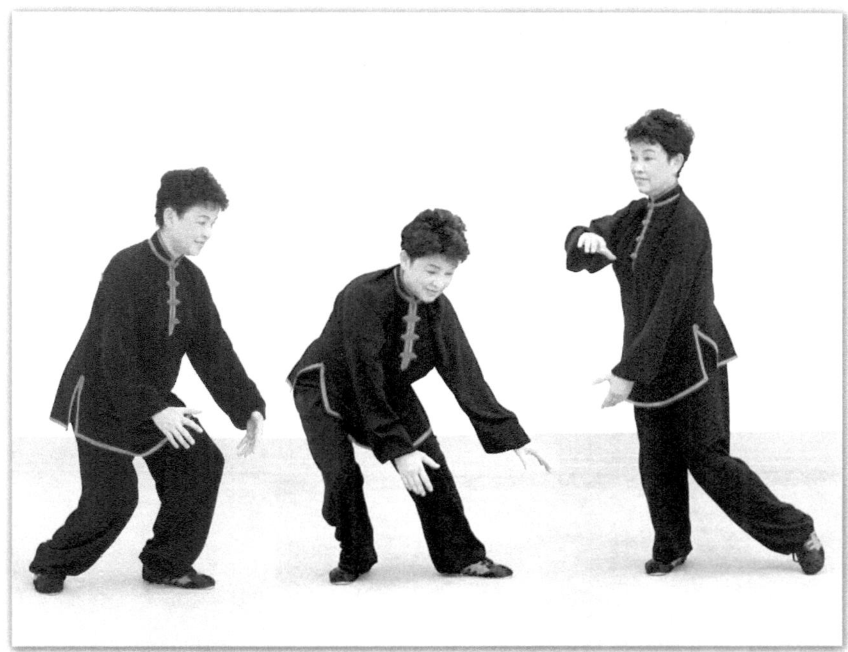

Entspannen Sie Rücken, Schulter-Nacken-Bereich und Handgelenke.
Strecken Sie das linke Bein und drehen Sie den rechten Fuß auf dem Fußballen Richtung Süden. Dabei richten Sie den Oberkörper etwas auf. Drehen Sie die Handflächen zueinander. Verlagern Sie Ihr Körpergewicht auf den rechten Fuß und drehen Sie den Oberkörper nach rechts Richtung Südwesten. Führen Sie die linke Hand vor die Körpermitte auf Höhe von *Dantian* und heben Sie die rechte Hand vor das Brustbein (den Ball halten). Der linke Fuß steht auf der Fußspitze. Pressen Sie den linken Oberschenkel sanft gegen den rechten Oberschenkel. Ihr Blick ist nach Südwesten gerichtet.

Den Ball halten auf der linken Seite

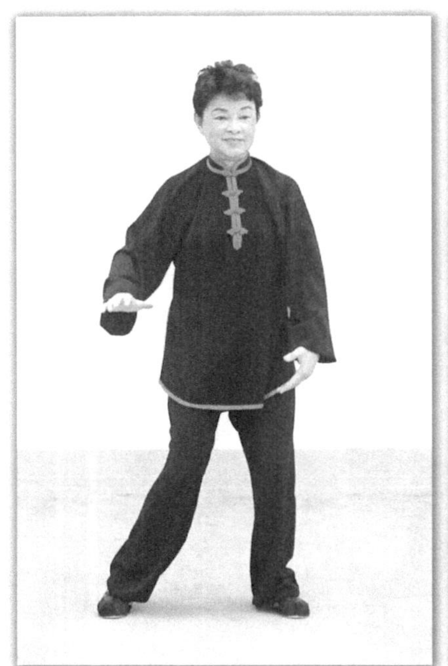

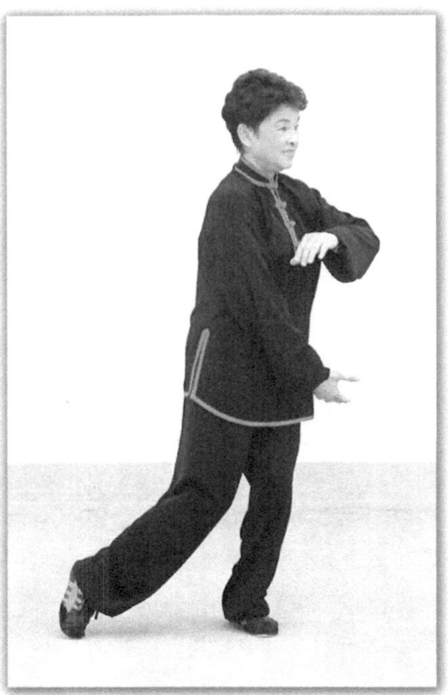

Drehen Sie den Oberkörper zurück zur Mitte (Süden) und setzen Sie den linken Fuß in die Ausgangsposition zurück. Verlagern Sie Ihr Körpergewicht auf den linken Fuß und drehen Sie den Oberkörper nach links Richtung Südosten. Dabei drehen Sie den imaginären Ball in einer kontinuierlichen Bewegung einmal um 180 Grad, so dass sich nun die linke Hand vor dem Brustbein befindet und die rechte vor *Dantian*. Der rechte Fuß steht auf der Fußspitze. Pressen Sie den rechten Oberschenkel sanft gegen den linken Oberschenkel.

Die galoppierende Haltung auf der rechten Seite

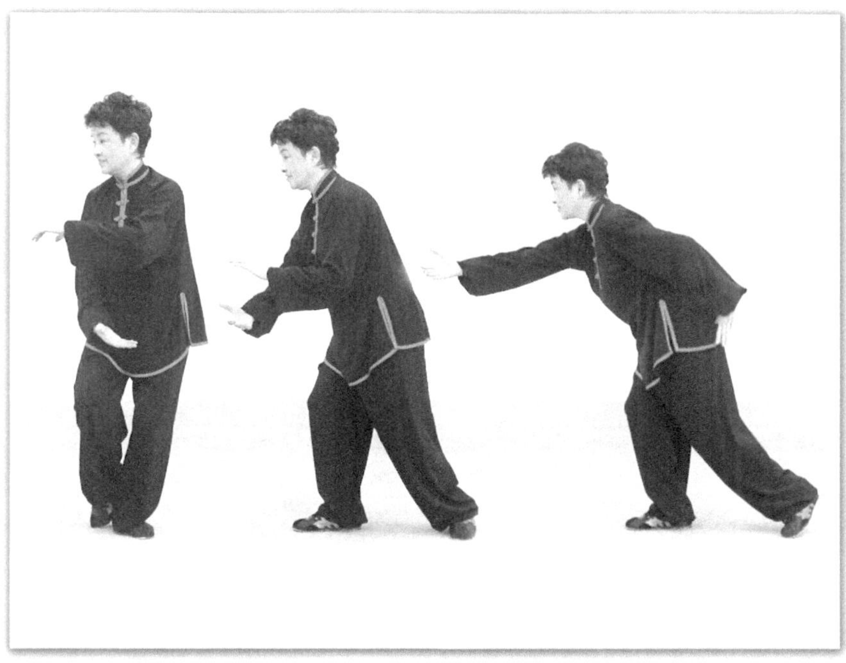

Lassen Sie Ihr Körpergewicht vorerst auf dem linken Bein. Drehen Sie den Oberkörper - öffnende Bewegung in der linken Hüfte - nach rechts Richtung Südwesten. Dabei behalten Sie die Arm- und Handhaltung bei. Den Blick richten Sie nach Westen.
Setzen Sie den rechten Fuß einen Schritt nach vorne Richtung Westen. Dabei setzen Sie zuerst den Fußballen und dann den gesamten Fuß auf. Verlagern Sie dann Ihr Körpergewicht auf den rechten Fuß. Strecken Sie den gerundeten rechten Arm nach vorne aus, die Handfläche zeigt zum Körper. Führen Sie die linke Hand seitlich an das Gesäß. Mit dem Daumen (*Shaoshang*-Punkt, Lungen-Leitbahn 11) drücken Sie kurz seitlich am Gesäß (*Huantiao*-Punkt, Gallenblasen-Leitbahn 30). Der Oberkörper ist leicht nach vorne gebeugt. Der linke Fuß steht auf dem Fußballen.

Die Schultern hochziehen zum 1. Mal

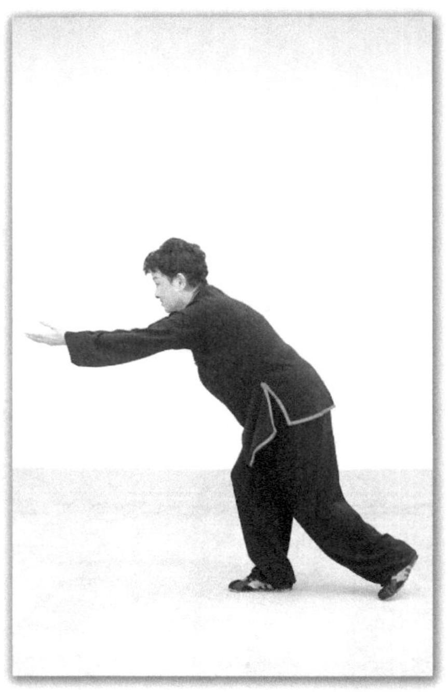

Strecken Sie nun beide Arm nach vorne bis auf Schulterhöhe aus. Drehen Sie dabei die Handflächen nach oben.

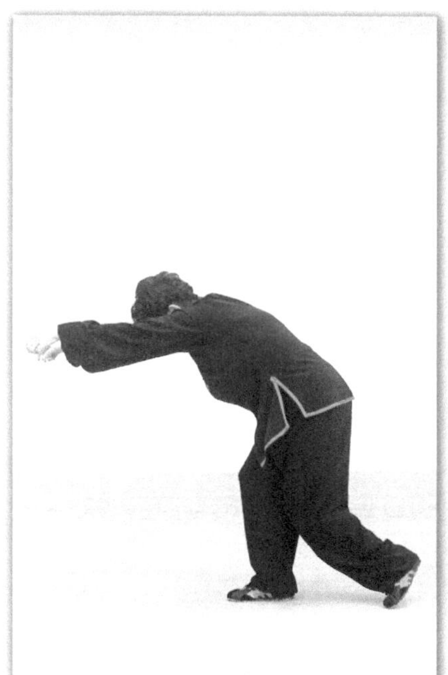

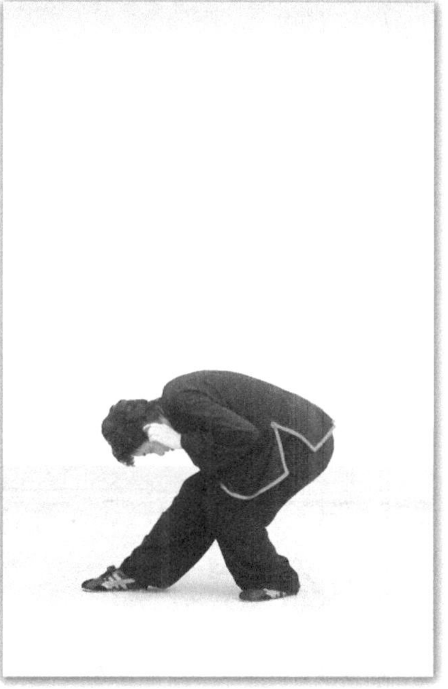

Rollen Sie die Finger nacheinander ein und drehen Sie dabei die Handrücken nach oben. Die Einrollbewegung der Finger beginnt mit dem kleinen Finger und endet mit dem Daumen. Die Handform sieht nun aus wie die Krallen einer Schildkröte. Lassen Sie den linken Fuß vollständig auf den Boden sinken, so dass die Fußspitze nach Südwesten zeigt.

Verlagern Sie Ihr Körpergewicht allmählich nach hinten und beugen Sie dabei das hintere Bein. Gleichzeitig ziehen Sie den Hals ein und die Schultern hoch wie eine Schildkröte. Ziehen Sie die Hände zum Kopf. Beugen Sie die Ellenbogen, runden Sie den Rücken und ziehen Sie den Bauch ein. Der Oberkörper sieht nun aus wie der Rücken einer Schildkröte. Die Hände befinden sich seitlich neben dem Kopf und der rechte Fuß ist nur wenig belastet. Pressen Sie die Oberschenkel sanft gegeneinander. Ihr Blick ist zum Boden gerichtet.

Nach vorne neigen und die Schulter entspannen

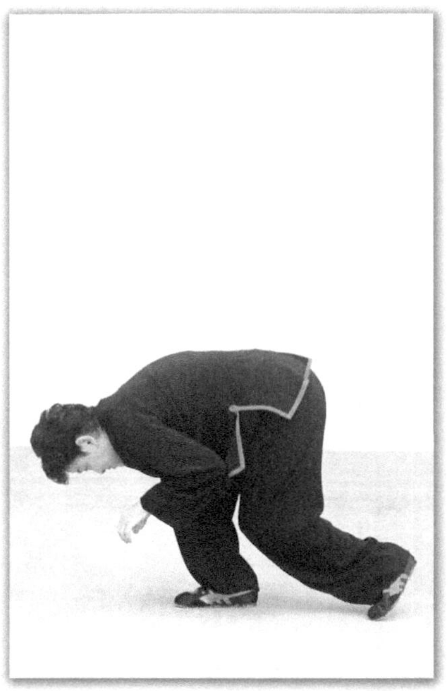

Verlagern Sie Ihr Körpergewicht nach vorne auf den rechten Fuß. Dabei entspannen Sie Hals und Schultern. Lockern Sie Finger und Handgelenke. Der linke Fuß steht auf der Fußspitze. Pressen Sie sanft beide Oberschenkel gegeneinander.

Den Drei-Erwärmer regulieren

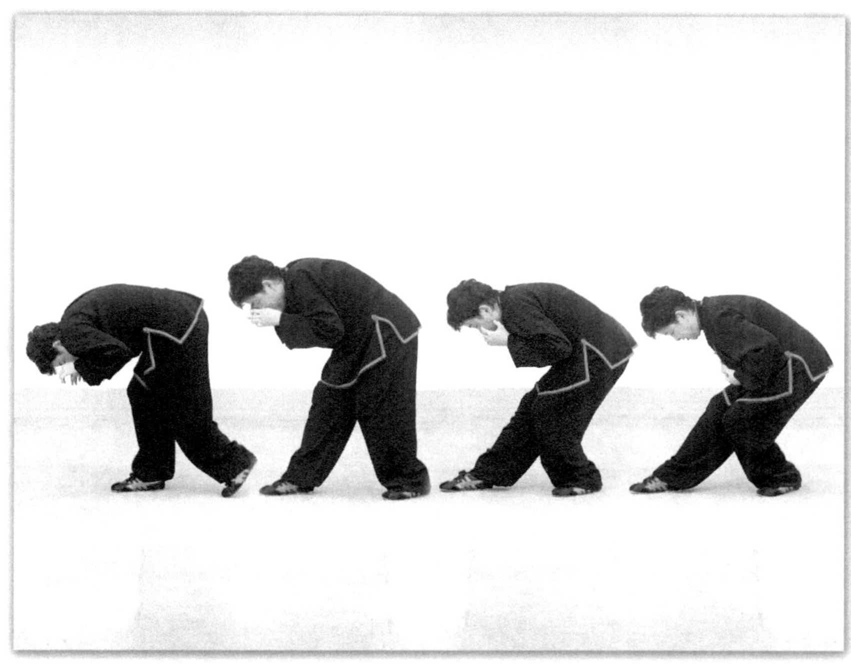

Strecken Sie das rechte Bein und richten Sie den Oberkörper etwas auf. Verlagern Sie allmählich Ihr Körpergewicht auf das hintere Bein. Dabei kreisen Sie mit den Schultern zuerst nach oben und dann nach hinten. Drehen Sie die Handflächen so, dass die (*Laogong*-Punkte, Herzbeutel-Leitbahn 8) Richtung Brustbein (*Tiantu*-Punkt, *Ren*-Leitbahn 22) zeigen. Führen Sie die Hände vom *Tiantu*-Punkt weiter abwärts bis zum Unterbauch (*Zhongji*-Punkt, *Ren*-Leitbahn 3). Die Handflächen (*Laogong*-Punkte) zeigen zum Unterbauch (*Zhongji*-Punkt). Pressen Sie sanft beide Oberschenkel gegeneinander. Ihr Blick ist nach unten gerichtet.

Den *Qi*-Ball von unten nach vorne oben tragen

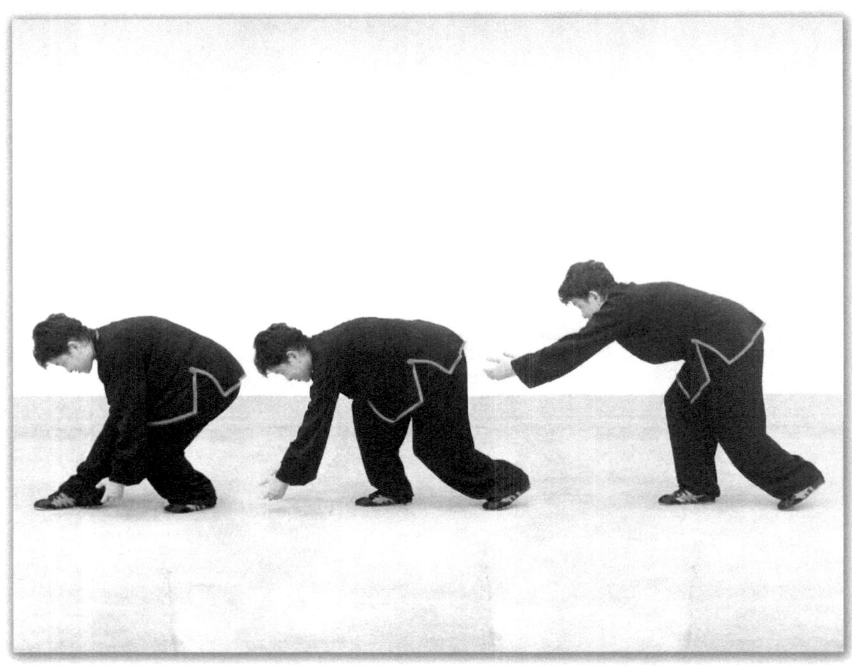

Entspannen Sie Körper und Arme und lassen Sie diese nach unten sinken. Verlagern Sie Ihr Körpergewicht allmählich auf das vordere Bein. Heben Sie einen imaginären *Qi*-Ball in einer bogenförmigen Bewegung von unten nach vorne oben bis auf Schulterhöhe. Der linke Fuß steht auf der Fußspitze. Pressen Sie sanft den linken Oberschenkel gegen den rechten Oberschenkel. Ihr Blick ist nach vorne auf den imaginären *Qi*-Ball gerichtet.

Die Schultern hochziehen zum 2. Mal

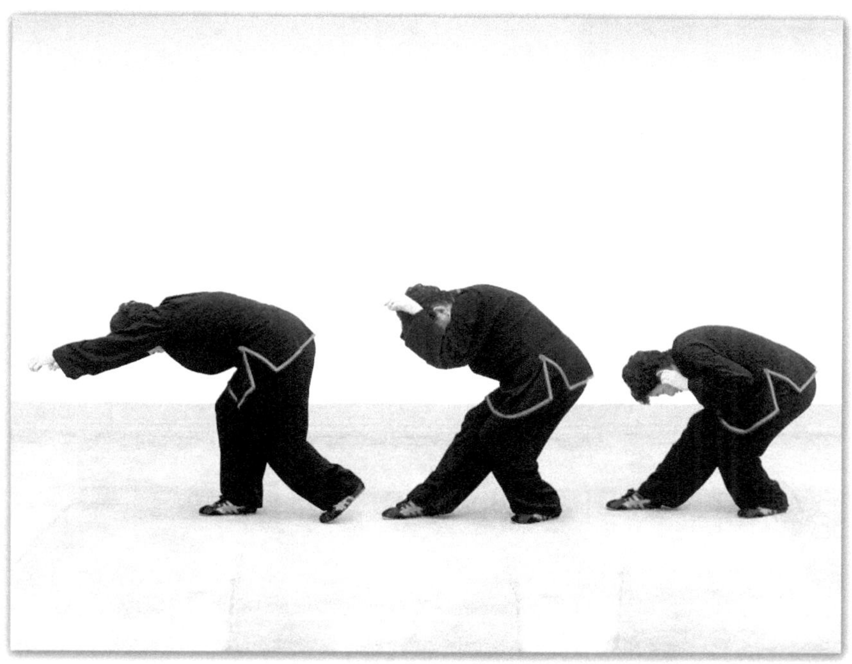

Rollen Sie die Finger nacheinander ein und drehen Sie dabei die Handrücken nach oben. Die Einrollbewegung der Finger beginnt mit dem kleinen Finger und endet mit dem Daumen. Die Handform sieht nun aus wie die Krallen einer Schildkröte. Lassen Sie den linken Fuß vollständig auf den Boden sinken, so dass die Fußspitze nach Südosten zeigt.

Verlagern Sie Ihr Körpergewicht allmählich nach hinten und beugen Sie dabei das hintere Bein. Gleichzeitig ziehen Sie den Hals ein und die Schultern hoch wie eine Schildkröte. Ziehen Sie die Hände zum Kopf. Beugen Sie die Ellenbogen, runden Sie den Rücken und ziehen Sie den Bauch ein. Der Oberkörper sieht nun aus wie der Rücken einer Schildkröte. Die Hände befinden sich seitlich neben dem Kopf und der linke Fuß ist nur wenig belastet. Pressen Sie die Oberschenkel sanft gegeneinander. Ihr Blick ist zum Boden gerichtet.

Nach vorne neigen und die Schulter entspannen

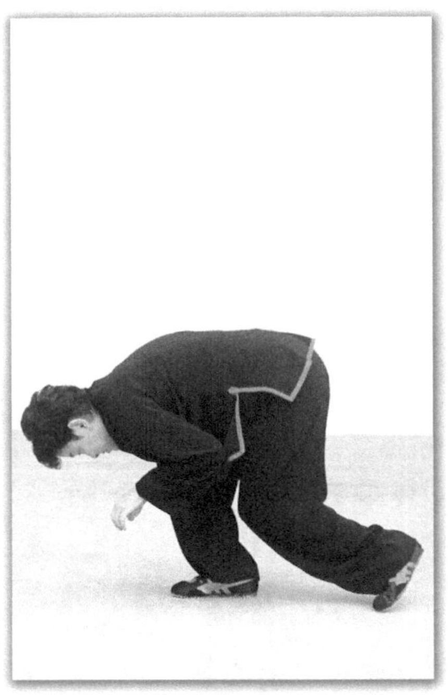

Verlagern Sie Ihr Körpergewicht nach vorne auf den rechten Fuß. Dabei entspannen Sie Hals und Schultern. Lockern Sie Finger und Handgelenke. Der linke Fuß steht auf der Fußspitze. Pressen Sie sanft beide Oberschenkel gegeneinander.

Den Drei-Erwärmer regulieren

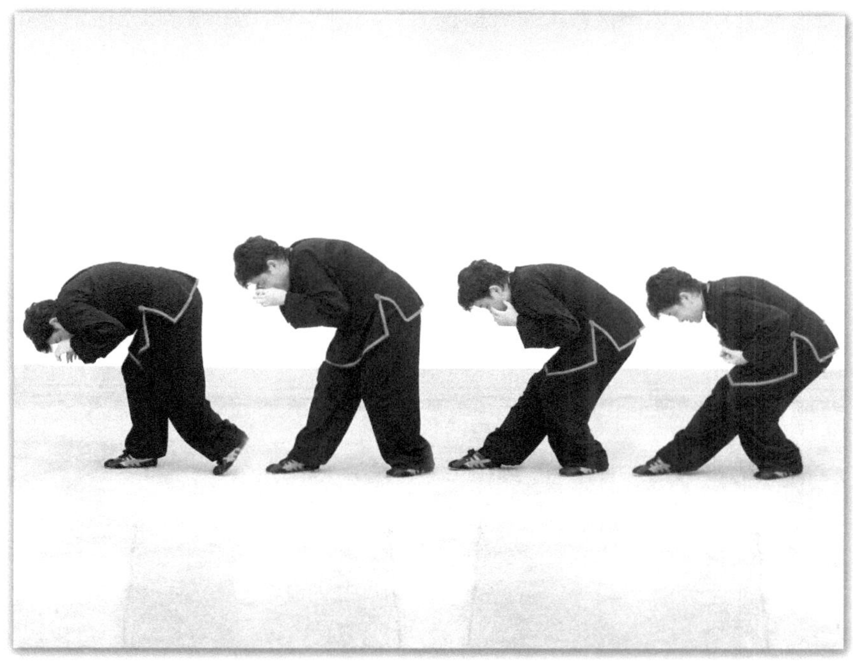

Strecken Sie das rechte Bein und richten Sie den Oberkörper etwas auf. Verlagern Sie allmählich Ihr Körpergewicht auf das hintere Bein. Dabei kreisen Sie mit den Schultern zuerst nach oben und dann nach hinten. Drehen Sie die Handflächen so, dass die (*Laogong*-Punkte, Herzbeutel-Leitbahn 8) Richtung Brustbein (*Tiantu*-Punkt, *Ren*-Leitbahn 22) zeigen. Führen Sie die Hände vom *Tiantu*-Punkt weiter abwärts bis zum Unterbauch (*Zhongji*-Punkt, *Ren*-Leitbahn 3). Die Handflächen (*Laogong*-Punkte) zeigen zum Unterbauch (*Zhongji*-Punkt). Pressen Sie sanft beide Oberschenkel gegeneinander. Ihr Blick ist nach unten gerichtet.

Den *Qi*-Ball von unten nach oben und dann nach vorne tragen

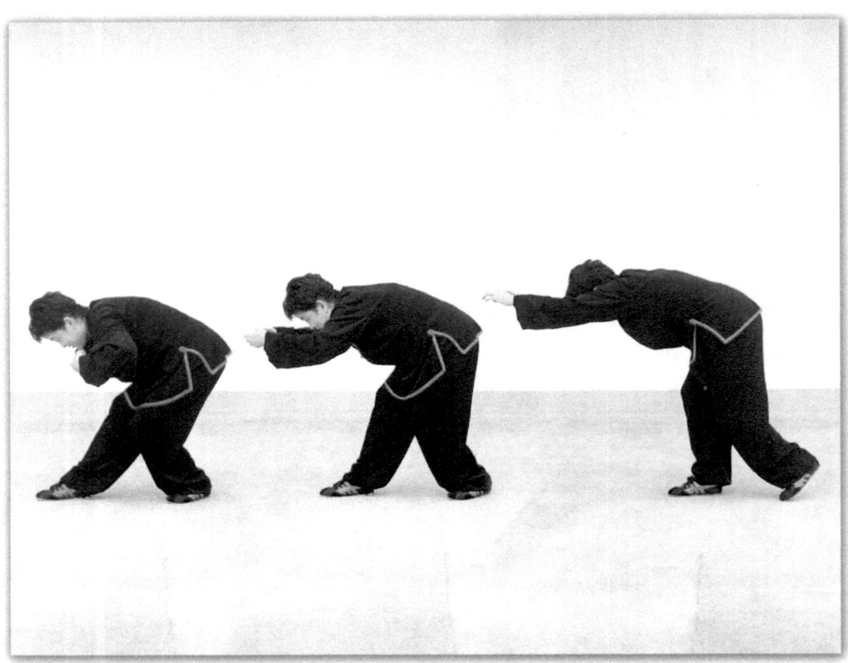

Verlagern Sie Ihr Körpergewicht allmählich auf das vordere Bein und strecken Sie dies. Dabei führen Sie die Hände vom Unterbauch (*Zhongji*-Punkt) wieder aufwärts entlang der *Ren*-Leitbahn. Die Handflächen zeigen weiterhin zum Körper. Erst wenn die Hände auf Gesichtshöhe angelangt sind, strecken Sie die Arme nach vorne und drehen die Handflächen nach unten. Der hintere Fuß steht auf der Fußspitze. Ihr Blick ist nach unten gerichtet.

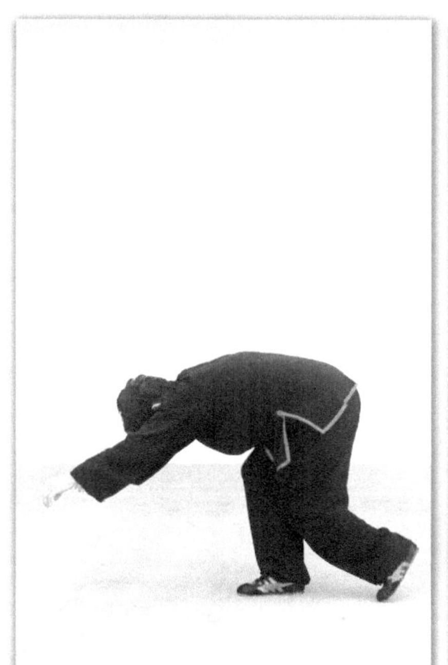
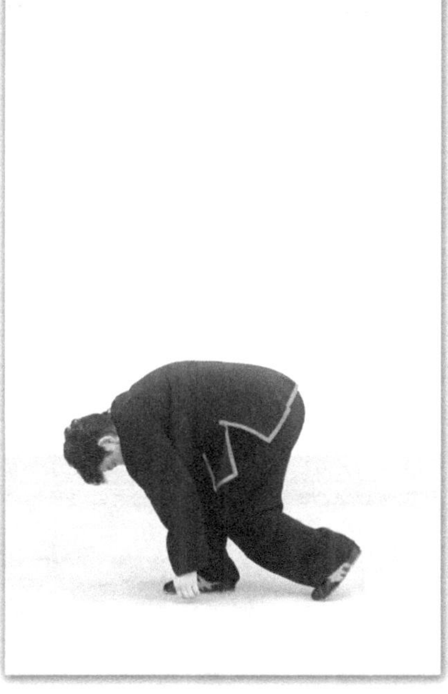

Sinken Sie im vorderen Bein. Entspannen Sie Hals, Schultern, Arme, Handgelenke, und Oberkörper. Der Oberkörper ist gerundet wie der Rücken einer Schildkröte. Der linke Fuß steht auf der Fußspitze. Pressen Sie den rechten Oberschenkel sanft gegen den linken Oberschenkel.

Die Schultern hochziehen zum 3. Mal

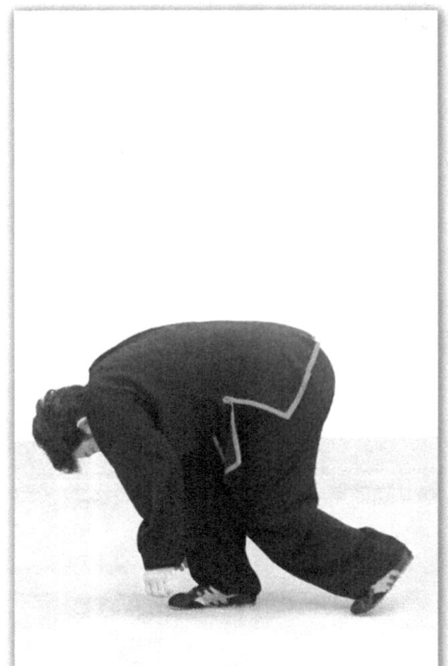

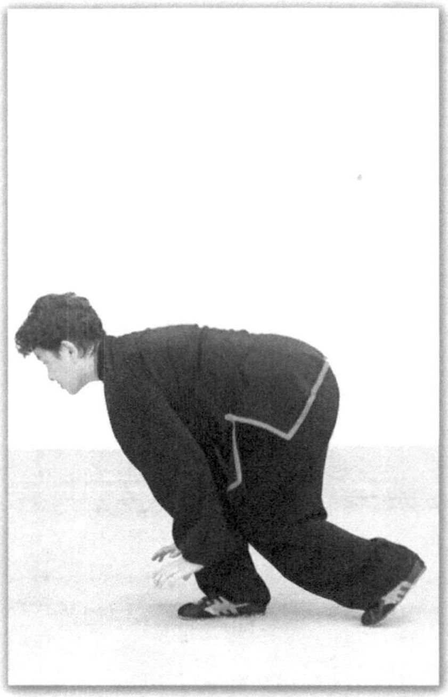

Ziehen Sie die Schultern nach oben und den Bauch ein. Beugen Sie die Ellenbogen und die Handgelenke, so dass die Handflächen zum Boden weisen. Strecken Sie den Kopf leicht nach oben, wodurch der Rücken gestreckt wird. Ihr Blick ist nach vorne gerichtet. Ihr Körpergewicht ruht immer noch auf dem rechten Fuß. Der linke Fuß steht auf der Fußspitze. Pressen Sie sanft den linken Oberschenkel gegen den rechte Oberschenkel.

Den Ball halten auf der linken Seite

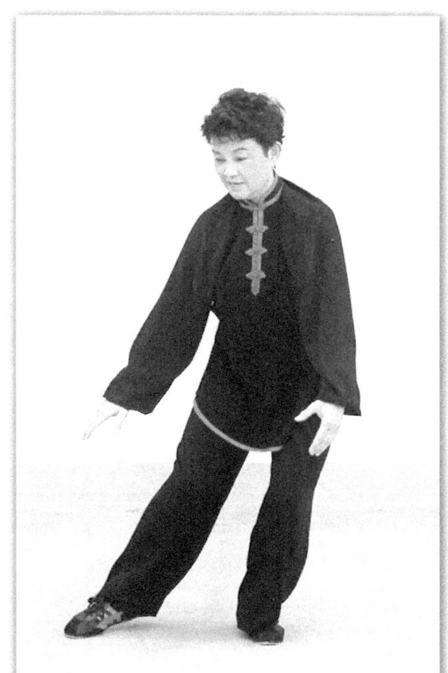

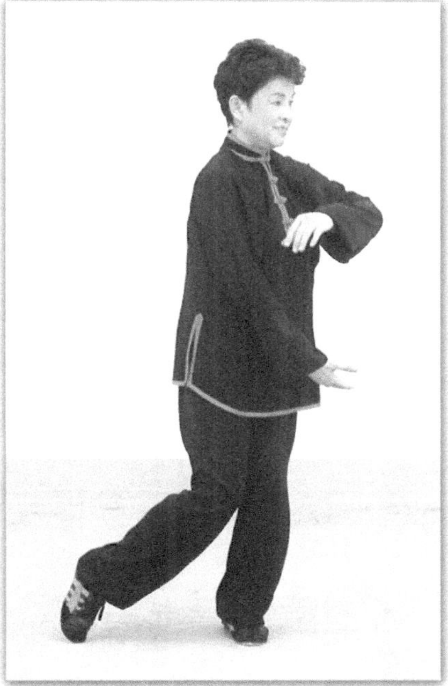

Entspannen Sie den Rücken, den Schulter-Nacken-Bereich und die Handgelenke.
Strecken Sie das rechte Bein und drehen Sie den linken Fuß auf dem Fußballen Richtung Süden. Dabei richten Sie den Oberkörper etwas auf. Drehen Sie die Handflächen zueinander. Verlagern Sie Ihr Körpergewicht auf den linken Fuß und drehen Sie den Oberkörper nach links Richtung Südosten. Führen Sie die rechte Hand vor die Körpermitte auf Höhe von *Dantian* und heben Sie die linke Hand vor das Brustbein (den Ball halten). Der rechte Fuß steht auf der Fußspitze. Pressen Sie den rechten Oberschenkel sanft gegen den linken Oberschenkel. Ihr Blick ist nach Südosten gerichtet.

Den Ball halten auf der rechten Seite

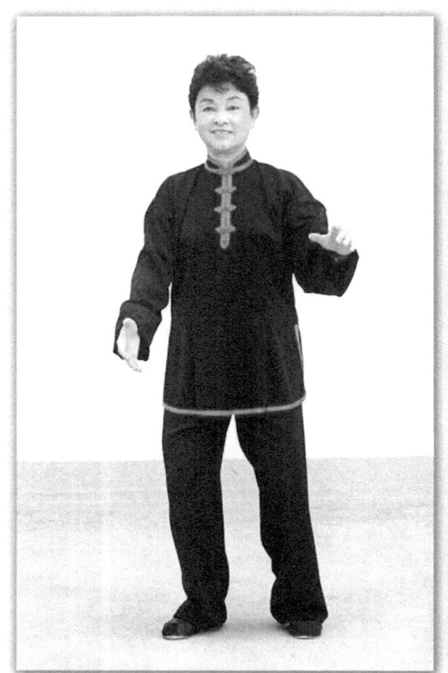

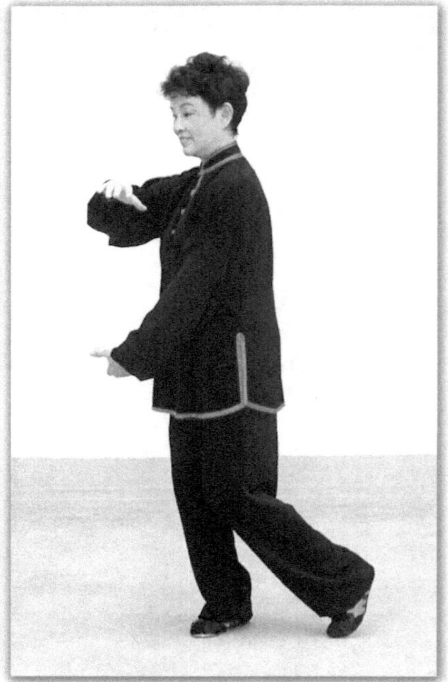

Drehen Sie den Oberkörper zurück zur Mitte (Süden) und setzen Sie den rechten Fuß in die Ausgangsposition zurück. Verlagern Sie Ihr Körpergewicht auf den rechten Fuß und drehen Sie den Oberkörper nach rechts Richtung Südwesten. Dabei drehen Sie den imaginären Ball in einer kontinuierlichen Bewegung einmal um 180 Grad, so dass sich nun die rechte Hand vor dem Brustbein befindet und die linke vor *Dantian*. Der linke Fuß steht auf der Fußspitze. Pressen Sie den linken Oberschenkel sanft gegen den rechten Oberschenkel.

Abschluss

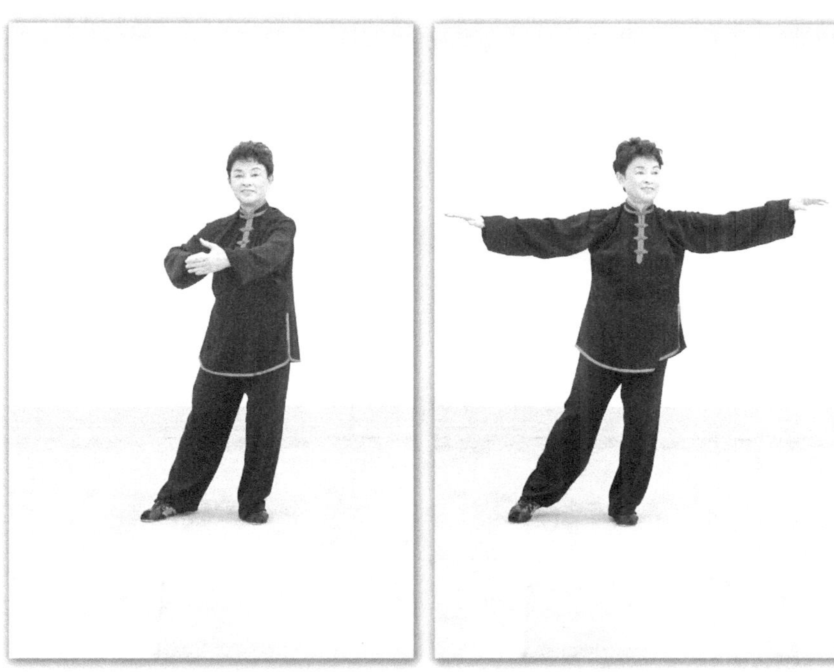

Drehen Sie den linken Fuß Richtung Süden. Verlagern Sie Ihr Körpergewicht auf den linken Fuß und drehen Sie den Körper zur Mitte (Süden). Dabei schwingen Sie den linken Arm nach links und strecken den rechten Arm nach rechts. Die Handflächen weisen nach unten. Drehen Sie dann den rechten Fuß auf dem Fußballen zurück in die Ausgangsposition.

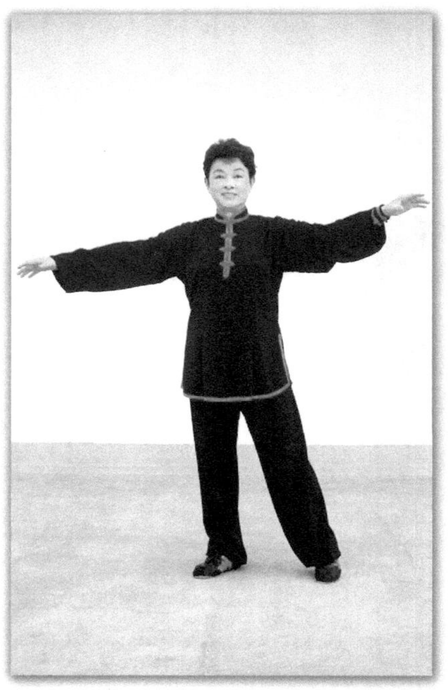

Verlagern Sie Ihr Körpergewicht auf das rechte Bein.

Abschlussübung

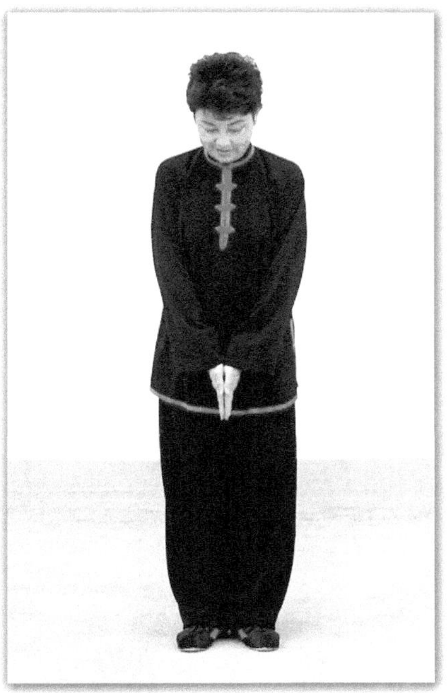

Setzen Sie den linken Fuß an den rechten heran. Lassen Sie die Arme seitlich sinken. Legen Sie die Handflächen vor dem Schambein zusammen und neigen Sie den Oberkörper leicht nach vorne.

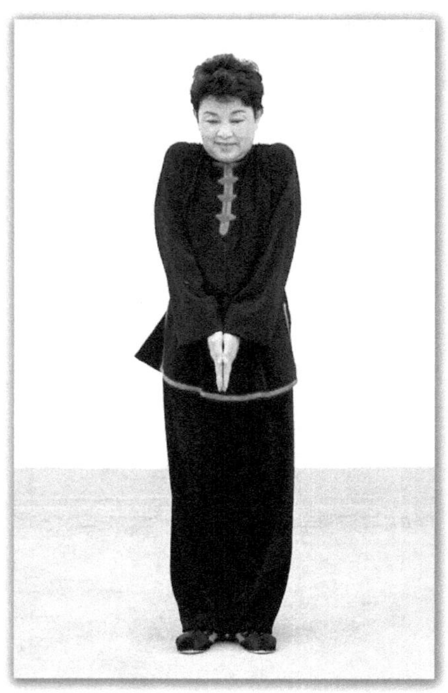

Atmen Sie ein und ziehen Sie die Schultern hoch. Führen Sie die aneinander gelegten Hände - die Fingerspitzen weisen nach unten - an der Mittellinie des Rumpfes entlang der *Ren*-Leitbahn nach oben, bis die Handgelenke (*Shenmen*-Punkte, Herz-Leitbahn 7) auf Höhe des Bauchnabels (*Shenque*-Punkt, *Ren*-Leitbahn 8) angekommen sind.

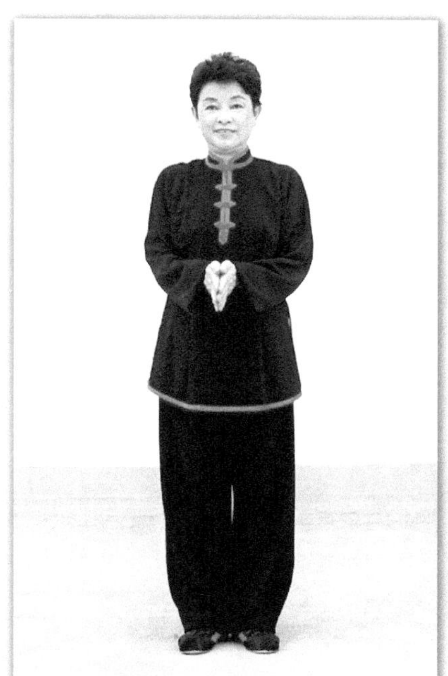
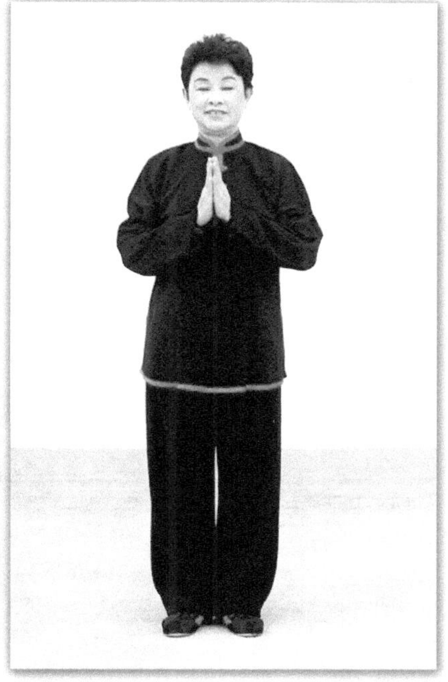

Lassen Sie die Schultern nach hinten unten sinken und atmen Sie aus. Die Ellbogen sinken und die Fingerspitzen werden nach oben gerichtet. Die Handgelenke befinden sich auf Höhe des unteren Endes des Brustbeins (*Tanzhong*-Punkt, *Ren*-Leitbahn 17).

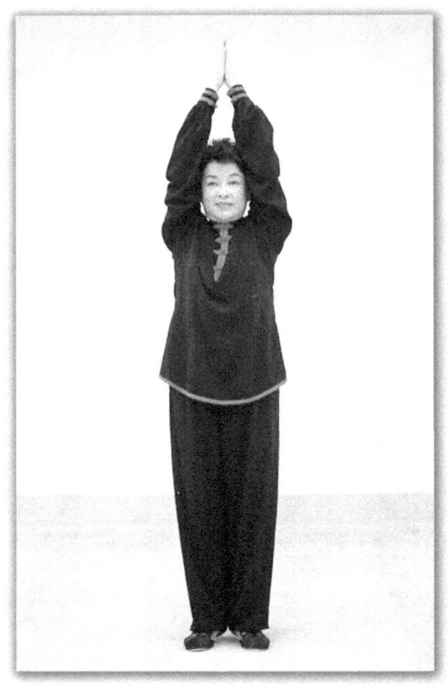

Mit der nächsten Einatmung heben Sie die Fersen langsam vom Boden. Gleichzeitig strecken Sie die beiden aneinander gelegten Hände nach oben über den Kopf.

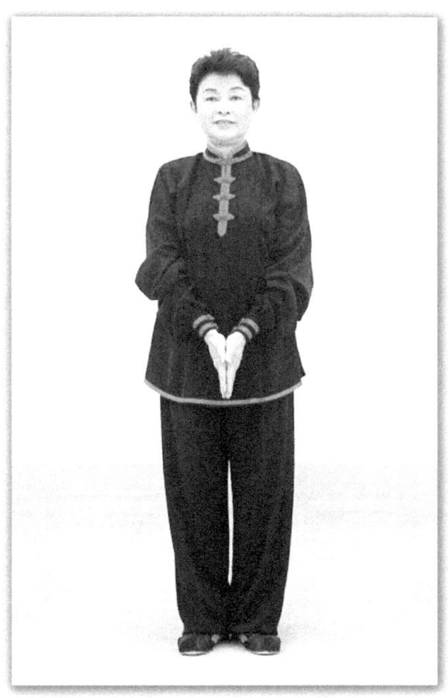

Nachdem die Hände den höchsten Punkt erreicht haben, lassen Sie die Fersen wieder mit der Ausatmung zu Boden sinken. Gleichzeitig sinken beide Hände zunächst bis zum Brustbein (*Tanzhong*-Punkt, *Ren*-Leitbahn 17). Dann drehen Sie die Fingerspitzen wieder nach unten und führen die Hände abwärts bis vor den Bereich des Schambeins (*Zhongji*-Punkt, *Ren*-Leitbahn 3).

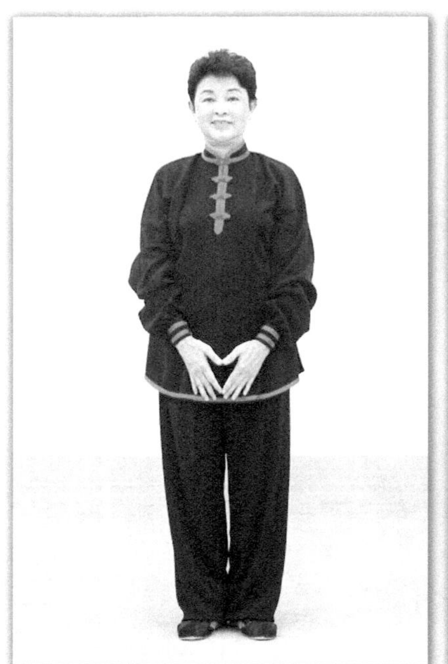

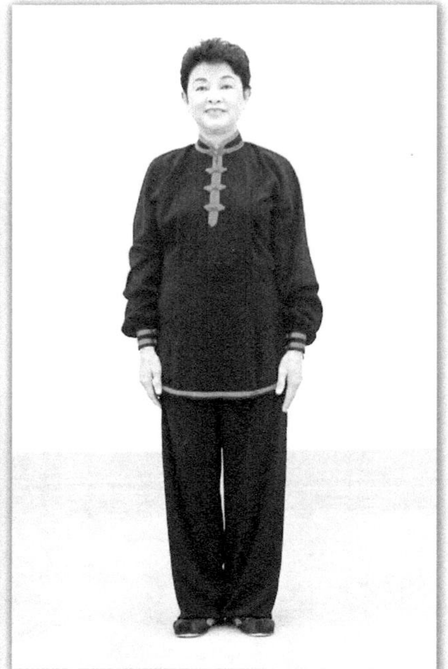

Bilden Sie mit dem Tigermaul - Bereich zwischen Daumen und Zeigefinger - der linken und rechten Hand vor dem Unterbauch die Form eines Pfeilvierecks. Dabei liegen die Daumen (*Shaoshang*-Punkte, Lungen-Leitbahn 11) jeweils rechts und links der Mittellinie des Rumpfes am oberen Rand des Schambeins auf den *Henggu*-Punkten (Nieren-Leitbahn 11). Legen Sie die Hände wieder seitlich an die Oberschenkel.

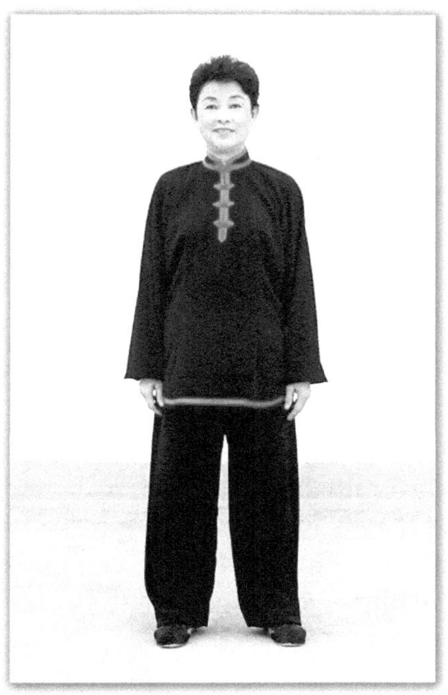

Zum Schluss setzen Sie den linken Fuß zur Seite und kehren zur Ausgangsposition zurück.

Theorie und Wirkung

- Durch die speziellen Bewegungen des Bauch- und Rücken-Bereichs, des Schulter-Nacken-Bereichs und der Extremitäten werden *Du*- und *Ren*-Leitbahn durchlässig gemacht. Da die *Du*-Leitbahn alle *Yang*-Leitbahnen und die *Ren*-Leitbahn alle *Yin*-Leitbahnen lenken, hat die Durchlässigkeit der *Ren*- und *Du*-Leitbahn auch Einfluss auf die Durchlässigkeit aller anderen Leitbahnen.

- Die charakteristische Bewegung bei dieser Übung ist das Zusammenziehen von Hals und Schultern. Der *Tianzhu*-Punkt (Blasen-Leitbahn 10), die *Fengchi*-Punkte (Gallenblasen-Leitbahn 20), *Dazhui*-Punkt (*Du*-Leitbahn 14), *Yamen*-Punkt (*Du*-Leitbahn 15), *Fengfu*-Punkt (*Du*-Leitbahn 16) und *Naohu*-Punkt (Du-Leitbahn 17) werden dadurch stark stimuliert. Als Folge davon kann das zentrale Nervensystem reguliert und die Blutversorgung im Gehirn verbessert werden. Deshalb wirkt diese Übung vorbeugend auf Erkrankungen des Herz-Kreislauf-Systems.

- Die Übung zeichnet sich durch eine besondere Bewegungsform der Wirbelsäule aus. Durch die wiederholten Bewegungen des Körpers nach vorne und hinten sowie nach oben und unten in Verbindung mit den Schulterbewegungen entsteht eine kreisförmige Bewegung. Diese kann dazu beitragen, die aufgerichtete Haltung im Bereich der Hals-, Brust- und Lendenwirbelsäule, insbesondere bei älteren Menschen, zu verbessern. Außerdem kann die Übung die Lungenfunktion stärken, sowie Bronchitis, Lungenemphysem und Brustfellentzündung vorbeugen.

- Durch die intensiven und geschmeidigen Bewegungen des Oberkörpers sowie durch den Wechsel zwischen einem vorderen Bogenschritt und einem hinteren Bogenschritt wird der Dammbereich (*Huiyin*-Punkt, *Ren*-Leitbahn 1) stimuliert, welches wiederum auf die Funktion der inneren Sekretion wirkt.

Die Übung kann deswegen auch zur Gewichtsreduzierung beitragen.

Merkmale und was es zu beachten gilt

- Diese Übung besteht aus 12 Phasen und hat somit die meisten Phasen unter allen *Huichungong*-Übungen. Bei der Ausführung dieser Übung sollen Sie in erster Linie auf den Wechsel zwischen Vorwärtsbewegung und Rückwärtsbewegung achten: In den Phasen 3,5,7,9 und 11 gibt es eine Vorwärtsbewegung, in den Phasen 2,4,6,8,10 und 12 hingegen eine Rückwärtsbewegung. Pressen Sie in jeder Phase die beiden Oberschenkel sanft gegeneinander, insgesamt 12 Mal. Infolgedessen kann die innere Sekretion angeregt werden.

- Diese Übung wird auch als Übung der Kreise bezeichnet. Der Name ist auf die kreisenden Bewegungen zurückzuführen. Daher soll diese Eigenschaft bei der Durchführung der Übung zum Ausdruck gebracht werden. Achten Sie auf die Handbewegungen bei folgenden Bewegungen: „Den Ball halten auf der rechten Seite“, „Den Ball halten auf der linken Seite“, „Den *Qi*-Ball von unten nach vorne oben tragen“ und „Den *Qi*-Ball von unten nach oben und dann nach vorne tragen“. Gleichzeitig beschreiben die Schultern und der Lendenbereich (*Mingmen*-Punkt, *Du*-Leitbahn 4) sowie der Bauchbereich (*Shenque*-Punkt, *Ren*-Leitbahn 8) ebenfalls die kreisenden Bewegungen.

- Bei dieser Übung findet ein ständiger Wechsel zwischen einem vorderen und einem hinteren Bogenschritt statt. Setzen Sie in Phase 3 “Galoppierende Haltung“ einen kleineren Schritt nach vorne. Ein zu langer Schritt beeinträchtigt die pressende Bewegung der beiden Oberschenkel, folglich auch die Stimulation im Dammbereich (*Huiyin*-Punkt, *Ren*-Leitbahn 1).

- Das 3-malige Hochziehen der Schultern und das Zusammenziehen des Halses (Phase 4, 8, 12) und das 3-malige Entspannen der Schultern und das Strecken des Halses sind die charakteristischen Bewegungen bei dieser Übung. Achten Sie auf die Kombination von Anspannung und Entspannung. Insbesondere soll die Entspannung im Vordergrund stehen. Bei der vorherigen Übung "Der göttliche Hirsch bewegt den Schwanz" wird der Kopf- und Halsbereich in einem entspannten und sanften Zustand seitlich trainiert. Bei der Übung „Die göttliche Schildkröte zieht den Hals zusammen" wird der Kopf- und Halsbereich nach vorne und hinten, nach oben und unten bewegt. Wenn Sie die beiden Übungen nacheinander ausführen, bekommt der Kopf- und Halsbereich eine vielseitige und umfängliche Bewegung. Die Halsschlagader, die Schilddrüse und die Nebenschilddrüsen werden dadurch günstig beeinflusst.
- Achten Sie sowohl auf die Handhaltung bei „Den *Qi*-Ball von unten nach vorne oben tragen" und „Den *Qi*-Ball von unten nach oben und dann nach vorne tragen", als auch auf das Einrollen der Finger und die Drehung der Handgelenke, welche wiederum zu entspannten und sanften Bewegungen der oberen Extremitäten (Finger, Hand, Handgelenke, Ellenbogen und Schulter) beitragen können. Darüber hinaus kann die *Qi*-Empfindung gestärkt werden.
- Bei dieser Übung werden die Bewegungen mit einer natürlichen Atmung verbunden. Die Atemzüge sollen tief, sanft, langsam und gleichmäßig sein. In der Ausführung der Phasen 6 und 10 (Drei-Erwärmer regulieren) sollen Sie mit Vorstellungskraft das innere *Qi* entlang der *Ren*-Leitbahn bis zum *Huiyin*-Punkt (*Ren*-Leitbahn 1) führen. Dabei atmen Sie aus.
- Verwenden Sie schöne und positive Vorstellungsbilder: In ihrer Vorstellung sind Sie die göttliche Schildkröte mit dem Drachenkopf. Sie schwimmen behaglich, genüsslich in einem blauen, ruhigen und spiegelglatten Meer. Genau wie diese Schildkröte genießen Sie innere Ruhe und Gesundheit.

Übung 10: Die Nieren erwärmen und die Essenz nähren (Übung der Essenz)

In Bezug auf die Erkenntnisse über die Funktion der Nieren und der Essenz vertritt der Daoismus die gleiche Theorie wie die Traditionelle Chinesische Medizin: Dass die Nieren eine besonders große Bedeutung unter den *Zangfu*-Organen haben. Die Nieren speichern das vorgeburtliche und das erworbene *Jing* (Essenz). Sie regieren Geburt, Entwicklung, Reifung und Verfall im Alter. Deshalb werden die Nieren als die „Wurzel des Lebens" bezeichnet. Die charakteristische Eigenschaft und die Besonderheit des *Huichungong* liegen im bewussten Pflegen der Nieren und der Essenz. Dies ist ganz besonders in dieser Übung der Fall.

Xujing-Atmung: In Ruhe ein- und ausatmen

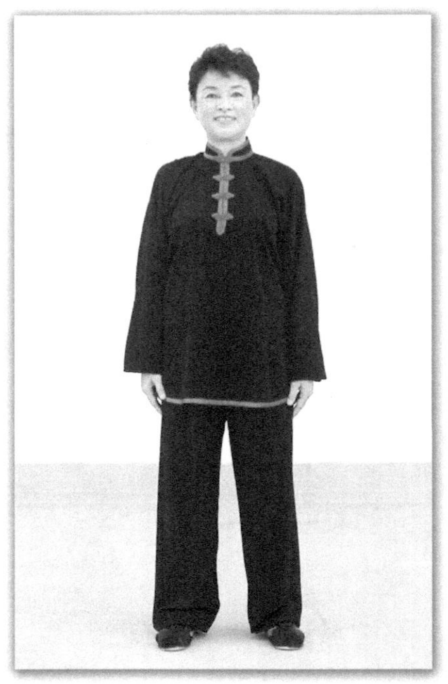

Stehen Sie in schulterbreiter Fußhaltung mit dem Gesicht Richtung Süden. Legen Sie beide Hände seitlich an die Oberschenkel, so dass die *Zhongchong*-Punkte (Herzbeutel-Leitbahn 9) auf den Mittelfingern dabei sanft die *Fengshi*-Punkte (Gallenblasen-Leitbahn 31) an den Oberschenkeln berühren. Der gesamte Körper ist locker und entspannt. Kopf und Wirbelsäule sind aufgerichtet. Schließen Sie sanft den Mund und ziehen Sie das Kinn ein wenig zurück. Dabei richten Sie Ihren Blick nach innen. Atmen Sie 1-mal ein und aus.

Schütteln

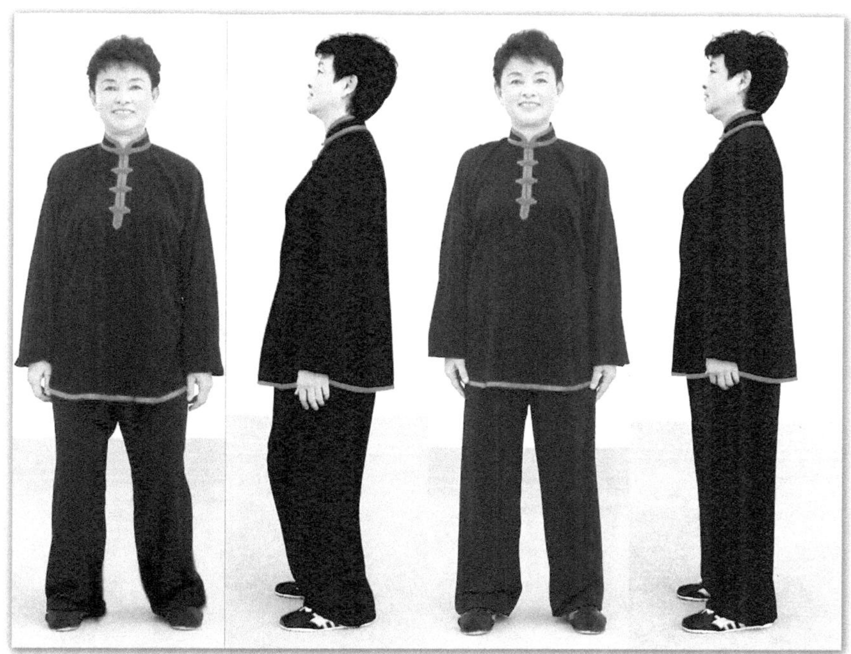

Phase 1: Langsam und sanft beginnen Sie, den Körper 32-mal in der Senkrechten zu schütteln. Der Bewegungsimpuls soll aus dem Bauchbereich kommen. Für diese Übung sollten Sie ungefähr 16 Sekunden benötigen.

Phase 2: Ohne Pause erhöhen Sie anschließend das Tempo und schütteln den Körper weitere 136-mal. Sie sollten dafür ungefähr 45 Sekunden benötigen.

Phase 3: Danach verlangsamen Sie das Tempo wieder und schütteln weitere 32-mal so, dass Sie dafür wieder ungefähr 16 Sekunden benötigen. Allmählich kommen Sie dann zum Stillstand.

Zur Ruhe kommen

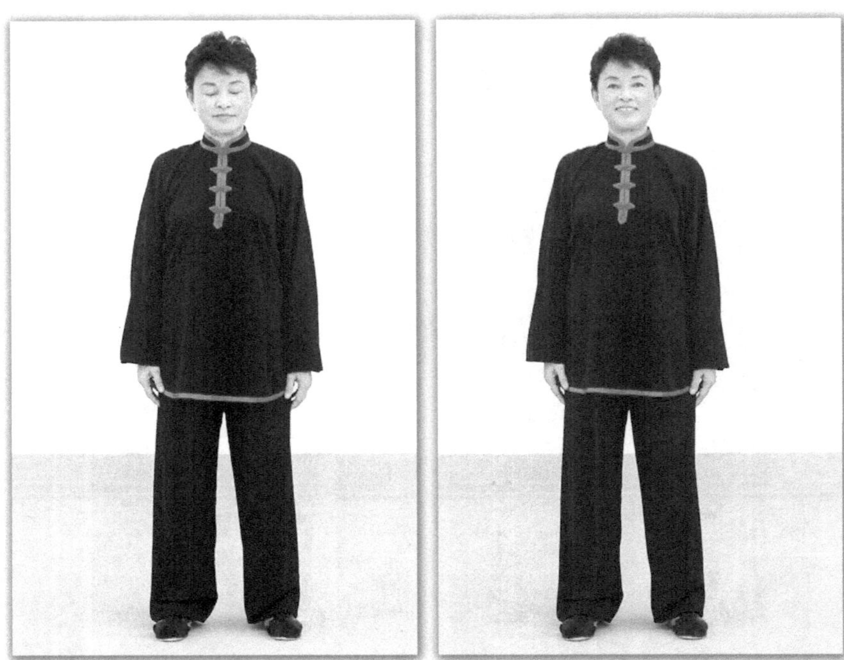

Nach dem Schütteln atmen Sie 3-mal ein und aus und kommen nun zur Ruhe.

Anmerkungen

Während der Übung stellen Sie sich vor, dass Sie sich umso wohler fühlen, je mehr Sie schütteln. Nach dem Schütteln kehren Sie wieder zum entspannten und ruhigen Zustand zurück. Sie fühlen sich voller Energie und behaglich.

Theorie und Wirkung

- **Sehnen und Gelenke lockern:** Während des lockeren und entspannten Schüttelns werden Schulter-, Ellenbogen-, Hand-, Hüft-, Knie- und Fußgelenke sanft und elastisch bewegt. Die gesamte Wirbelsäule mit Bandscheiben und Facettengelenken (kleine Wirbelgelenke) erfährt ebenfalls eine geschmeidige und federnde Bewegung. Eine solche Bewegung begünstigt die Funktion der Gelenke und Bänder und wirkt deshalb vorbeugend gegen Arthritis (Gelenkentzündung) und Osteophyten (gutartige Knochenwucherungen).

- ***Jing-Qi* kultivieren, gewinnen und das Gehirn damit nähren:** Im entspannten Zustand kann *Jing-Qi* durch gezielte Übungen kultiviert, angeregt und anschließend im gesamten Körper verteilt werden. Insbesondere wenn der Unterbauch, der *Huiyin*-Bereich und die Wirbelsäule entspannt sind, kann das vom unteren *Dantian* produzierte *Jing-Qi* die *Du*- und *Ren*-Leitbahn entlang aufwärts steigen, um das Gehirn zu nähren. Dadurch kann die Funktion des Gehirns reguliert und verbessert werden.

- ***Zangfu*-Organe massieren und Magen-Milz-Funktion harmonisieren:** Durch das Schütteln werden die *Zangfu*-Organe im Bereich des Dreifachen Erwärmers vom inneren *Qi* (*Neiqi*) mehrmals massiert. Die Bewegung im Magen-Darm-Trakt wird dadurch gefördert; Verdauung und Stoffwechsel können angeregt werden. Insgesamt wirkt die Übung regulierend und stärkend auf die Funktion der *Zangfu*-Organe.

- **Nieren-*Qi* stärken, Gewicht reduzieren:** Die Übung stimuliert sanft die Geschlechtsdrüsen und wirkt regulierend auf die innere Sekretion und die Nierenfunktion. Darüber hinaus kann die Bewegung das Fett im Bauch- und Gesäßbereich verringern und das Gewicht entsprechend reduzieren. Gleichzeitig wird durch das Verteilen des *Jing-Qi* im gesamten Körper die Haut befeuchtet und genährt.

Merkmale und was es zu beachten gilt

- Beachten Sie bitte unbedingt, dass der gesamte Körper von oben nach unten und von innen nach außen entspannt bleibt und Sie geistige Ruhe bewahren, so dass sich die Muskeln beim Schütteln entspannen können.

- Achten Sie auf das Tempo. Führen Sie die Bewegung nicht langsamer als 2-mal in einer Sekunde und nicht schneller als 3-mal in einer Sekunde aus. Ist die Bewegung zu langsam, kann sich die Wirkung nicht vollständig entfalten. Ist die Bewegung zu schnell, geraten die inneren Organe in einen angespannten Zustand und die Wirkung wird verfehlt.

- Achten Sie auf die Intensität der Bewegung. Führen Sie die Bewegung sanft, locker und elegant aus.

- Während des Schüttelns können Sie positive Vorstellungsbilder verwenden. Bei einer chronischen Erkrankung können Sie Ihre Aufmerksamkeit auf die betroffene Stelle richten. Lenken Sie z.B. bei einem Magengeschwür oder Geschwür im Zwölffingerdarm die Aufmerksamkeit auf diese Stellen und denken Sie dabei, dass die betreffenden Stellen besonders entspannt bleiben und ein wohltuendes Gefühl entsteht. Dadurch kann sich eine therapeutische Wirkung einstellen.

- Während des Schüttelns können Phänomene wie z.B. Aufstoßen oder Entweichen von Luft aus Bauch und Darm auftreten.

Dies deutet auf eine gesteigerte Durchlässigkeit für *Qi* hin. Machen Sie sich deshalb keine Gedanken.

Übung II: Qi fließen lassen und nähren (Übung des Qi)

Qi ist eine feinstoffliche Materie des menschlichen Organismus und bildet die Grundlage für Körper, Geist und die Aktivität der *Zang-fu*-Organe. Nach der Übung „Die Nieren erwärmen und die Essenz nähren" folgt „*Qi* fließen lassen und nähren". So kann *Jing* (Essenz) in *Qi* umgewandelt werden.

Xujing-Atmung: In Ruhe ein- und ausatmen

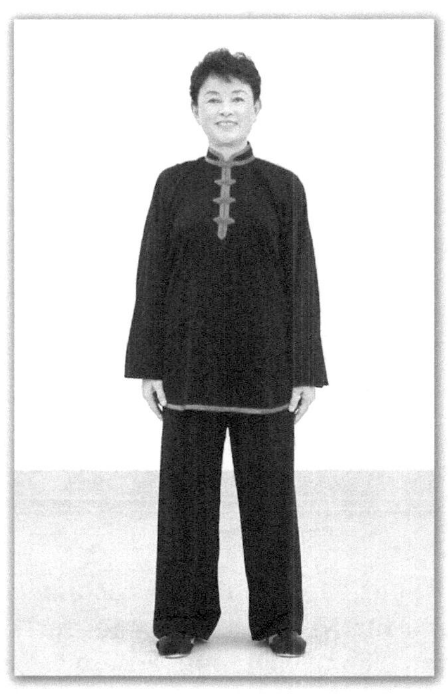

Stehen Sie in schulterbreiter Fußhaltung mit dem Gesicht Richtung Süden. Legen Sie beide Hände seitlich an die Oberschenkel, so dass die *Zhongchong*-Punkte (Herzbeutel-Leitbahn 9) auf den Mittelfingern dabei sanft die *Fengshi*-Punkte (Gallenblasen-Leitbahn 31) an den Oberschenkeln berühren. Der gesamte Körper ist locker und entspannt. Kopf und Wirbelsäule sind aufgerichtet. Schließen Sie sanft den Mund und ziehen Sie das Kinn ein wenig zurück, dabei richten Sie Ihren Blick nach innen. Atmen Sie 1-mal ein und aus.

Hand- und Armbewegung

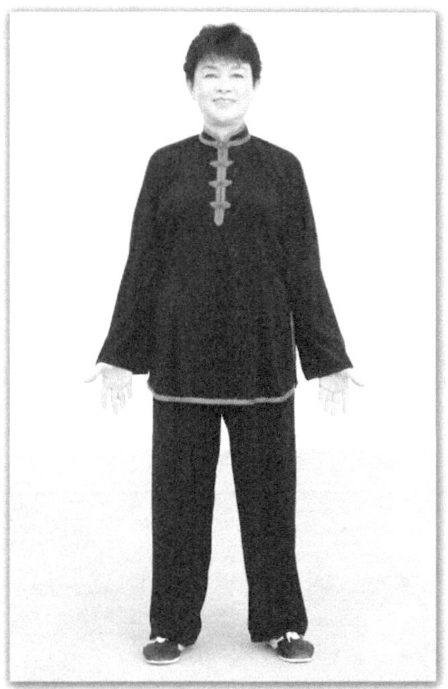

Mit dem Einatmen drehen Sie die Handfläche nach vorne...

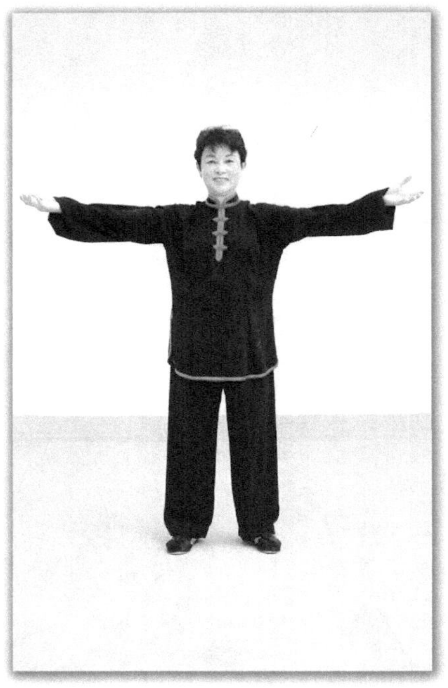

...und heben beide Arme seitlich nach oben an.

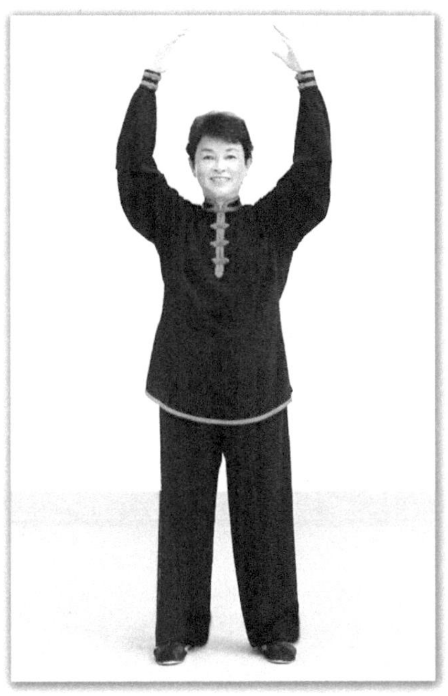

Wenn beide Hände über dem Kopf sind, weisen die Handflächen zueinander. Die Fingerspitzen weisen nach oben.

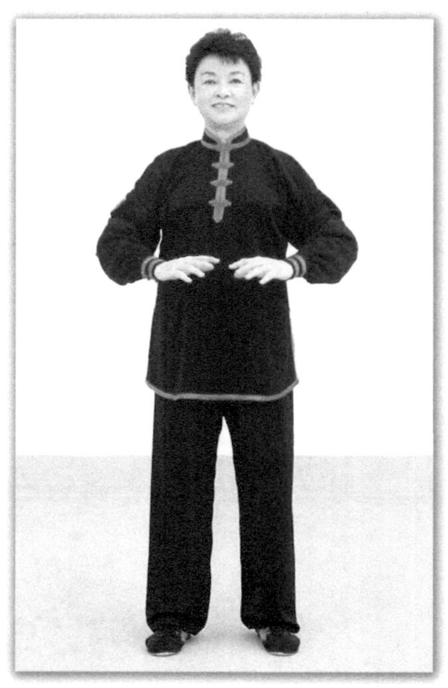

Anschließend beugen Sie die Handgelenke, so dass die Handflächen nach unten zeigen. Die Fingerspitzen weisen zueinander. Der Abstand zwischen beiden Mittelfingerspitzen beträgt ungefähr 10 cm.
Danach lassen Sie die Hände dicht vor dem Körper entlang der *Ren*-Leitbahn langsam absinken.

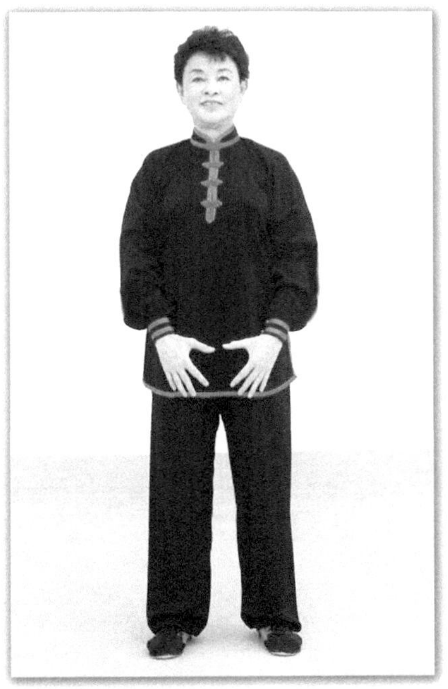

Die Hände sinken bis vor den Schambeinbereich (*Qugu*-Punkt, *Ren*-Leitbahn 2).

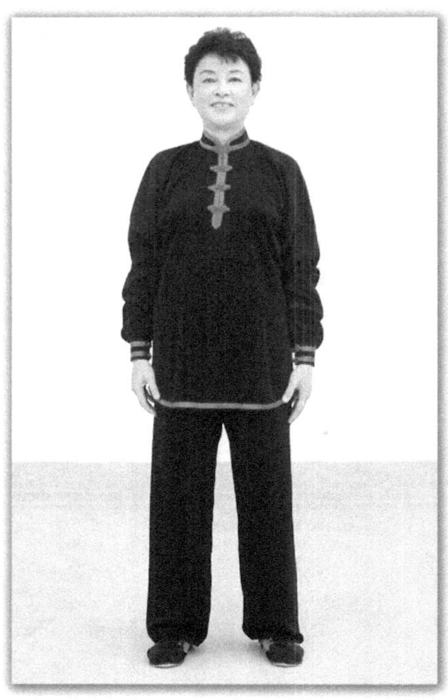

Zum Schluss führen Sie beide Hände zurück und legen sie seitlich an die Oberschenkel.

Anmerkungen

„*Qi* tragen" ist die Vorstellung beim Führen der Hände nach oben, „mit *Qi* füllen" die beim Absenken der Hände. Diesen Vorgang wiederholen Sie insgesamt 8-mal. Die Bewegung sollte von Mal zu Mal langsamer und sanfter ausgeführt werden. Dadurch können Sie die *Qi*-Empfindung verstärkt spüren.

Verwenden Sie die Vorstellungskraft. Sie stellen sich vor, das *Jing-Qi* des Universums in den Körper aufzunehmen und das aktivierte *Qi* bis zum unteren *Dantian* absinken zu lassen und dann zu speichern.

Theorie und Wirkung

Daoisten sind der Meinung, dass der Mensch von *Qi* umgeben ist, das *Qi* im menschlichen Körper existiert und das inneres und äußeres *Qi* sich ununterbrochen austauschen. Mit Hilfe der Vorstellungskraft und führenden Bewegungen fördern die *Qigong*-Übungen den *Qi*-Austausch und verwandeln äußeres in inneres *Qi*.

Merkmale und was es zu beachten gilt

- Die Übung sollte langsam ausgeführt werden. Atmen Sie dabei natürlich.
- Bei den aufsteigenden und absenkenden Armbewegungen achten Sie darauf, dass sich Schulter-, Ellenbogen- und Handgelenke und die Finger in einem entspannten Zustand befinden.
- Bei dieser Übung können leicht *Qi*-Empfindungen entstehen, so wie z. B. ein taubes Gefühl oder ein Gefühl der Schwere.
- Bei den sinkenden Bewegungen achten Sie darauf, dass die Finger in einem geringen Abstand zueinander zeigen, um eine

stärkere *Qi*-Empfindung spüren zu können und dadurch eine bessere Wirkung zu erzielen.

- Diese Übung verfügt je nach Ausführung über eine gegensätzliche Wirkung. Die Traditionelle Chinesische Medizin besagt: „Wenn oben Fülle und unten Leere herrscht, soll nach unten abgeleitet und abgeführt werden. Wenn dagegen oben Leere und unten Fülle besteht, soll nach oben geführt werden.“ Daher sollte man sich während der Übung nach dem eigenen körperlichen Befinden und aktuellem Zustand richten. Die Daoisten betonen die Vereinigung von Bewegung und *Qi*-Führung. Das heißt: Schnelle Bewegungen führen zu rascher *Qi*-Zirkulation. Bei langsamen Bewegungen fließt das *Qi* hingegen auch langsamer.

- Symptome wie zum Beispiel Hypertonie (Bluthochdruck), Tachykardie (Herzfrequenz über 100 Schläge pro Minute) und chronische Entzündungen gehören zu den Leere-Fülle-Hitze-Mustern. Bei dieser Übung sollten Menschen mit diesem Muster die aufsteigenden und streckenden *Yang*-Bewegungen rasch ausführen und dabei schneller einatmen. Dagegen sollten die absenkenden, entspannten *Yin*-Bewegungen langsamer ausgeführt und dabei langsamer ausgeatmet werden. Es handelt sich hierbei um die sogenannte sedierende Methode, um das übermäßige *Yang* abzuschwächen und das *Yin* zu nähren.

- Symptome wie Hypotonie (niedriger Blutdruck), Bradykardie (Herzfrequenz unter 60 Schläge pro Minute), schweres Gemüt und verminderte Stoffwechselfunktion zählen zu den Leere-Fülle-Kälte-Mustern. In solchen Fällen sollten die aufsteigenden Bewegungen langsamer und die sinkenden Bewegungen schneller durchgeführt werden. Hierbei handelt es sich um die tonisierende Methode.

Übung 12: Entspannen, Ruhe bewahren und den Geist nähren (Übung des Geistes)

Die Daoisten sind der Meinung, dass tiefe Entspannung und Ruhe den Geist nähren und den Menschen zu seinen Wurzeln zurückbringen können. Die Visualisierung des Inneren und die Leere des Geistes führen dazu, dass das *Jing-Qi* aktiviert wird. Das kultivierte *Jing-Qi* ernährt die *Zangfu*-Organe, die Extremitäten, Muskeln und Sehnen. Dadurch wird die eigene Abwehrkraft gestärkt.

„Sich entspannen, die Ruhe bewahren und den Geist nähren" beinhaltet verschiedene Ebenen. In dieser 1. Stufe handelt es sich um einen Einstieg in die stille Form. Achten Sie daher nur auf die Kombination von Atmung und Aufmerksamkeitsführung.

Daoistische Handhaltung

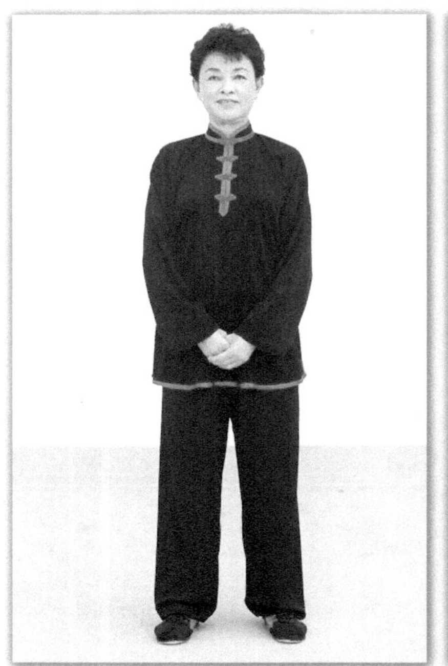
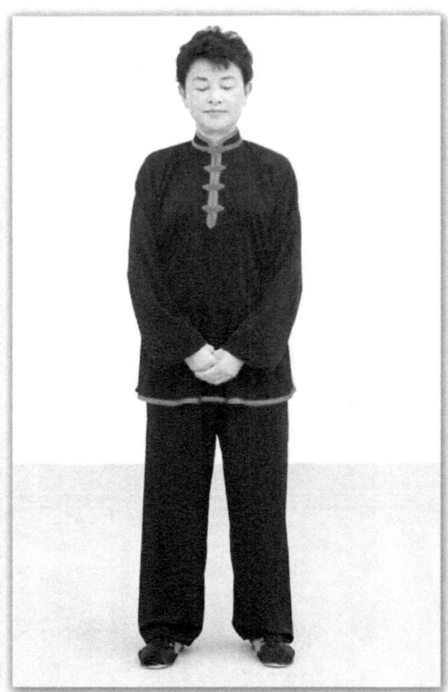

Nach der letzten Bewegung der vorherigen Übung halten Sie beide Hände vor den Bauch und verbinden dabei den rechten Daumen mit dem rechten Mittelfinger, so dass die beiden Finger einen kleinen Ring bilden. Danach stecken Sie den Daumen der linken Hand durch diesen Ring und legen den linken Daumen auf die Wurzel (Übergang Handfläche zu Ringfinger) des rechten Ringfingers. Dabei bleiben alle anderen Finger locker und natürlich gestreckt. Die linke Handfläche ruht auf dem rechten Handrücken. Schließen Sie leicht die Augen und entspannen Sie sich dabei.

Natürliche Bauchatmung

Verwenden Sie die natürliche Bauchatmung. Während Sie langsam, gleichmäßig und sanft einatmen, kontrahiert das Zwerchfell und sinkt dadurch nach unten. Der Bauch wölbt sich leicht nach außen. Während Sie langsam, gleichmäßig und sanft ausatmen, entspannt sich das Zwerchfell und kehrt wieder zurück nach oben. Der Bauch ist entspannt.

Jing und *Song*

Während Sie einatmen, stellen Sie sich vor, dass Sie sowohl geistige als auch körperliche Ruhe bewahren. Dabei sprechen Sie in Gedanken lautlos das Wort „*Jing*" (ausgesprochen: Dsching; auf Deutsch: Ruhe) aus. Während Sie ausatmen, stellen Sie sich vor, dass Körper und Geist sich in einem entspannten Zustand befinden. Dabei sprechen Sie das Wort „*Song*" (ausgesprochen: Sung; auf Deutsch: Entspannung) ebenfalls lautlos aus.

Atemdauer und Übungsfrequenz

Für den Anfänger dauert die Ein- und Ausatmung jeweils ca. 4 Sekunden. Wiederholen Sie die Übung 8- bis 16-mal, dies dauert ungefähr 1 bis 2 Minuten.

Abschluss

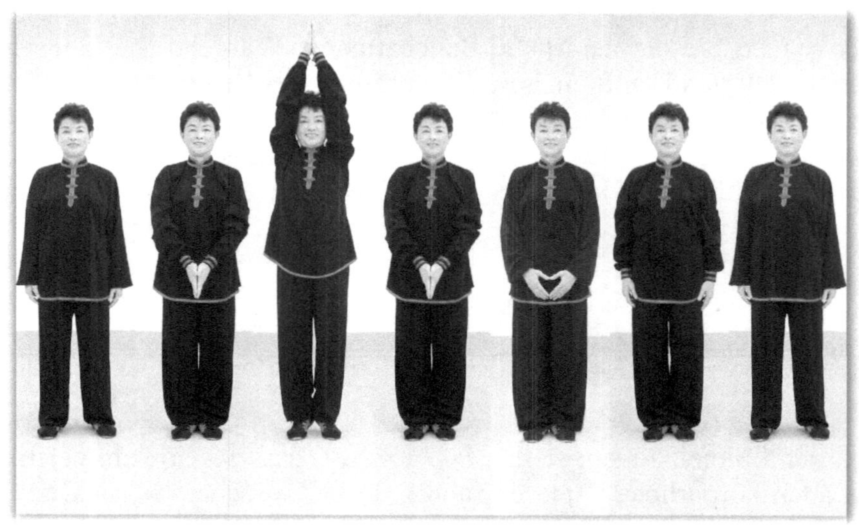

Danach öffnen Sie die Hände und lassen beide Arme seitlich an die Oberschenkel sinken. Anschließend führen Sie die Abschlussübung durch.

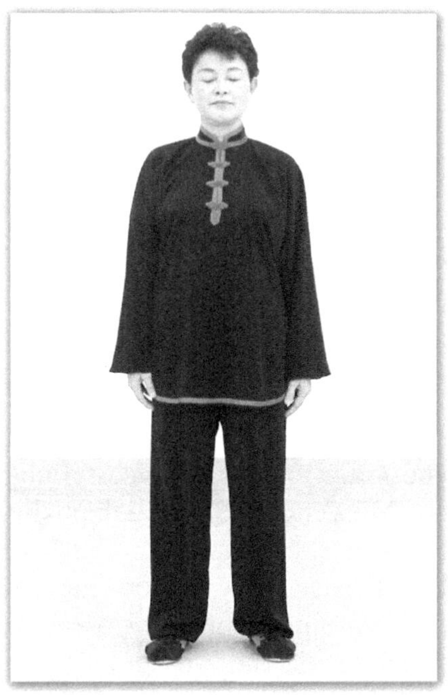

Entspannen Sie sich in Ruhe für ein Weile.

Theorie und Wirkung

Nach den beiden vorherigen Übungen befindet sich der Körper in einem entspannten und ruhigen Zustand und ist von *Jing-Qi* erfüllt. In diesem Zustand wird das Gehirn vermehrt mit Blut versorgt, so dass *Jing-Qi* wiedergewonnen werden kann und das Gehirn damit genährt wird. Die Übung ist leicht zu erlernen, effektiv und übt eine positive Wirkung auf ältere Menschen und „Kopfarbeiter" aus. Darüber hinaus hat die Übung eine positive Wirkung auf Neurasthenie, Bluthochdruck, Herzerkrankungen und Magengeschwüre.

Merkmale und was es zu beachten gilt

Diese Übung ist eine stille Form. Die Vorstellungskraft spielt dabei eine führende Rolle. Verwenden Sie dabei positive Vorstellungsbilder, so dass der Körper entspannt und der Geist frei von anderen Gedanken ist. Mit dem Einatmen sprechen Sie „*Jing*" (auf Deutsch Ruhe) aus. Bei der Ausatmung sprechen Sie „*Song*" (auf Deutsch: Entspannung) aus. Ziehen Sie die Aussprache der beiden Wörter so lang, wie die Atemzüge dauern.

- **Aufgerichteter Körper:** Der Körper ist aufgerichtet, der *Baihui*-Punkt (*Du*-Leitbahn 20) und der *Huiyin*-Punkt (*Ren*-Leitbahn 1) befinden sich auf einer Linie. Der Blick ist nach innen gerichtet.

- **Natürliche Bauchatmung:** Verwenden Sie die natürliche Bauchatmung. Beim Einatmen wölbt sich der Bauch leicht nach vorne, beim Ausatmen ziehen Sie den Bauch leicht ein.

- **Ruhe und Entspannung:** Sie fühlen sich von Mal zu Mal entspannter und ruhiger, sowohl geistig, als auch körperlich.

- **Positionen:** Die Übung können Sie im Stehen, Sitzen oder im Liegen durchführen.

Nachwort

Das *Huichungong*-System ist eine gesundheitspflegende Methode, die sowohl bewegte, als auch stille Formen beinhaltet. Die stehende Methode besteht zu 70% aus der bewegten Form und zu 30% aus der stillen Form, wobei der Schwerpunkt auf der Bewegung liegt. Die Bewegungen zeichnen sich durch Sanftheit, Eleganz, Anmut und Kontinuität aus. Deshalb wird die bewegte Form als „die Kunst der Gesundheitspflege und die Gesundheitspflege der Kunst" bezeichnet.

Dieses Buch wurde geschrieben, um den *Huichungong*-Lernenden in seinem Lernprozess zu unterstützen. Ein Erlernen der Übungen nur auf Grund dieses Buches ist wegen der Komplexität der Übungen nicht zu empfehlen und führt nur dazu, dass die Übungen oberflächlich erlernt werden, deren Essenz jedoch nicht erkannt und genutzt wird.

Das System des *Huichungong* kann nicht allein in Schriftform vermittelt werden. Die persönliche Anleitung durch kompetente *Huichungong*-Lehrer/innen ist durch nichts zu ersetzen und wird dringend empfohlen.

Weitere Informationen über Seminare, Ausbildungen zum/zur Kursleiter/in oder Weiterbildungen zum/zur Lehrer/in des Huichungong finden Sie auf unserer Homepage www.Huichungong-Deutschland.de oder schreiben Sie uns eine Mail an huichungong@t-online.de.

Anhang

Die Positionen der Akupunkturpunkte

Ren-Leitbahn

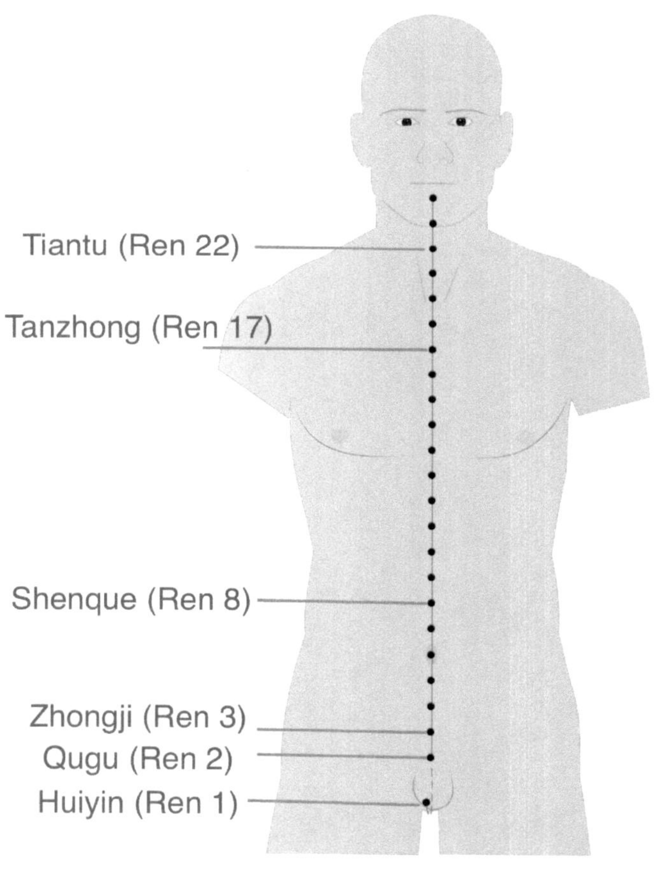

Du-Leitbahn

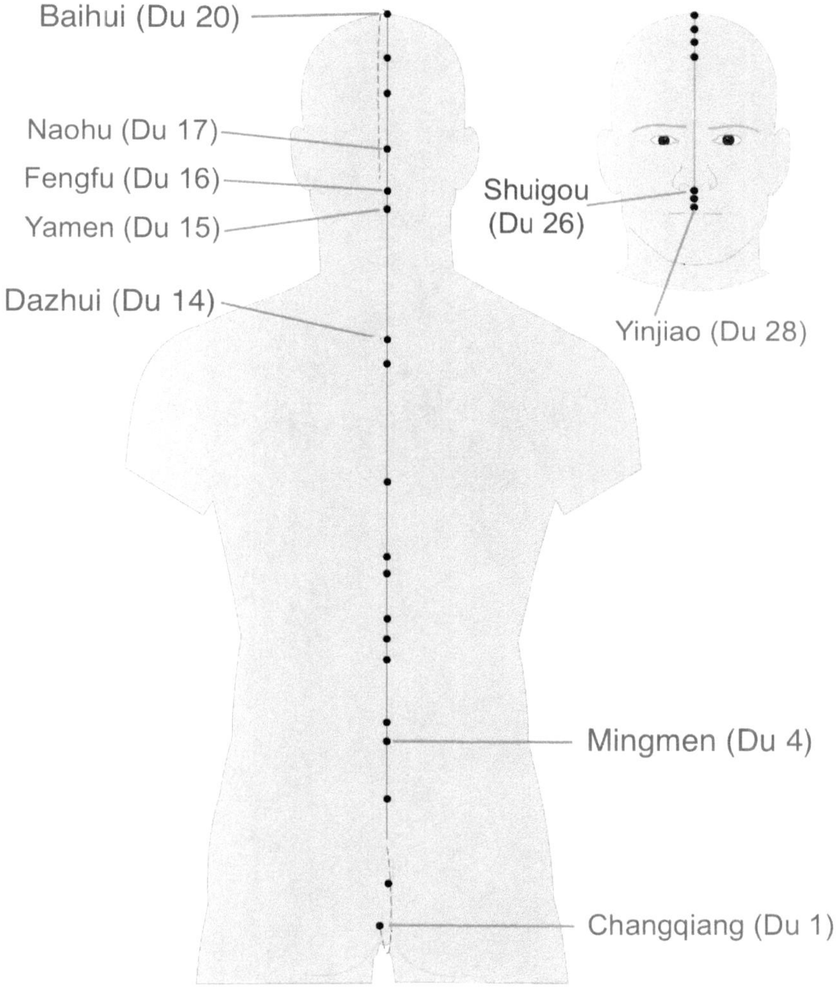
Baihui (Du 20)
Naohu (Du 17)
Fengfu (Du 16)
Yamen (Du 15)
Dazhui (Du 14)
Shuigou
(Du 26)
Yinjiao (Du 28)
Mingmen (Du 4)
Changqiang (Du 1)

Lungen-Leitbahn

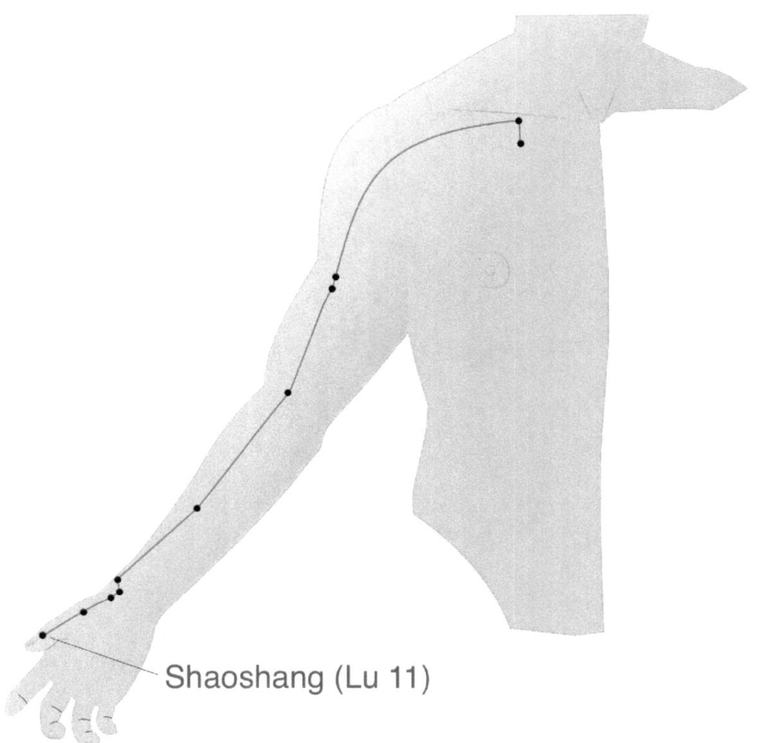

Dickdarm-Leitbahn

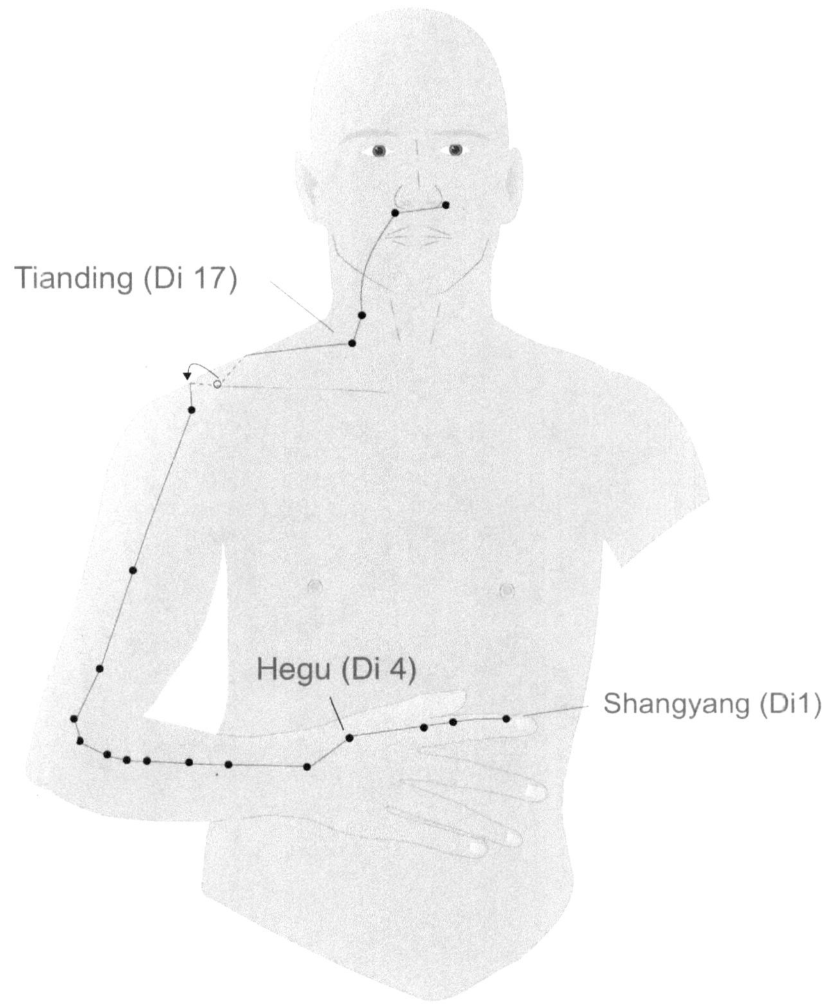

Herz-Leitbahn

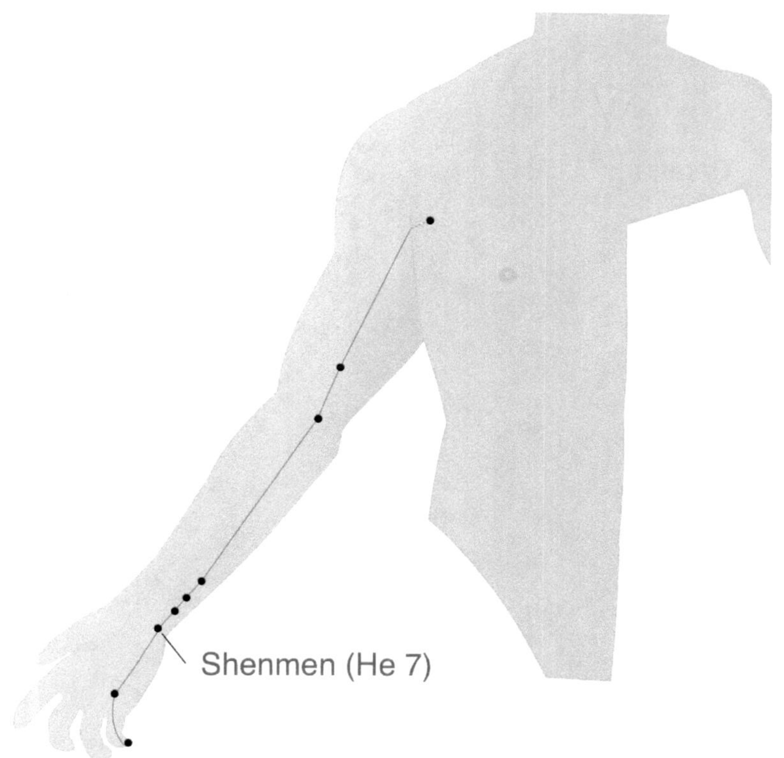

Herzbeutel-Leitbahn

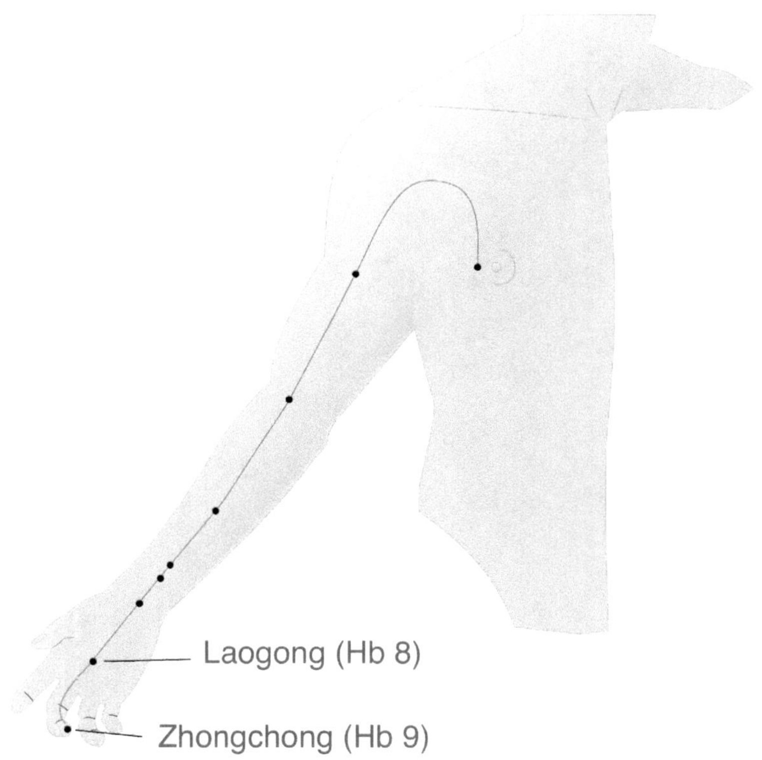

Gallenblasen-Leitbahn

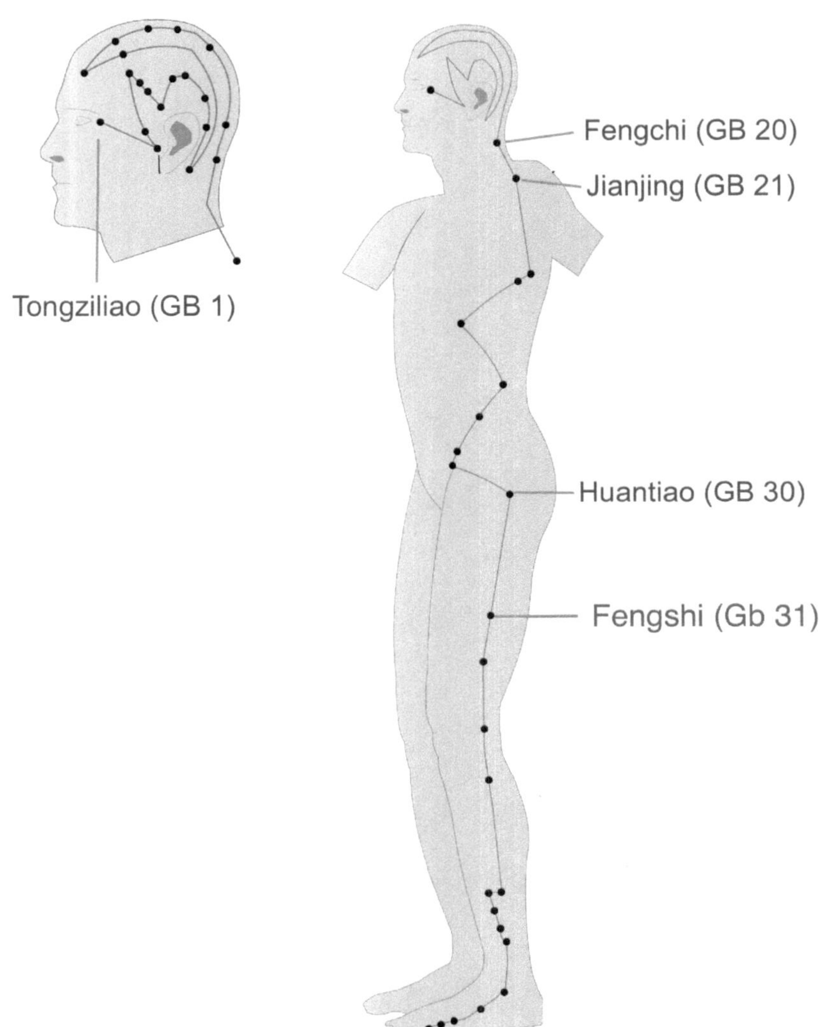

Nieren-Leitbahn

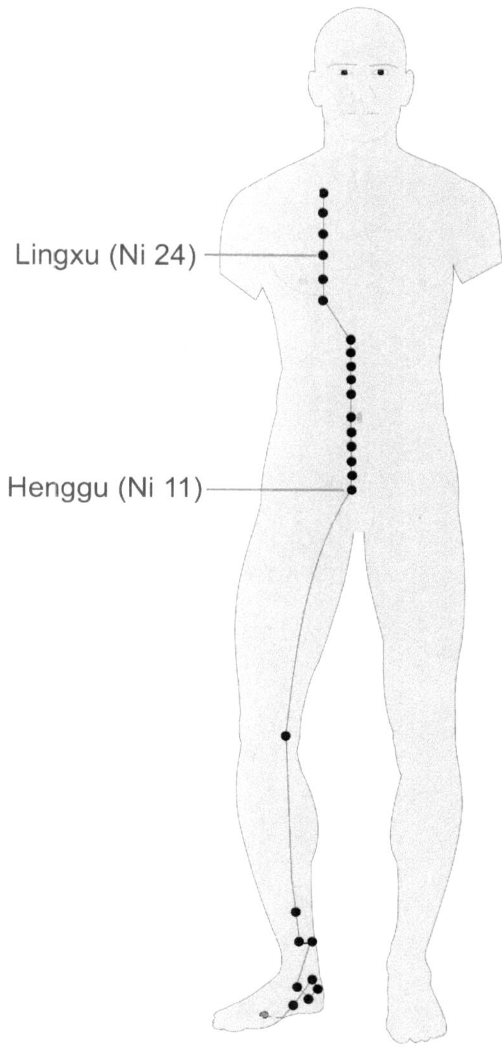

3 Erwärmer-Leitbahn

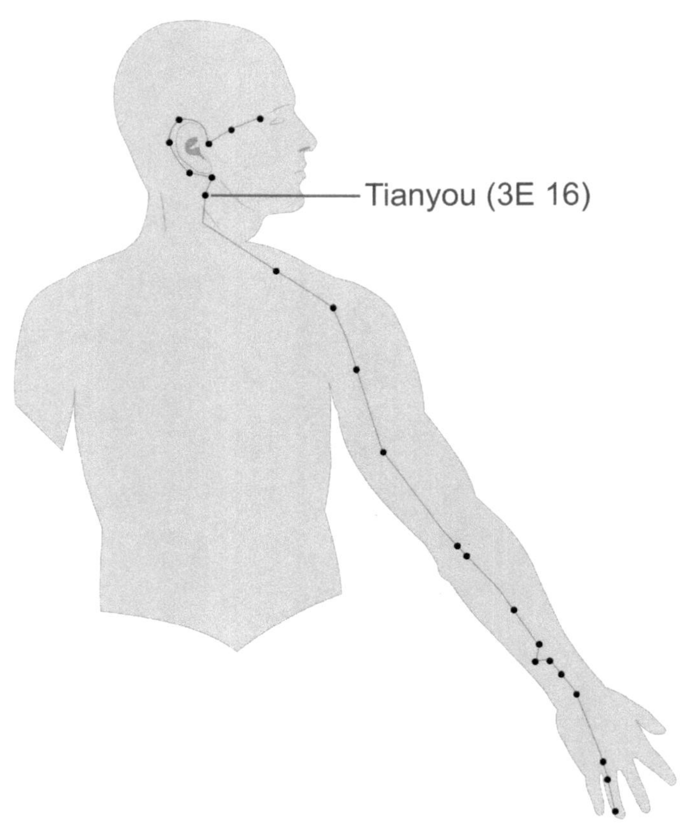

Dünndarm-Leitbahn

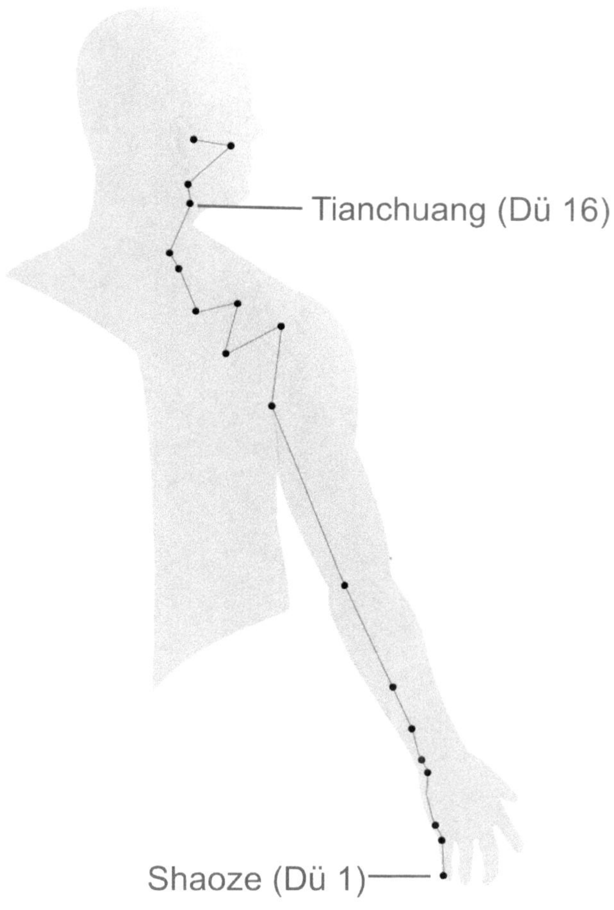

Blasen-Leitbahn

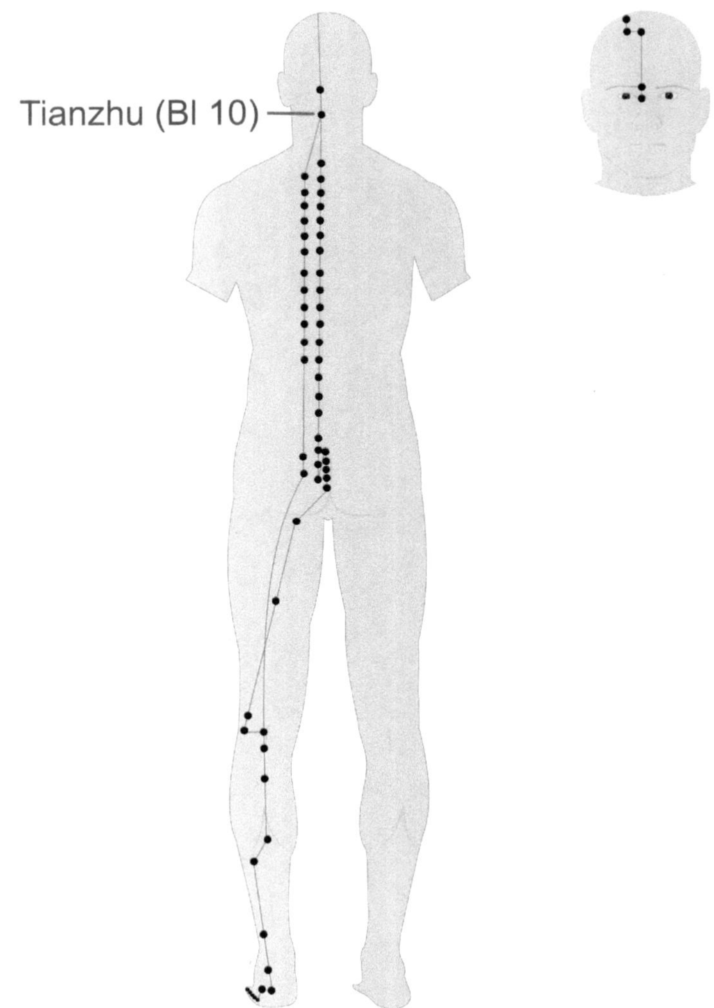

Milz-Leitbahn

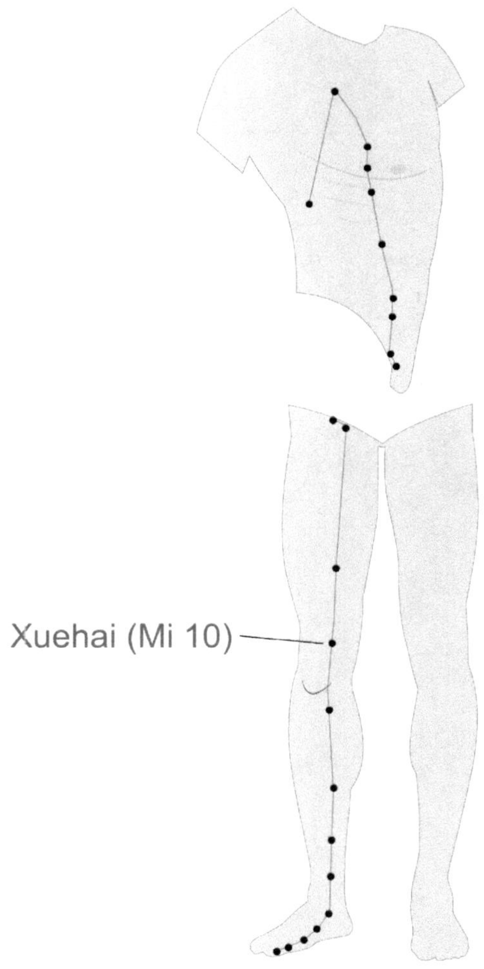

Magen-Leitbahn

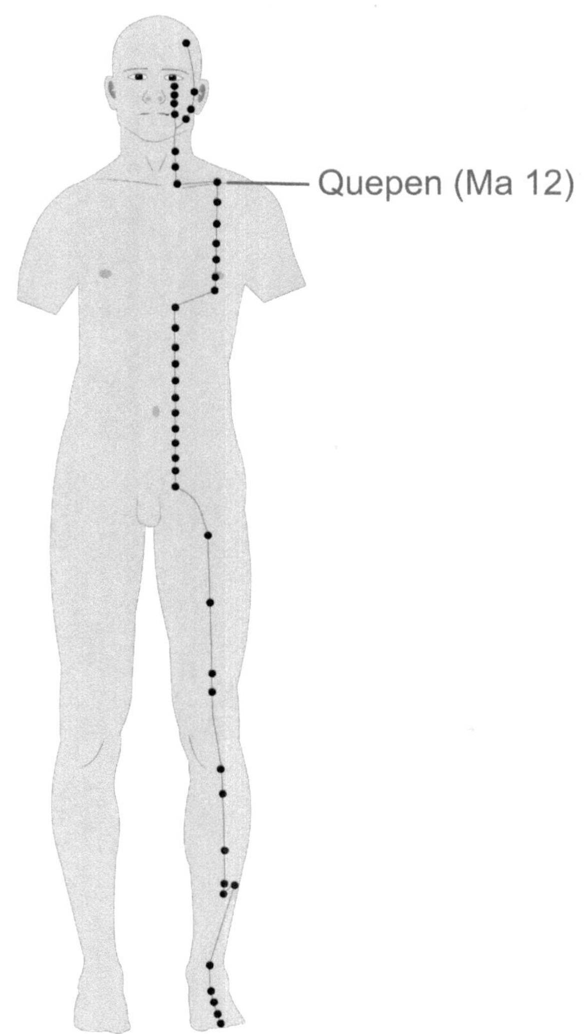

Die Namen aller Übungen der neun Methoden des *Huichungong*

Die zwei Übungen der Rollenden Methode:

1. Der Delfin überschlägt sich
2. Der Esel wälzt sich

Die sieben Übungen der Liegenden Methode:

1. Die oberen Extremitäten und unteren Extremitäten in gleicher Richtung ausstrecken (Die Drei-Hand-*Yin*-Leitbahnen und die Drei-Fuß-*Yin*-Leitbahnen)
2. Die oberen Extremitäten und unteren Extremitäten jeweils in entgegengesetzter Richtung ausstrecken (die Drei-Hand-*Yang*-Leitbahnen und die Drei-Fuß-*Yang*-Leitbahnen)
3. Die oberen Extremitäten und unteren Extremitäten gleichzeitig ausstrecken (die Drei-Hand-*Yin*-Leitbahnen und die Drei-Fuß-*Yin*-Leitbahnen, die Drei-Hand-*Yang*-Leitbahnen und die Drei-Fuß-*Yang*-Leitbahnen)
4. Die Kröte zieht den Körper zusammen
5. Schlängeln und kreisen
6. Yin und Yang ergänzen sich
7. Schwimmen im paradiesischen Teich

Die vier Übungen der Kriechenden Methode:

1. Der Säugling krabbelt herum
2. Der kleine Bär sucht nach dem Futter
3. Der Rhesusaffe spielt Nachlaufen
4. Die Schnecke macht sich auf den Weg

Die drei Übungen der Sitzenden Methode:

1. Die Gürtel-Leitbahn *(Daimai)* umkreisen
2. Wasser (Nieren) und Feuer (Herz) unterstützen sich gegenseitig
3. Der *Mao You* Kreislauf

Die sechs Übungen der Hockenden Methode:

1. Der unsterbliche Hase zermahlt die Heilkräuter
2. Die Elster trägt das Ei
3. Der Adler fliegt hoch am Himmel
4. Drache und Tiger treffen sich
5. Der Kaiser *Xuan Wu* fährt kreuz und quer
6. Die Kröte nimmt die Essenz auf

Die acht Übungen der Knienden Methode:

1. *Xiang Zi* spielt die Flöte
2. *Cai He* singt ein Lied
3. *Xian Gu* pflückt die Lotusblätter
4. *Zhong Li* wedelt mit dem Fächer
5. *Tian Guai* ist leicht beschwipst
6. *Chun Yang* tanzt mit dem Schwert
7. *Guo Jiu* fragt nach dem Weg
8. *Zhang Guo* reitet auf dem Esel

Die neun Übungen der Gesichtspflegenden Methode:

1. Die Extremitäten entlang der Leitbahnen waschen
2. *Tianting* (die Stirn) massieren und den Geist beruhigen
3. Die goldenen Augen bewegen und die Sehkraft stärken
4. Die Ohren massieren und das Gehör verbessern
5. Die Nase massieren und den Geruchssinn sensibilisieren
6. Das Gesicht klopfen und es zum Strahlen bringen
7. Die Haare kämmen und das Gehirn stimulieren
8. Den Hals und Nacken massieren und die Durchblutung im Kopf fördern
9. Den Mund bewegen und den Speichel schlucken

Die fünf Übungen der *Dandao*-Methode:

1. Die Ruhe bewahren und den gesamten Körper entspannen
2. Den Meeresboden (*Huiyin*-Punkt) entfachen und die Quelle der Essenz schließen
3. Die Essenz zu *Qi* wandeln und das *Qi* entlang des kleinen Kreislaufs zirkulieren lassen

4. Das *Qi* zu Geist wandeln und den kleinen Himmelskreislauf entlang zirkulieren lassen
5. In Leere treten und zu *Wuwei* gelangen

Die Stehende Methode:

Die vollständige Methode besteht aus den Übungen der 1. bis 3. Stufe, jedoch werden diese in einer anderen Reihenfolge und mit anderen Übergängen ausgeführt.

1. Die Mitte in sechs Richtungen finden (Regulation des Körpers)
2. Erinnerung an die eigene Jugend (Regulation des Geistes)
3. *Qi* führen und harmonisieren (Regulation der Atmung)
4. Die drei glücksbringenden Sterne leuchten am Himmel
5. Die acht Unsterblichen feiern Geburtstag
6. Die unsterbliche *Ma Gu* präsentiert den Pfirsich
7. Von oben das Himmels-*Yang* aufnehmen
8. Von unten das Erde-*Yin* aufnehmen
9. Die Fabelkröte spielt im Wasser
10. Der Sagenvogel schwebt in großer Höhe
11. Der Phönix beginnt zu Tanzen
12. Der kleine Drache macht einen Frühlingsausflug
13. Der Kranich streckt sich
14. Die flinke Katze jagt den Schmetterling
15. Der göttliche Hirsch bewegt den Schwanz
16. Die göttliche Schildkröte zieht den Hals ein
17. Die Fee *Yu Nü* steigt vom Himmel auf die Erde herab
18. Das goldige Kind bewegt den Körper geschmeidig
19. Die Vereinigung von *Yin* und *Yang*
20. Das verbrauchte *Qi* ausstoßen und das frische *Qi* aufnehmen
21. Die Nieren erwärmen und die Essenz ernähren (Übung der Essenz)
22. *Qi* fließen lassen und nähren (Übung des *Qi*)
23. Entspannen, Ruhe bewahren und den Geist nähren (Übung des Geistes)

24. Die Aufmerksamkeit beim Mittelpunkt bewahren und die Essenz, das *Qi* und den Geist vereinigen

Biografie von Frau *Mok Chong Meng* (*Mok Zhuang Ming*)

Geboren am 3.11.1938 in Malaysia. Bis 1964 Magisterstudium in Geschichte an der *Nanyang* Universität Singapur. Arbeitete von 1965 bis 1967 in Montreal (Kanada) als Modedesignerin und war von 1971 bis 1978 Lehrerin für Sport und Chinesisch an einem Gymnasium in Singapur. Sie ist Nachfolgerin in der 21. Generation des *Huichungong* und Cheftrainerin des *Huashan-Huichungong*-Zentrums in Singapur. Daneben ist sie seit 1991 zertifizierte *Taijiquan*-Lehrerin.

Printed in Poland
by Amazon Fulfillment
Poland Sp. z o.o., Wrocław